W0083888

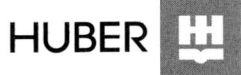

HUBER

# Bücher aus verwandten Sachgebieten

## Pflegeberatung

Darley
**Kommunikationsmanagement**
2005. ISBN 3-456-84079-9

Johns
**Selbstreflexion in der Pflegepraxis**
Gemeinsam aus Erfahrungen
lernen
2004. ISBN 3-456-83935-9

Loffing
**Karriereplanung in der Pflege**
2003. ISBN 3-456-83936-7

London
**Informieren, Schulen, Beraten**
Praxishandbuch zur pflegebezo-
genen Patientenedukation
2003. ISBN 3-456-83917-0

Norwood
**Pflege-Consulting**
Handbuch zur Organisations-
und Gruppenberatung in der
Pflege
2002. ISBN 3-456-83452-7

Poser/Schneider (Hrsg.)
**Leiten, Lehren und Beraten**
Fallorientiertes Lehr- und Arbeitsbuch für Pflegemanager und Pfle-
gepädagogen
2005. ISBN 3-456-84207-4

## Pflegewissenschaft

Brandenburg/Dorschner (Hrsg.)
**Pflegewissenschaft 1**
Lehr- und Arbeitsbuch zur Einführung in die Pflegewissenschaft
2. Auflage
2005. ISBN 3-456-84161-2

Polit/Beck/Hungler
**Lehrbuch Pflegeforschung**
2004. ISBN 3-456-83937-5

## Pflegemanagement

Ewers/Schaeffer (Hrsg.)
**Case Management in Theorie und
Praxis**
2000. ISBN 3-456-83467-5

Fischer
**Diagnosis Related Groups
(DRGs) und Pflege**
2002. ISBN 3-456-83576-0

Gebert/Kneubühler
**Qualitätsbeurteilung und Evalua-
tion der Qualitätssicherung in
Pflegeheimen**
2., überarb. u. erg. Auflage
2003. ISBN 3-456-83934-0

Gertz
**Die Pflegedienstleitung**
2. Auflage
2002. ISBN 3-456-83809-3

Haubrock/Schär (Hrsg.)
**Betriebswirtschaft und Manage-
ment im Krankenhaus**
4., vollst. überarb. und erw. Auflage
2005. ISBN 3-456-83943-X

Heering (Hrsg.)
**Das Pflegevisiten-Buch**
2004. ISBN 3-456-84094-2

JCAHO (Hrsg.)
**Ergebnismessung in der Pflege-
praxis**
2002. ISBN 3-456-83826-3

Johnson (Hrsg.)
**Interdisziplinäre Versorgungs-
pfade**
2002. ISBN 3-456-83315-6

Leuzinger/Luterbacher
**Mitarbeiterführung im Kranken-
haus**
3. Auflage
2000. ISBN 3-456-83434-9

Loffing
**Coaching in der Pflege**
2003. ISBN 3-456-83841-7

Loffing/Geise (Hrsg.)
**Management und Betriebswirt-
schaft in der ambulanten und stationären Altenpflege**
Lehrbuch für Pflegedienst-,
Wohnbereichs- und Stationsleitungen
2005. ISBN 3-456-84189-2

Manthey
**Primay Nursing**
2. Auflage
2005. ISBN 3-456-84158-2

Matthews/Whelan
**Stationsleitung**
Handbuch für das mittlere Mana-
gement in der Kranken- und
Altenpflege
2002. ISBN 3-456-83373-3

Offermann
**Selbst- und Qualitätsmanagement
für Pflegeberufe**
2002. ISBN 3-456-83679-1

Poser/Ortmann/Pilz
**Personalmarketing in der Pflege**
2004. ISBN 3-456-84002-0

Schroeder
**Qualitätsentwicklung im Gesund-
heitswesen**
1998. ISBN 3-456-82794-6

Walton
**Selbst- und Stationsmanagement**
2004. ISBN 3-456-83354-7

Zapp (Hrsg.)
**Controlling in der Pflege**
2004. ISBN 3-456-83846-8

Weitere Informationen über unsere Neuerscheinungen finden Sie im Internet unter:
http://verlag.hanshuber.com oder per E-mail an: verlag@hanshuber.com.

Christian Loffing
Stephanie Geise

# Personalentwicklung in der Pflege

Verlag Hans Huber

**Christian Loffing.** Dipl.-Psychologe, Dipl.-Betriebsökonom, Lehrbeauftragter der Steinbeis-Universität Berlin
E-Mail: christian@loffing.com

**Stephanie Geise.** Diplom-Kauffrau, B. A.
Lehrbeauftragte der Universität Augsburg und der Steinbeis-Universität Berlin
E-Mail: stephanie.geise@gmx.de

Lektorat: Jürgen Georg
Bearbeitung: Michael Herrmann
Herstellung: Daniel Berger
Illustration: Bärbel Teiking
Titelillustration: pinx., Design-Büro, Wiesbaden
Satz: Sbicca & Raach sagl., Lugano
Druck und buchbinderische Verarbeitung:
Druckhaus Beltz, Hemsbach
Printed in Germany

Bibliographische Information der Deutschen
Bibliothek
Die Deutsche Bibliothek verzeichnet diese Publikation in der Deutschen Nationalbibliografie; detaillierte bibliografische Angaben sind im Internet unter **http://dnb.ddb.de** abrufbar.

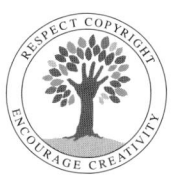

Die Verfasser haben größte Mühe darauf verwandt, dass die therapeutischen Angaben insbesondere von Medikamenten, ihre Dosierungen und Applikationen dem jeweiligen Wissensstand bei der Fertigstellung des Werkes entsprechen. Da jedoch die Pflege und Medizin als Wissenschaft ständig im Fluss sind, da menschliche Irrtümer und Druckfehler nie völlig auszuschließen sind, übernimmt der Verlag für derartige Angaben keine Gewähr. Jeder Anwender ist daher dringend aufgefordert, alle Angaben in eigener Verantwortung auf ihre Richtigkeit zu überprüfen.

Die Wiedergabe von Gebrauchsnamen, Handelsnamen oder Warenbezeichnungen in diesem Werk berechtigt auch ohne besondere Kennzeichnung nicht zu der Annahme, dass solche Namen im Sinne der Warenzeichen-Markenschutz-Gesetzgebung als frei zu betrachten wären und daher von jedermann benutzt werden dürfen.

Anregungen und Zuschriften bitte an:
Verlag Hans Huber
Lektorat: Pflege
z.Hd.: Jürgen Georg
Länggass-Strasse 76
CH-3000 Bern 9
Tel: 0041 (0)31 300 4500
Fax: 0041 (0)31 300 4593
E-Mail: juergen.georg@hanshuber.com
Internet: http://verlag.hanshuber.com

1. Auflage 2005
© 2005 by Verlag Hans Huber, Hogrefe AG, Bern
ISBN 3-456-84239-2

# Inhaltsverzeichnis

# Die Autoren

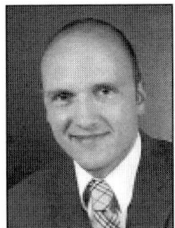 **Christian Loffing**, geb. am 18. September 1970 in Marl, ist Diplom-Psychologe und Diplom-Betriebsökonom. Nach seinen ersten Berufsjahren als Trainingsmanager und Prokurist eines Bildungs- und Beratungsunternehmens im Gesundheitswesen begann sein Berufsweg als selbstständiger Berater und Dozent. Zu seinen Kunden gehören ambulante Pflegedienste, Altenheime und Krankenhäuser in ganz Deutschland. An der Steinbeis-Hochschule Berlin ist Christian Loffing als Lehrbeauftragter in den Bereichen Unternehmensorganisation, Personalführung und Management tätig.

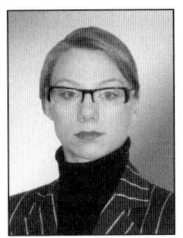 **Stephanie Geise**, geb. am 21. Februar 1979 in Dortmund, ist Diplom-Kauffrau und B. A. Bereits während des Studiums war sie für die Aral AG im Bereich Strategisches Marketing/Marktforschung tätig. Heute ist sie Lehrbeauftragte der Universität Augsburg am Lehrstuhl Kommunikationswissenschaften mit den Schwerpunkten Kommunikationspsychologie, Visuelle Kommunikation und Marketing. Als Lehrbeauftragte der Steinbeis-Hochschule Berlin unterrichtet sie betriebswirtschaftliche Themen wie Unternehmensorganisation, Personalmanagement und Unternehmensführung. Daneben berät sie Pflegeunternehmen in Marketing- und Kommunikationsfragen.

Illustrationen von Bärbel Teiking, 2004

# Danksagung

Auch bei diesem Buch haben uns wieder zahlreiche Personen begleitet, denen unser Dank gilt.

Ganz besonders möchten wir uns bei Herrn Dr. Bosold und Herrn Jahndorf bedanken. Für die Ambulante Pflegedienste Gelsenkirchen gGmbH konnten wir ein Personalentwicklungssystem entwickeln, das die Grundlage dieses Buchs darstellt und ihm eine hohe Praxisnähe verleit. Das vollständige Personalentwicklungssystem mit allen Verfahrensanweisungen, Informationsblättern, Checklisten und Fragebögen konnte durch die Zusage der Verantwortlichen der Einrichtung in diesem Buch abgedruckt werden. Des Weiteren möchten wir uns bei allen Beteiligten in den einzelnen Diakoniestationen bedanken, die den Aufbau und die Einführung des Systems maßgeblich unterstützt haben.

Bedanken möchten wir uns auch bei Stefan Mayer, der zahlreiche gute Ideen eingebracht und uns im Rahmen seines Praktikums unterstützt hat. Herzlich bedanken wir uns bei Herrn Herrmann, der das gesamte Manuskript engagiert überarbeitete. Dank seiner kritischen Anregungen und Empfehlungen konnten wir das Buch orthographisch und grammatikalisch abrunden.

Unser Dank gilt außerdem Jürgen Georg im Lektorat des Verlages Hans Huber, der die Themenauswahl als ebenso wichtig erachtete wie wir es taten. Durch ihn wurde das Schreiben dieses Buches erst möglich.

Schließlich danken wir dem Leser dieses Buches für sein Interesse und sein Vertrauen in das vorliegende Werk. Wir glauben, dass dieses Buch einen Beitrag dazu leisten kann, der Personalentwicklung einen hohen Stellenwert in einem Unternehmen zukommen zu lassen.

Christian Loffing                    Stephanie Geise

# Vorwort

Personalentwicklung ist der Motor des Fortschritts (Becker, 1999) – dies gilt ganz besonders für das Sozial- und Gesundheitswesen. Durch die Qualifizierung von Mitarbeitern können Einrichtungen nicht nur etwaigen gesetzlichen Forderungen entsprechen, sondern bekommen die Chance, sich erfolgreich weiterzuentwickeln. Wer Personal entwickelt, schafft Wissen, das in der eigenen Einrichtung zum Unternehmenserfolg beiträgt. In der heutigen Zeit, die durch kürzere Produktlebenszyklen, zunehmende Globalisierung, immer neue Dienstleistungsangebote sowie steigende Komplexität und Dynamik geprägt ist, gewinnt das Humankapital stetig an Bedeutung. Nur die Einrichtungen, die ausreichende Flexibilität besitzen, um sich kontinuierlich weiterzuentwickeln, werden langfristig erfolgreich sein. Personalentwicklung, die auf der Grundlage der Erfordernisse aus der Perspektive der Führungskräfte und des Managements an den Wünschen der Mitarbeiter ausgerichtet ist, leistet hierzu einen entscheidenden Beitrag. Dies haben auch Einrichtungen im Sozial- und Gesundheitswesen erkannt. Während über viele Jahre lediglich punktuelle und nicht auf die Unternehmensbedürfnisse abgestimmte Personalentwicklung betrieben und Personalentwicklung vielfach eher als Einsparpotenzial betrachtet wurde, so ist Personalentwicklung heute eine Managementaufgabe mit hoher Priorität. Viele Einrichtungen investieren nicht kopflos in Wissen, sondern haben eine bedürfnisgerechte und strategieorientierte Personalentwicklung aufgebaut. Kleine Einrichtungen haben Personalentwicklungsbeauftragte benannt, große Einrichtungen verfügen über eine Personalentwicklungsabteilung.

Mit diesem Buch wollen wir den Leser dazu einladen, ein bestehendes Personalentwicklungssystem zu überarbeiten bzw. ein neues aufzubauen und somit der Personalentwicklung den gebührenden Stellenwert zukommen zu lassen. Hierzu können vielfältige Anleihen bei diesem Buch gemacht werden. Zahlreiche Tipps und Checklisten sowie nicht zuletzt das dargestellte Personalentwicklungssystem aus einer Einrichtung in Gelsenkirchen tragen zur Praxisnähe bei und ermöglichen eine leichte Anpassung der Inhalte an die Situation im eigenen Unternehmen.

Christian Loffing               Stephanie Geise

# Einleitung

Um die *praxisnahe* und verständliche Vermittlung der Grundlagen und Theorien der Personalentwicklung zu garantieren, werden in den einzelnen Kapiteln Praxisbeispiele zur Veranschaulichung angeführt. Die Beispiele beziehen sich dabei bis auf wenige Ausnahmen real existierender Unternehmen auf zwei fiktive Musterunternehmen. Damit soll sichergestellt werden, dass die inhaltlichen Zusammenhänge für den Leser transparent und nachvollziehbar sind. Im Folgenden werden die Musterunternehmen, die den Leser durch dieses Buch begleiten, näher vorgestellt, damit der Leser bereits zu Beginn mit den beiden Pflegeunternehmen Sonnenschein GmbH und Vitalis GbR vertraut wird.

## Pflegeheim Sonnenschein GmbH, Remscheid

Die Pflegeheim Sonnenschein GmbH wurde im Jahr 1988 von dem Ehepaar Hildegard und Julius Meinolf gegründet, die in ihrem Unternehmen als Geschäftsführer und Heimleiter bzw. Pflegedienstleitung tätig sind. Beide führen ihr Pflegeunternehmen mit dem Vorsatz, pflegebedürftigen Menschen eine würdevolle letzte Lebensphase zu garantieren. So wird der Leitsatz der Einrichtung «Im Mittelpunkt der Mensch» auch von dem gesamten Mitarbeiterteam gelebt. Dahinter steht die Verinnerlichung des Pflegemodells von «Monika Krohwinkel», das die Theorie der «Aktivitäten und existenziellen Erfahrungen des Lebens (AEDL)» beinhaltet.

Die im bergischen Land in Remscheid gelegene Pflegeeinrichtung verfügt über 15 Einzel- und 21 Doppelzimmer, die zu vier Wohnbereichen zusammengefasst sind. Die einzelnen Zimmer sind mit einer komfortablen Standardausstattung versehen und können darüber hinaus individuell eingerichtet werden. Zusätzlich besteht in jedem Zimmer die Möglichkeit eines Telefon-, Radio- und Fernsehanschlusses. Momentan zählt das Pflegeheim 57 Bewohner, die von 24 Mitarbeiterinnen und Mitarbeitern betreut werden. Das Pflegeteam besteht zur Hälfte aus Fachpersonal. Die Pflegeinstitution verfügt über einen Speisesaal, der außerhalb der Wohnbereiche liegt. Dieser wird auch für Feste, wie etwa Geburtstags- oder Weihnachtsfeiern, genutzt. Zusätzlich beinhaltet jeder Wohnbereich einen Aufenthaltsraum, der mit einem Radio und einem Fernseher ausgestattet ist. Die nahe gelegene Innenstadt ist gut zu Fuß oder mit dem Rollstuhl erreichbar. Ein Park bietet die Möglichkeit zum Aufenthalt im Freien. Seit September 2003 hat das Unternehmen eine Zertifizierung nach DIN EN ISO 9001: 2000.

### Ambulante Hauskrankenpflege Vitalis GbR, Limbach-Oberfrohna

Das zweite Unternehmen, das dem Leser einen Ausflug in die betriebliche Praxis erleichtern soll, ist die 1995 von Uta Kramer und Susanne Chmielewski gegründete Ambulante Hauskrankenpflege Vitalis GbR. Der Pflegedienst hat seinen Sitz in einem neu erbauten Ärztehaus im Zentrum der Kreisstadt Limbach-Oberfrohna, die 20 km von Chemnitz entfernt liegt. In diesem Einzugsbereich leben ca. 300.000 Menschen. Das 13 Mitarbeiterinnen und Mitarbeiter umfassende Pflegeteam – hauptsächlich examiniertes Pflegepersonal – betreut zurzeit 50 Patienten. Theoretische Grundlage der durchgeführten Pflege ist das Pflegemodell von «Nancy Roper». Sie entwickelte 1976 das «Modell der Lebensaktivität», nach dem eine Einschätzung der Patienten durch deren vorherige Beobachtung erfolgt. Zusätzlich liegt diesem Modell ein zwölf Lebensaktivitäten umfassender Katalog zu Grunde. Die Geschäftsinhaberinnen prägten ihrerseits den Satz: «Pflegen mit Herz und Verstand».

Das Leistungsspektrum von Vitalis umfasst die Bereiche SGB V und SGB XI sowie die hauswirtschaftliche Versorgung. Der ambulante Pflegedienst kooperiert mit zahlreichen Einrichtungen (Frisör, Sanitätshaus, Apotheke, Kosmetikstudio etc.). Hinzu kommt die Vermittlung von Zusatzleistungen, u. a. von «Essen auf Rädern» und Hausnotruf. Die Geschäftsinhaberinnen des Pflegeunternehmens organisieren darüber hinaus zahlreiche Veranstaltungen. So sind das Patientensommerfest und die Weihnachtsfeier in der Parkschänke von Limbach-Oberfrohna feste Bestandteile zur Intensivierung der Beziehung zwischen dem Pflegeunternehmen und seinen Kunden. Durch den so erfolgten Aufbau einer engen Kundenbindung gelingt es Vitalis, sich von den Konkurrenzunternehmen abzugrenzen.
Um eine Expansion ihres Unternehmens zu erreichen, wollen die Geschäftsinhaberinnen von Vitalis in neue Marktfelder vorstoßen. So soll das Pflegeunternehmen auch im Wellnessbereich etabliert werden. Sie planen, das Ärztehaus, das zum bisherigen Zeitpunkt nur die Verwaltungsräume von Vitalis beherbergt, um ein kleines Wellnesszentrum zu erweitern. Dort soll neuen Kunden vor allem Ayurveda- und Aromatherapie geboten werden. Mit Hilfe dieser alternativen Heilmethoden wollen Frau Kramer und Frau Chmielewski vor allem eine jüngere Zielgruppe erreichen.

Die Herausgeber weisen darauf hin, dass die im Buch im Rahmen der Praxisbeispiele vorgestellten Unternehmen und Personen frei erfunden sind. Ähnlichkeiten zu bestehenden Personen und/oder Unternehmen sind zufällig und nicht beabsichtigt.

# Kapitel 1
# Grundlagen

Die Grundlage ist das
Fundament der Basis.

(Le Corbusier)

# 1.
# Grundlagen
# der Personalentwicklung

## 1.1
## Was ist Personalentwicklung?

Mit der Überschrift «Personalentwicklung als Motor des Fortschritts» leitet Becker sein Standardwerk zur Personalentwicklung ein (Becker, 1999: 1). Personalentwicklung gilt also als ein *Motor des Fortschritts*. Das klingt viel versprechend, gerade im sich ständig wandelnden, dynamischen Pflegemarkt, wo Unternehmen vielfach um ihre Marktposition kämpfen müssen, ist jeder Wettbewerbsvorteil gut zu gebrauchen. Aber was genau ist Personalentwicklung? Wie kann der Motor – bildlich gesprochen – angeworfen werden?

Der Begriff «Personalentwicklung» (PE) bezeichnet in der Regel alle unternehmerischen Aktivitäten, die *systematisch* und zumeist *langfristig* der *Förderung und Qualifikation* der Mitarbeiter dienen, damit diese zur Erfüllung ihrer aktuellen oder zukünftigen Aufgaben befähigt bleiben oder werden. Entsprechend definiert auch Mentzel Personalentwicklung als:

> [...] Inbegriff aller Maßnahmen, die der individuellen beruflichen Entwicklung der Mitarbeiter dienen und ihnen unter Beachtung ihrer beruflichen Entwicklung und ihrer persönlichen Interessen die zur optimalen Wahrnehmung ihrer jetzigen und künftigen Aufgaben erforderlichen Qualifikationen vermitteln (Mentzel, 1992: 5).

Im Einzelnen zählen zur PE somit vor allem *Aktivitäten der Aus-, Fort- und Weiterbildung*. Andere Autoren, wie etwa Ulich, gehen in ihren Ausführungen noch etwas weiter, wenn sie den Fokus auf die *Arbeitsgestaltung* als besonders wichtiges Instrument der PE richten (1999). Neben der Vermittlung von Kenntnissen und Fähigkeiten stehen häufig auch *motivationale Überlegungen* im Vordergrund von Personalentwicklungsmaßnahmen. Hier setzt Personalentwicklung häufig an der Förderung der Bereitschaft der Mitarbeiter an, für gegenwärtige oder zukünftige fachliche und soziale Herausforderungen Einsatz zu zeigen. Schlagworte wie «lebenslanges Lernen» oder «Flexibilisierung der Arbeitswelt» verdeutlichen die Wichtigkeit dieser Bemühungen.

Die moderne Personalentwicklung versteht sich als strategieorientierte Personalentwicklung, die auf der Grundlage gesetzlicher Forderungen, Wünsche der Mitarbeiter und unternehmensstrategischer Überlegungen durchgeführt wird. Für ein Unternehmen ist Personalentwicklung zusammengefasst:

- eine Maßnahme zur Existenzsicherung
- eine Investition in die Zukunft
- ein Instrument zur Image-Bildung
- ein Schritt zur Identitätsstiftung
- ein Mittel, gute Mitarbeiter langfristig an das Unternehmen zu binden
- eine Aktivität zur Reduzierung vermeidbarer (und teurer) interner Konflikte.

## 1.2
# Personalentwicklung der Zukunft

Die heutigen Märkte sind für alle Unternehmen geprägt von einer deutlichen *Verschärfung des Wettbewerbs* und einer erhöhten *Markttransparenz*, von zunehmender Globalisierung und Internationalisierung. Damit einhergehend zeigen sich gegenwärtig eine *Deregulierung* und *Liberalisierung* der Märkte, verkürzte Innovations- und Produktlebenszyklen und eine *Homogenisierung* des Angebots. Vor diesem Hintergrund ist die enorme Relevanz einer zielgerichteten und konsequenten Personalentwicklung zu sehen. Entsprechend formuliert Wittes:

> Die entstehenden Ausgaben sind nicht soziale Geschenke an die Belegschaft, sondern sinnvolle Investitionen. [...] Die aktuellen Probleme, denen sich die Unternehmungen gegenübergestellt sehen, sind nur mit Mitarbeitern zu bewältigen, die wohl informiert, einfügungsbereit und entscheidungsbewusst sind. Die allein im Ausführen von Befehlen geübte, engstirnig und isoliert arbeitende Fachkraft ist als eine Gefahr für die Lebensfähigkeit der Unternehmung erkannt worden (nach: Bronner und Schröder, 1983: 39).

An dieser Aussage wird bereits deutlich, warum es für ein Unternehmen entscheidend ist, in PE zu investieren. Positive Ergebnisse der Evaluation von Personalentwicklungsmaßnahmen hinsichtlich unterschiedlicher Kriterien der Mitarbeiterproduktivität, wie z. B. Arbeitsleistung, Rückzug und Störungen, unterstützen die Überlegung, dass der Personalentwicklung hohe Aufmerksamkeit geschenkt werden sollte (Holling/Liepmann, 1993; Neuberger, 1994). Unzufriedenheit, Konflikte und Fluktuation verursachen im Unternehmen enorme Kosten, die vermeidbar sind.

Die Investition in die eigenen Mitarbeiter und die Förderung ihrer Potenziale sind also von entscheidendem Wert. Personalentwicklung ist ein zentraler *wertschöpfender Faktor* des Unternehmens. In großen Unternehmen existieren daher zahlreiche Konzepte des *Human Ressource Managements*, mit denen Personal als zentrale Wertschöpfungsressource betreut wird. Auch im Gesundheitswesen ist mittlerweile die Erkenntnis verbreitet, dass die Mitarbeiter eines Unternehmens das entscheidende Kapital und damit den wichtigsten Erfolgsfaktor darstellen. Dies gilt besonders in einer Zeit des zunehmenden Wettbewerbs. Unternehmen im Sozial- und Gesundheitswesen müssen sich heute verstärkt den Marktmechanismen stellen, sich markt- und kundengerecht verhalten. Die Anforderungen an die Arbeit in der Pflege haben sich geändert. Themen wie Kundenorientierung und Kundenzufriedenheit, Marktanalyse, Zielgruppensegmentierung oder Corporate Identity nehmen Einzug in die Führung von Pflegeunternehmen. Aber auch auf Seiten der Fachkräfte müssen die Mitarbeiter immer mehr Aufgaben erfüllen, die über reine Pflegetätigkeiten hinausgehen. Organisatorisches Verständnis, betriebswirtschaftliches Wissen und technisches Können werden in Zukunft auch hier erwartet. Die Notwendigkeit, sich ständig weiterzubilden, zeigt sich in der Pflegebranche ganz besonders. Pflege ohne den Einsatz von EDV ist in vielen Bereichen nicht mehr denkbar. Eine zielorientierte und konsequente Personalentwicklung ist wichtig geworden (Loffing, 2001), sie schafft die Basis für langfristigen Unternehmenserfolg.

Im Gesundheitswesen stellt die Personalentwicklung allerdings eine bislang vielfach vernachlässigte Managementaufgabe dar. In vielen Einrichtungen wird Personalentwicklung noch ohne prospektiven Plan und eher punktuell bei gleichzeitig akutem Qualifikationsmangel betrieben. Hohe Absentismus- und Fluktuationsraten sowie umfassende Reformen im Gesundheitswesen fordern aber zunehmend ein Personalmanagement, das auf die konsequente «Pflege» des *Humankapitals* ausgerichtet ist. Erfolgreich werden diejenigen Unternehmen sein, die eine strategieorientierte Personalentwicklung zu einer Managementaufgabe höchster Priorität machen.

## Ausflug in die Praxis: Führungskraft in der Pflege

Das Bildungszentrum der Sana-Klinikum Remscheid GmbH und das medi Bayreuth Bildungszentrum OBiG® qualifizieren in einem neuartigen Stufenmodell Führungskräfte aus der ambulanten und stationären Pflege. Von Seiten der Sana-Klinikum Remscheid GmbH nehmen zahlreiche Stationsleitungen an dem Lehrgang teil. Diese werden damit nicht nur auf aktuelle Aufgaben vorbereitet, sondern lernen kaufmännische Grundlagen, die in Zukunft verstärkt von Führungskräften im Gesundheitswesen abverlangt werden. Damit rüstet sich das Klinikum für bevorstehende Veränderungen.

## 1.3
# Personalentwicklung im Pflegeunternehmen

Das Sozial- und Gesundheitswesen hat sich längst von der reinen Wohlfahrts-pflege entfernt. Durch die umfassenden Reformen sind die Anforderungen an Führungskräfte und Mitarbeiter der ambulanten und stationären Pflege enorm gestiegen. Aus der skizzierten Entwicklung einer zunehmenden Marktdynamik wird vor allem eines deutlich: Die Voraussetzungen und Rahmenbedingungen für den erfolgreichen Betrieb von Pflegeeinrichtungen haben sich in den letzten Jahren grundlegend gewandelt. Stärker als bisher sind Pflegeunternehmen einem Wettbewerb um Kunden, Qualitäts- und Preisvorteile ausgesetzt. Unternehmerische Qualität und Flexibilität spielen eine zunehmende Rolle, um die Kundenwünsche sowohl von Seiten der Patienten als auch der Angehörigen rasch und problemadäquat zu erfüllen.

Dabei gilt der simple Grundsatz: «Eine Organisation kann nur so gut sein, wie ihre Mitarbeiter» (Haubrock/Schär, 2002: 244). Für Pflegeunternehmen ist dies in besonderem Maße zutreffend, denn insbesondere dort, wo Mitarbeiter in engem Kundenkontakt stehen, wie es Pflegeleistungen traditionell erfordern, hat das Personal wesentlichen Einfluss auf die vom Kunden wahrgenommene Dienstleistungsqualität. Dabei ist gerade die wahrgenommene Qualität der Pflegeleistung zum entscheidenden Erfolgsfaktor im Wettbewerb geworden (Bruhn/Strauss, 2000: 9; Strauss, 2000: 205).

Neben dem kundenorientierten Pflegepersonal sind vor allem niedrige Absentismus- und Fluktuationsraten Kennzeichen erfolgreicher Pflegeunternehmen. Hier kann eine strategieorientierte Personalentwicklung wesentlich zum Erreichen dieser Ziele beitragen. Investitionen in die eigenen Mitarbeiter in Form von Personalentwicklung gewinnen daher zunehmend an Bedeutung.

Zwierlein betont in diesem Kontext, dass insbesondere die Krankenhäuser unter einem enormen Rationalisierungs- und Reformdruck stehen (Zwierlein, 1997). Führt man sich zudem die Konsequenzen für die Organisation und das Personal vor Augen, die mit den steigenden Marktanforderungen einhergehen, so wird die Notwendigkeit zur ständigen Anpassung der Qualifikationen der Mitarbeiter besonders deutlich.

Insgesamt ist heute also ein Personalmanagement gefragt, das auf die konsequente und zielorientierte Pflege des Humankapitals ausgerichtet ist – eine Forderung, die insbesondere unter Berücksichtigung der zunehmend höheren und ständig wechselnden Herausforderungen, mit denen Einrichtungen im Gesundheitswesen konfrontiert werden, weiter an Bedeutung gewinnen wird. Dies haben auch die Kostenträger erkannt und fordern in den Verhandlungen der Rahmenverträge festgelegte Stundenkontingente und ausgewählte Themen für die Personalentwicklung in einer Einrichtung.

Zukünftig gewinnen personalwirtschaftliche Aufgaben aber auch vor dem Hintergrund einer anderen Entwicklung an Bedeutung: Der Bedarf an qualifiziertem und vor allem flexiblem Pflegepersonal wird dramatisch steigen. Das Wirtschaftsforschungsinstitut Prognos rechnet bis zum Jahre 2020 mit einem Zuwachs von insgesamt 400 000 Stellen in der Pflege. Nur mit ihnen können die zukünftigen Herausforderungen im Rahmen einer guten Gesundheitsversorgung der Bevölkerung bewältigt werden (Loffing, 2003 a). Die Notwendigkeit, die Mitarbeiter durch Personalentwicklung zielorientiert weiterzubilden, zeigt sich damit deutlich. Sei es durch interne Maßnahmen der Personalentwicklung oder durch externe Weiterbildungen bis hin zum Studium von Pflegewissenschaften oder Pflegemanagement, der Bedarf an Bildung und vor allem Weiterbildung in der Pflege steigt. Unterstützt wird diese Entwicklung von einem Wertewandel in der Bevölkerung (s. Opaschowski, 1991; Becker, 1999). Es besteht nicht nur eine zunehmende Notwendigkeit von Personalentwicklung auf Seiten der Arbeitgeber, sondern auch ein zunehmendes Interesse an Bildung in der Pflege seitens der Arbeitnehmer.

Für das Pflegeunternehmen stellt sich jedoch die berechtigte Frage, wie die fortlaufende Anpassung der Qualifikationen der Mitarbeiter unter Berücksichtigung der monetären Situation vieler Einrichtungen langfristig gewährleistet werden soll. Des Weiteren stellt sich die Frage, wie die Mitarbeiter zur kontinuierlichen und eigenverantwortlichen Weiterbildung motiviert werden können. Doch steht in kleinen und mittelständischen Unternehmen, wie es Pflegeunternehmen typischerweise sind, oft nicht die Vielfalt an Konzepten und finanziellen Mitteln zur Verfügung. Dies soll aber keinesfalls entmutigen, sondern im Gegenteil motivieren: Erfolgreiche Personalentwicklung gelingt auch in der ambulanten und stationären Pflege.

Die Lösung ist im Unternehmen selbst zu suchen. Entscheidend ist die Erkenntnis, dass ein langfristiger Erfolg nur unter Anerkennung des hohen Stellenwerts der Personalentwicklung durch die Unternehmensleitung sowie über ausreichend qualifizierte Personalentwickler gewährleistet werden kann.

Personalentwicklung darf nicht nur eine unter vielen Aufgaben der Pflegedienstleitung sein, die in vielen Fällen gar nicht durchgeführt wird. Vielmehr muss sich Personalentwicklung zu einer Managementaufgabe höchster Priorität entwickeln. Große Pflegeunternehmen benötigen eine qualifizierte Personalentwicklungsabteilung oder sie lagern diese Dienstleistung an einen kompetenten Dienstleistungserbringer aus. Kleine Unternehmen müssen zumindest eine Stabsstelle für eine Personalentwicklungsbeauftragte schaffen. Führungskräfte sollten aktiv in die Personalentwicklungsarbeit in ihrem Unternehmen eingebunden werden. Personalentwicklung muss sich zur Selbstverständlichkeit entwickeln und Mitarbeiter begeistern.

## 1.4
# Ziele der Personalentwicklung

Ziel der Personalentwicklung im Unternehmen ist generell die gezielte Heranbildung und Entwicklung eines für die betriebliche Leistungserstellung notwendigen *optimalen Personalportfolios.* Die optimale Kombination verschieden qualifizierter Mitarbeiter zu einer marktgerechten Personalstruktur gilt als entscheidende Voraussetzung zur Sicherung der Wettbewerbsfähigkeit, zur Entwicklung von Wettbewerbsvorteilen, zur Erschließung neuer Marktpositionen und zur langfristig erfolgreichen Unternehmensentwicklung. Vereinfacht kann man die grundsätzliche Zielsetzung der Personalentwicklung als *Umsetzung der Unternehmensstrategie auf Personalseite* zusammenfassen (Weidemann/Paschen, 2001: 13).

Die unternehmerischen Einzelziele, die mit Personalentwicklung verfolgt werden, sind entsprechend vielfältig:

- Erhaltung und Aktualisierung vorhandener fachlicher und sozialer Qualifikationen
- Optimierung des internen Personalportfolios durch Anpassung an veränderte technische, ökonomische und soziale Anforderungen
- Unabhängigkeit vom externen Arbeitsmarkt
- interne Gewinnung von Nachwuchskräften durch Ausbildung
- interne Gewinnung von Führungskräften durch Vorbereitung auf höhere Tätigkeiten
- Implementierung wirtschaftlichen Denkens auf allen Ebenen durch Schaffung von Leistungsanreizen
- Förderung von Qualitätsdenken und Qualitätsbewusstsein
- Beseitigung von Bereichsegoismen hin zu einem übergreifenden Gemeinschaftsdenken
- Motivation zur Übernahme von Verantwortung
- Erhöhung der Mitarbeiterzufriedenheit
- Erhöhung der Kooperationsbereitschaft und Teamfähigkeit
- langfristige Bindung der Mitarbeiter an das Unternehmen
- Verminderung von Fluktuations- und Krankheitsraten
- Reduktion der Kosten (durch «innere Kündigung», Fluktuation, Krankheit)
- Bildung oder Förderung einer positiven Unternehmenskultur bzw. einer Corporate Identity.

Insgesamt lässt sich in der Praxis allerdings ein Trend erkennen, nach dem Personalabteilungen keiner klar definierten Zielsetzung folgen können, weil schlicht keine konkreten Ziele der Personalarbeit vereinbart wurden. Konkrete Ziele sind aber die Basis, um Erfolg oder Misserfolg der Personalentwicklung überhaupt bewerten zu können. Dabei sollten die Ziele der PE immer streng *bedarfsorientiert* aus der Unternehmensstrategie abgeleitet werden. Neben der Unternehmensstrategie muss die Frage Ausgangspunkt der Überlegungen sein, *ob, wann* und *wo* im Unternehmen aktuell oder zukünftig Differenzen zwischen den Qualifikationsanforderungen der Aufgabe und den Qualifikationsprofilen der Mitarbeiter bestehen.

Art und Umfang der Personalentwicklung werden darüber hinaus auch durch unternehmensexterne Einflussfaktoren geprägt. Wertewandel, Wirtschaftsent-

## Ausflug in die Praxis: Weiterbildung im Pflegeheim Sonnenschein GmbH

Der Geschäftsführer und Heimleiter der Pflegeheim Sonnenschein GmbH (**Abb. 1-1**) in Remscheid, Julius Meinolf, sowie seine als Pflegedienstleitung tätige Ehefrau, Hildegard Meinolf, beschäftigen in ihrem Unternehmen 34 Mitarbeiterinnen und Mitarbeiter. Darunter gibt es Verwaltungsangestellte, Pflegedienstmitarbeiter, Hausmeister, Zivildienstleistende und Reinigungspersonal. Die Personalentwicklung nimmt in dieser Einrichtung einen hohen Stellenwert ein. Herr und Frau Meinolf haben in den vergangenen Jahren erlebt, dass die Zufriedenheit der Mitarbeiter durch das Angebot regelmäßiger Seminare gestiegen ist. Mitarbeiter können in dieser Einrichtung auch eigene Wünsche bezüglich bestimmter Seminare äußern. Ein willkommener Nebeneffekt ist die dadurch realisierte Unabhängigkeit vom externen Arbeitsmarkt. Alle Wohnbereichsleitungen in der Einrichtung sind ehemalige Mitarbeiter.

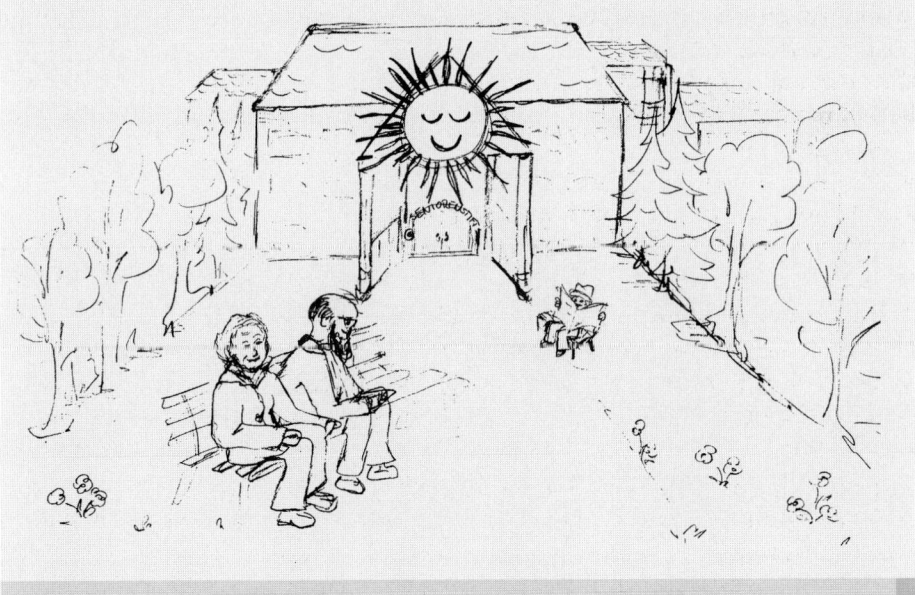

**Abbildung 1-1:** Die Pflegeheim Sonnenschein GmbH (gezeichnet von Bärbel Teiking, 2004)

wicklung oder technologischer Wandel sind Beispiele für Einflussfaktoren auf die Personalentwicklung in einem Unternehmen.

Die Personalentwicklung muss auf derartig veränderte Rahmenbedingungen reagieren. Vor dem Hintergrund der zunehmenden *Marktdynamik* sind daher zunehmend jene Qualifikationen und Fertigkeiten als zentral anzusehen, die der Bewältigung *zukünftiger* Herausforderungen dienen. Entscheidende Zielsetzung der Personalentwicklung sollte daher sein, die Mitarbeiter in ihrer Fähigkeit zu fördern, ihre Aufgaben unter sich ändernden Umfeldbedingungen kompetent zu erfüllen.

### Ausflug in die Praxis: Schulungsbedarf in der Ambulante Hauskrankenpflege Vitalis GbR

Die Ambulante Hauskrankenpflege Vitalis GbR (**Abb. 1-2**) möchte ihr Angebotsspektrum erweitern. Ein kleines Wellness-Zentrum soll in das Gebäude integriert werden. Dabei entsteht ein neuer Aufgabenbereich für einzelne Mitarbeiter, die nun entsprechend ihrer Wünsche und Fähigkeiten zu Schulungen geschickt werden, um sich fachlich auf die zukünftigen Herausforderungen vorzubereiten. Die zeitgemäße Erweiterung des Angebots von Vitalis muss durch ein kompetentes Fachpersonal vertreten werden, das aus den eigenen Reihen gewonnen werden soll. Um die Akzeptanz der neuen Pläne zu erhöhen und die Belastung nicht nur auf die Angestellten zu verteilen, nimmt Frau Kramer selbst an einer Weiterbildungsmaßnahme teil und lässt sich zur Wellness-Trainerin ausbilden.

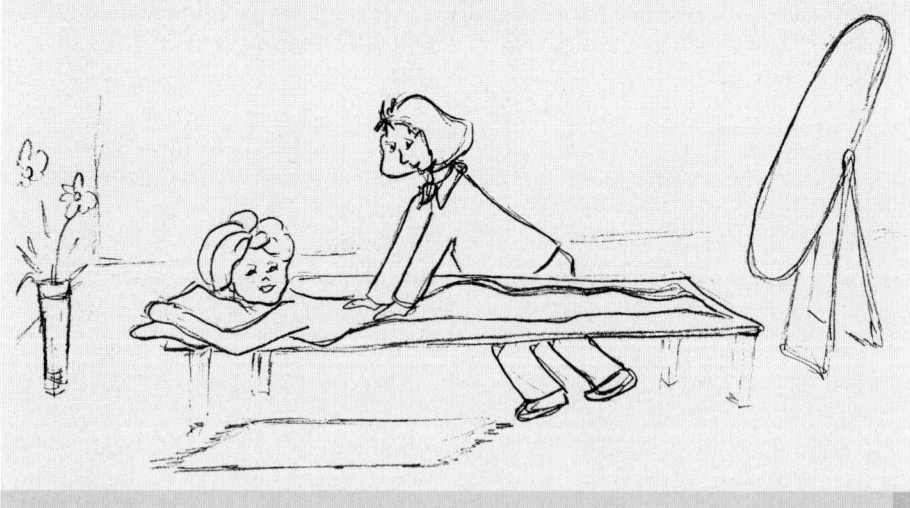

**Abbildung 1-2:** Die Ambulante Hauskrankenpflege Vitalis GbR (gezeichnet von Bärbel Teiking, 2004)

Bei der Betrachtung dieser Zielsetzung wird deutlich, dass Personalentwicklung heute einen anderen Stellenwert genießt als noch vor 30 Jahren. Personalentwicklung ist heute mehr als nur Aus-, Fort- und Weiterbildung entsprechend den gesetzlichen Forderungen. Personalentwicklung wird zunehmend als strategieorientierte Personalentwicklung nicht nur an den Bedürfnissen der Mitarbeiter, sondern auch an den strategischen Überlegungen des Managements ausgerichtet. Des Weiteren sind die Themen Mitarbeiterauswahl, Persönlichkeitsentwicklung und strategische Anreize zunehmend in den Mittelpunkt der Bemühungen der Personalentwicklung gerückt. Personalentwicklung wird damit zu einem wesentlichen Bestandteil der Unternehmensentwicklung.

## 1.5
# Zur Geschichte der Personalentwicklung

Im Gesundheitswesen fand der Begriff «Personalentwicklung» erste Erwähnung in den 70er-Jahren des vergangenen Jahrhunderts – was nicht bedeutet, dass vor dieser Zeit keine Schulungen durchgeführt wurden. Zu punktuellen Personalentwicklungsmaßnahmen kam es hier in einzelnen Einrichtungen, das heißt, es wurde ein Seminarkatalog erstellt und den Mitarbeitern zur Verfügung gestellt. Diese wählten aus der Liste ein Seminar aus, dessen Besuch die Führungskraft schließlich genehmigen sollte.

In den 80er-Jahren des vergangenen Jahrhunderts erfolgte die Bedarfsermittlung zur Personalentwicklung schon auf Grund von Befragungen, wobei vor allem die Mitarbeiter ihre Wünsche mit einbringen konnten. Letztlich wurde jedoch wiederum aus einem Katalog gewählt und nicht über die Bedürfnisse des Unternehmens nachgedacht.

Die 90er-Jahre des vergangenen Jahrhunderts brachten eine Übereinstimmung der Fortbildungsmaßnahmen und ihrer Ziele. Es entstanden neue Arbeitsabläufe und Informationsschulungen. Die Nutzung der neuen Erkenntnisse sowie deren Ergebnisse wurden erstmals kontrolliert. Diese Entwicklungsschritte führten Ende der 90er-Jahre zu bedarfsgerechten, strategisch ausgerichteten Fortbildungsmaßnahmen zur Personalentwicklung im Gesundheitswesen. Diese Maßnahmen beinhalteten Themen wie intensive Kundenorientierung, bedarfsgerechte Beratung, schnelle Abwicklung von Arbeitsabläufen, schnelle Änderung bei Klagen und individuelle Hilfsangebote (s. Kirchner, 1998):

> Im Zuge der vielen Sparmaßnahmen, die durch das Gesundheitsstrukturgesetz (1992) zu einer völligen Veränderung der personellen Rahmenbedingungen geführt haben, ist der Gedanke der Personalentwicklung im Gesundheitswesen verdrängt worden. (Kirchner 1998: 9)

Doch ganz besonders jetzt geht es für das Pflegemanagement darum, schon heute an morgen zu denken, weil mit systematischer Personalentwicklungsarbeit Fähigkeiten und Neigungen der Mitarbeiter mit den Erfordernissen der Arbeitsplätze in Einklang gebracht werden können. Wird doch der Ruf des Unternehmens durch Fach- und Sozialkompetenz der Mitarbeiter geprägt und der Wettbewerb auf dem Gesundheitsmarkt und die Konkurrenz zwischen einzelnen Häusern immer stärker. Und eben jener Wettbewerb wird nicht mehr allein über die medizinische Leistung und Versorgung entscheiden, sondern ganz wesentlich unter dem Aspekt der Kundenfreundlichkeit bewertet werden.

Zusätzlich führt der technische, wirtschaftliche und soziale Wandel zu immer schnelleren Änderungen der Tätigkeitsinhalte und Arbeitsanforderungen, wodurch der Zwang zur ständigen Qualifikationsanpassung zunimmt. Daraus ergeben sich die Ziele und Anforderungen einer Personalentwicklung im Gesundheitswesen. Die Dienstleistungsqualität und die Wettbewerbsfähigkeit lassen sich erheblich steigern, wenn die vorhandenen Fähigkeiten und Neigungen der Mitarbeiter mit den jeweiligen Zielen und Anforderungen der Arbeitsplätze in Einklang gebracht werden. Daneben ist darauf zu achten, dass eine strategisch und langfristig ausgerichtete Planung betrieben wird, die berücksichtigt, welche Fähigkeiten zur Erstellung der Dienstleistungen benötigt werden (s. Kirchner, 1996).

Nach Kirchner bringen die aktuellen Personalentwicklungskonzepte sowohl die Anforderungen des Arbeitsplatzes als auch die Wünsche der Mitarbeiter in Übereinstimmung (Kirchner, 1996). Durch eine vorwiegend strategieorientierte Erhebung des Weiterbildungsbedarfs mit Hilfe der verschiedenen Gruppen im Dienstleistungsunternehmen kann der individuelle Bedarf eines Bereichs, einer Abteilung oder einer Sozialstation genau erhoben und die Mitarbeiter entsprechend geschult werden.

## 1.6
# Personalentwicklung als Managementaufgabe

Als wesentlicher Bestandteil der Unternehmensentwicklung zählt Personalentwicklung zu den zentralen Aufgaben des Managements. Für einen langfristigen Erfolg des Unternehmens sind vor allem die Mitarbeiter einer Organisation entscheidend. Und ein langfristiger Erfolg von Personalentwicklung kann nur dann erreicht werden, wenn Personalentwicklung als Managementaufgabe höchster Priorität gesehen und entsprechend verwirklicht wird. Personalentwicklung darf nicht nur eine unter vielen Aufgaben der Pflegedienstleitung sein, die in vielen Fällen vernachlässigt wird.

Nachdem die Relevanz von Personalentwicklung im Unternehmen nun also identifiziert ist, folgt als nächster Schritt die Einführung einer konsequenten Personalentwicklung. Die Entscheidung, ob und in welchem Umfang Personalentwicklung betrieben wird, muss von der Unternehmensleitung getroffen werden. Diese hat auch die generellen Ziele der Personalentwicklung festzulegen. Diese Grundsatzentscheidungen zur Personalentwicklung sollten schließlich zu einem festen Element der Unternehmenspolitik werden. Als solche sind sie im Unternehmen auch publik zu machen, etwa in:

- dem Unternehmensleitbild oder einer Grundsatzerklärung
- vorherrschenden Arbeitsordnungen oder Arbeitsanweisungen
- Arbeitsplatzbeschreibungen oder Organisationskonzepten
- Qualitätshandbüchern oder
- notfalls in mündlicher Form.

Wichtig ist, dass die Grundsätze der Personalentwicklung allen Mitarbeitern deutlich werden. Als offenes Bekenntnis kann die Veröffentlichung der Unternehmensführung auch als «Kontrollmechanismus» dienen, können sich doch die Mitarbeiter auf die publizierten Entscheidungen berufen.

Neben der grundsätzlichen Entscheidung zur Personalentwicklung und den damit verfolgten Zielen muss auch der finanzielle Umfang der Maßnahmen durch die Unternehmensleitung festgelegt werden. Dieses *Personalentwicklungsbudget* sollte von der Unternehmensleitung im Rahmen der jährlichen Finanzplanung festgelegt und dann fixiert werden. Spezielle Eingriffe bei Sonderfällen oder spon-

**Ausflug in die Praxis: Kommunikation der Grundsatzentscheidungen der Personalentwicklung bei der Sonnenschein GmbH**

Der Grundsatz der Pflegeheim Sonnenschein GmbH lautet «Im Mittelpunkt der Mensch». Unter diesem Motto unterstützen Hildegard und Julius Meinolf pflegebedürftige Menschen, um ihnen eine würdevolle letzte Lebensphase zu gewähren. Der Unternehmensleitsatz wird jedoch nicht nur von der Geschäftsführung garantiert und gelebt, auch die Mitarbeiter müssen diese Einstellung teilen und tragen.

Um sich diese Loyalität zu bewahren, übertragen Hildegard und Julius Meinolf ihre Idee durch gezielte Personalentwicklung auch auf die Mitarbeiter. «Im Mittelpunkt der Mensch» richtet sich ebenfalls auf die Anliegen und Bedürfnisse der Angestellten – niemand wird ignoriert oder ausgegrenzt. Jeder Mitarbeiter erhält einen individuellen Entwicklungsplan, in dem für zwei Jahre Entwicklungsmöglichkeiten im Werdegang aufgezeigt werden.

Um das Firmenmotto weiterhin zu stabilisieren, muss es regelmäßig intern und extern kommuniziert werden. Deshalb wird der Leitsatz in Bewerbungs- und Beurteilungsgesprächen diskutiert und in der Werbung verwendet. Julius Meinolf hat sogar ein Schild mit dem Firmenmotto über der Tür seines Büros angebracht, in dem auch Personalbeurteilungen oder Einstellungsgespräche geführt werden.

tane Budgetkürzungen sollten von Seiten der Unternehmensleitung nicht getätigt werden. Dies würde bei den Mitarbeitern vielmehr zu Verwirrung und Demotivation durch vermutete Willkür führen.

Während die grundsätzlichen Entscheidungen der Unternehmensführung als Basis der Personalentwicklungsarbeit dienen, erfordert die Umsetzung der Maßnahmen die Einbindung und Kooperation aller Mitarbeiter. Nur durch die Einbindung aller Mitarbeiter und Beteiligten wird auf allen Ebenen des Unternehmens das notwendige Verständnis für die Relevanz der Personalentwicklung erzeugt. Und nur durch die Einbindung aller Mitarbeiter und Beteiligten kann die notwendige Kooperationsbereitschaft erreicht werden, die zur konsequenten Umsetzung der Personalentwicklung erforderlich ist.

Einbindung und Kooperation aller Mitarbeiter sind als entscheidende Erfolgskriterien der Einführung einer Personalentwicklung im Unternehmen anzusehen.

---

**Ausflug in die Praxis: Kommunikation der Grundsatzentscheidungen der Personalentwicklung im Leitbild der Ambulante Hauskrankenpflege Vitalis GbR**

*Pflegen mit Herz und Verstand* – Auszug aus dem Unternehmensleitbild der Ambulante Hauskrankenpflege Vitalis GbR:

> Die Ambulante Hauskrankenpflege Vitalis GbR ist der professionelle Partner für ambulante Hauskrankenpflege in Limbach-Oberfrohna. Unser Leistungsschwerpunkt liegt in der ambulanten Kranken- und Altenpflege.

Zahlreiche Zusatzangebote runden unser Angebotsspektrum ab.
*Die Lebensaktivität steht für uns im Mittelpunkt aller Bemühungen,* dafür stehen wir persönlich mit unserem Namen ein. [...]
Wir entwickeln uns beständig weiter und möchten, dass uns unsere Mitarbeiter auf diesem Weg kompetent begleiten. Die Ambulante Hauskrankenpflege Vitalis GbR fördert die Kompetenz der Mitarbeiter durch regelmäßige interne und externe Fortbildungsveranstaltungen. Nicht nur der Zufriedenheit der Kunden, sondern auch der Zufriedenheit der Mitarbeiter schenken wir große Aufmerksamkeit. Personalentwicklung ist für uns deshalb Chefsache. Gleichzeitig wissen wir um die Notwenigkeit der Einbindung aller Mitarbeiter. Auch im Bereich der Personalentwicklung nehmen wir die Bedürfnisse unserer Mitarbeiter ernst.
Zu unserer konstruktiven Atmosphäre im Team trägt jeder mit Kooperationsbereitschaft, Offenheit und Wertschätzung bei. Weiterhin ist es uns wichtig, die Gesundheit unserer Mitarbeiter zu sichern. Dem Arbeits- und Gesundheitsschutz messen wir daher eine hohe Priorität bei. [...]
Der Führungsstil der Geschäftsinhaberinnen ist kooperativ, gemeinsam mit den Mitarbeitern sollen wichtige Maßnahmen entschieden und die Ziele des Unternehmens erreicht werden. [...]

Dennoch ist hier Vorsicht geboten. Die Mitarbeiter kooperativ in die Personalentwicklung einzubinden bedeutet keinesfalls, dass man alle Entscheidungen der Personalentwicklung gemeinsam treffen kann. Konsequente Personalentwicklung ist ebenso wie auf Kooperation auch auf eine klare Koordination der Kompetenzen angewiesen. Im Unternehmen muss absolute Klarheit darüber herrschen, wer für welche Aufgaben und Entscheidungen der Personalentwicklung zuständig ist und wie die hierarchische Position der «Personalentwickler» im Unternehmen aussieht. Nachfolgend werden daher die Möglichkeiten der organisatorischen Einbindung von Personalentwicklung näher beschrieben.

## 1.7
# Organisatorische Einbindung der Personalentwicklung

Personalentwicklung zählt zum Aufgabenbereich der Personalwirtschaft. Damit ist grundsätzlich der betriebliche Leistungsbereich des *Personalwesens* im Auftrag der Unternehmensleitung für die Personalentwicklung zuständig. Wer diesen Leistungsbereich im Unternehmen konkret betreut, hängt vom einzelnen Unternehmen ab. Abhängig von der Größe eines Unternehmens und seiner Unternehmensphilosophie sind unterschiedliche organisatorische Einbindungen der Mitarbeiter denkbar, die sich mit Aufgaben der Personalentwicklung beschäftigen.

### 1.7.1
## Personalentwicklung als Stabsaufgabe

Die im Sozial- und Gesundheitswesen wohl häufigste Form der organisatorischen Einbindung der Personalentwicklung stellt die *Stabsstelle* dar. In diesem Fall können abhängig von der Größe der Einrichtung ein oder mehrere Mitarbeiter in Voll- oder Teilzeit Aufgaben der Personalentwicklung übernehmen. Diese besitzen jedoch keinerlei Weisungsbefugnis, sondern beraten die Geschäftsführung in Sachen Personalentwicklung (**Abb. 1-3** auf S. 30).

Diese Form der organisatorischen Einbindung birgt Vor- und Nachteile. Für kleine ambulante Pflegedienste stellt sie die am besten geeignete Form dar. Andere Formen der Einbindung sind für diese Einrichtungen kaum finanzierbar. Ein weiterer Vorteil ist der, dass die Entscheidung für bestimmte Maßnahmen in der Hand der obersten Leitung bleibt, die dennoch durch die Beauftragung eines Experten entlastet wird. In großen Einrichtungen sind die vielfältigen Aufgaben der Personalentwicklung von einer Stabsstelle kaum abzudecken. Hier beherbergt diese Lösung im Vergleich zu einer strategischen Abteilung in diesem Bereich

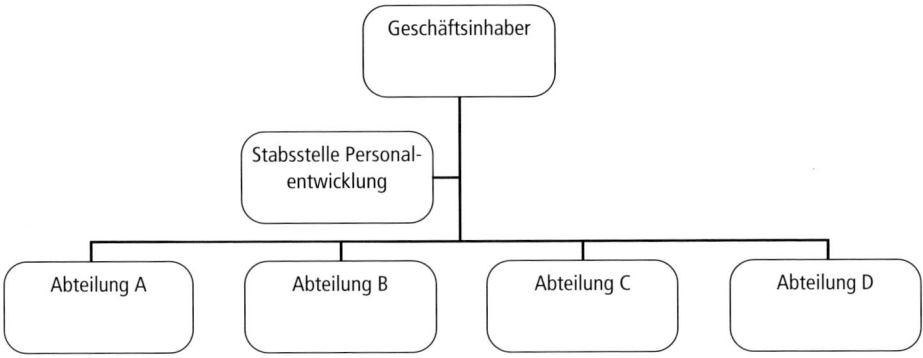

**Abbildung 1-3:** Personalentwicklung als Stabsaufgabe

zahlreiche Nachteile. Eine eigene Personalentwicklungsabteilung kann in diesem Fall vielfältige Aufgaben im Rahmen der Durchführung von Schulungen mit übernehmen. Zudem kann Personalentwicklung in diesem Fall umfassendere Aufgaben auch im Bereich der Auswahl von Mitarbeitern, Durchführung von Trainee-Programmen bis hin zum Outplacement übernehmen. Eine einzelne Personalentwicklungsbeauftragte wäre damit eher überfordert.

**Ausflug in die Praxis: Personalentwicklung als Stabsaufgabe im Pflegedienst Müller**

Im Pflegedienst Müller wird die Personalentwicklung von einer Mitarbeiterin übernommen, die neben ihrer Tätigkeit als examinierte Pflegekraft auch Aufgaben der Personalentwicklung übernimmt. Hierzu gehören unter anderem die Ermittlung des Personalentwicklungsbedarfs und die Erstellung eines Personalentwicklungsplans, der zur Genehmigung dem Geschäftsinhaber am Ende eines Jahres vorgelegt werden muss. Diese Mitarbeiterin wird auch als Personalentwicklungsbeauftragte bezeichnet. Für ihre Aufgaben in diesem Bereich hat sie kein festes Zeitbudget, sondern bekommt je nach Bedarf Zeit zur Verfügung gestellt, in der sie von ihren anderen Aufgaben befreit wird. Sie hat keinerlei Weisungsbefugnis, sie ist Expertin in Sachen Personalentwicklung, Sachbearbeiterin in diesem Bereich und berät den Geschäftsinhaber.

### 1.7.2
### Personalentwicklung als Abteilung in der Matrixorganisation

Denkbar ist auch eine organisatorische Eingliederung der Personalentwicklung als Aufgabe in der Matrixorganisation. Im Vergleich zur Stabsaufgabe verfügt der Leiter der Personalentwicklung hierbei auch über ein Weisungsrecht. Er legt fest, welche Qualifizierungen in einer anderen Abteilung zu absolvieren sind. Welcher Mitarbeiter dafür vorgesehen wird, hängt jedoch von dem funktionalen Vorgesetzten ab (**Abb. 1-4**).

Für größere Einrichtungen bietet sich diese Form der organisatorischen Einbindung vor allem deshalb an, weil hierdurch weitere anfallende Aufgaben von einer solchen Abteilung mit übernommen werden können. Als nachteilig müssen jedoch die typischen Probleme der Matrixorganisation angeführt werden. Der Mitarbeiter hat hierdurch nicht nur eine funktionale Führungskraft, sondern gleichzeitig auch noch eine Führungskraft in Sachen Personalentwicklung und eventuell weitere Vorgesetzte in anderen Abteilungen der Matrix.

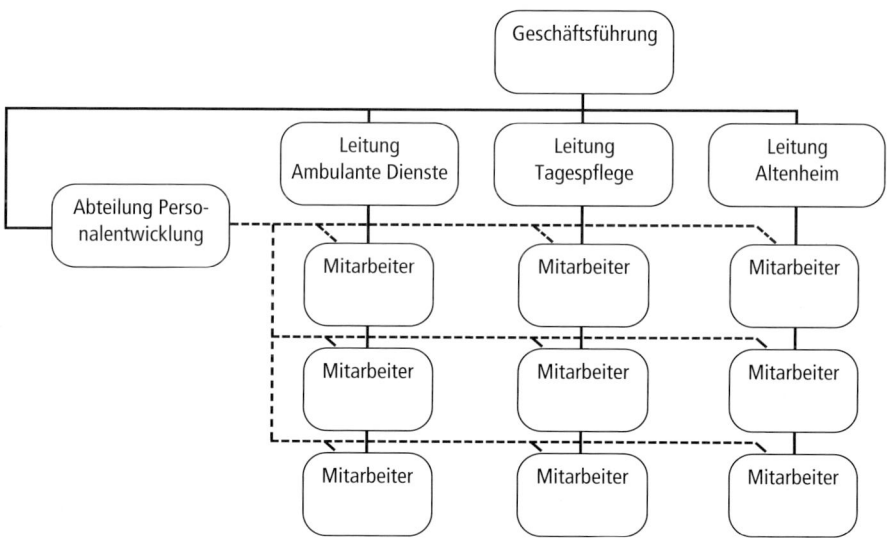

**Abbildung 1-4:** Personalentwicklung als Abteilung in der Matrixorganisation

**Ausflug in die Praxis: Die Personalentwicklungsabteilung der Lebensmut Altenheim GmbH & Co. KG**

Die Lebensmut Altenheim GmbH & Co. KG ist ein privater Träger von insgesamt vier Altenheimen und sieben ambulanten Pflegediensten. Die Einrichtung verfügt über eine Personalentwicklungsabteilung, die aus insgesamt vier Personen besteht. Jeweils zwei Personen widmen sich als Referent entweder dem ambulanten oder dem stationären Bereich des Unternehmens. Herr Müller ist Leiter der Abteilung, er besitzt nicht nur Weisungsbefugnis gegenüber seinen eigenen drei Mitarbeitern, sondern er darf auf Grund der Matrixorganisation auch Anweisungen in Sachen Personalentwicklung in den ambulanten und stationären Einrichtungen des Trägers erteilen. Diese stimmt er jedoch mit den jeweiligen Pflegedienstleitungen und der Heimleitung in der Einrichtung ab, damit es zu keinerlei Kommunikationsschwierigkeiten mit daraus resultierenden Unklarheiten und etwaigen Frustrationserlebnissen für einen Mitarbeiter kommt.

### 1.7.3
## Personalentwicklung als dezentrale Teilaufgabe

Eine weitere Form der organisatorischen Einbindung der Personalentwicklung stellt die Delegation dieser Aufgabe an Linienführungskräfte einzelner Abteilungen dar. Damit wird die Personalentwicklung zu einer dezentralen Teilaufgabe (**Abb. 1-5**).

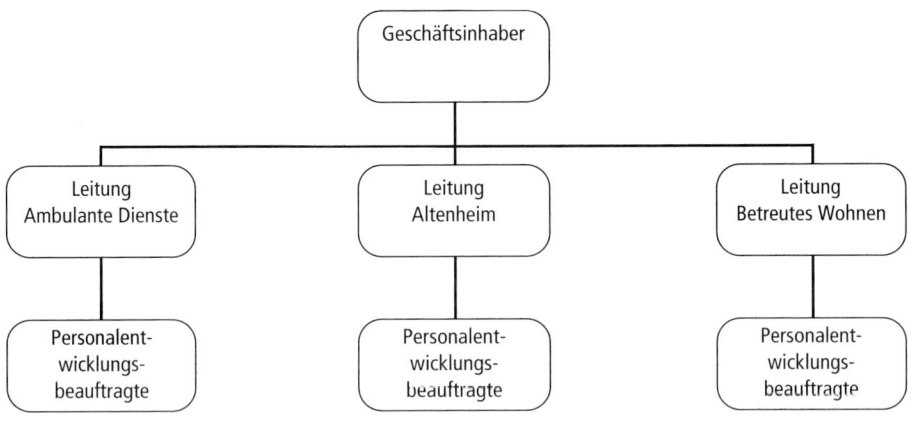

Abbildung 1-5: Personalentwicklung als dezentrale Teilaufgabe

**Ausflug in die Praxis: Personalentwicklung als dezentrale Teilaufgabe in der Wellfit Gesundheitszentrum GmbH**

Die Wellfit Gesundheitszentrum GmbH besteht aus mehreren Abteilungen, die sich allesamt mit Dienstleistungen rund um Wellness und Fitness beschäftigen. Die einzelnen Abteilungsleiter erheben jeweils selbstständig für ihre Abteilung den jeweiligen Personalentwicklungsbedarf. Auf dieser Grundlage handeln sie mit der Geschäftsführung ein Personalentwicklungsbudget aus. Die Abteilungsleiter haben Budgetverantwortung und können nach eigenem Ermessen mit dem ausgehandelten Geld wirtschaften. Sie sind der jeweilige Ansprechpartner, wenn es z.B. um den Besuch einer externen Fortbildung durch einen Mitarbeiter aus der eigenen Abteilung geht.

Sowohl für kleinere als auch größere Einrichtungen scheint diese Organisationsform geeignet. Personalentwicklungsaufgaben können damit in einer Abteilung selbst geplant und auch umgesetzt werden. Mindestens in Bezug auf das Budget muss es jedoch eine zentrale Abstimmung geben. Der Einfluss des Managements kann bei dieser Organisationsform bis auf die Budgetvergabe eingeschränkt sein.

### 1.7.4
## Personalentwicklung als Aufgabe der Personalabteilung

Eine weitere Form der organisatorischen Einbindung der Personalentwicklung ist in der Personalabteilung einer Einrichtung denkbar. Hier übernehmen einzelne Mitarbeiter der Personalabteilung die Aufgaben der Personalentwicklung (**Abb. 1-6**).

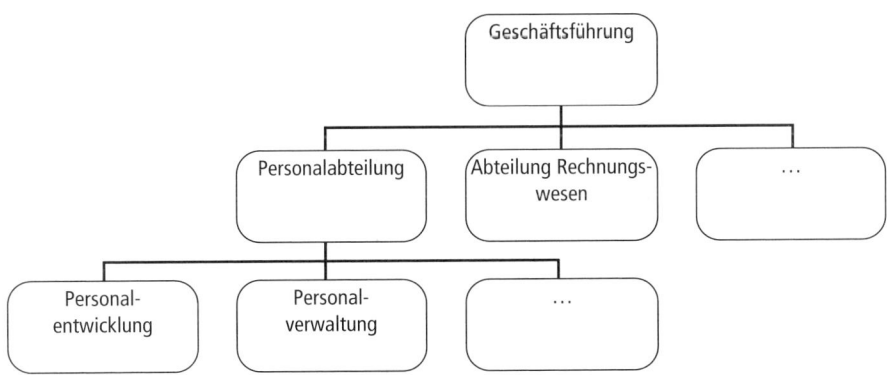

**Abbildung 1-6:** Personalentwicklung als Aufgabe der Personalabteilung

**Ausflug in die Praxis: Die Personalabteilung der Städt. Kliniken GmbH**

In der Städt. Kliniken GmbH übernimmt die Personalabteilung auch die Aufgaben der Personalentwicklung. Die Personalabteilung besteht aus insgesamt sieben Personen, die als Sachbearbeiter bzw. Referenten tätig sind. Vier Mitarbeiter kümmern sich ausschließlich um Gehaltsabrechnungen und weitere Aufgaben der Personalverwaltung. Drei Personen sind als Referenten für das Thema Personalentwicklung verantwortlich. Hiervon leitet wiederum eine Person die Abteilung.

Hierbei handelt es sich um die klassische Form der organisatorischen Einbindung der Personalentwicklung. Dies resultiert aus der Entwicklung des Personalmanagements. Während Personalmanagement viele Jahre primär als Personalverwaltung betrachtet wurde, ist Personalmanagement heute mehr eine personalwirtschaftliche Aufgabe. Diese Form der organisatorischen Einbindung findet man primär in Krankenhäusern und Altenheimen. Sie bietet den Vorteil, dass alle Personalaufgaben in einer zentralen Abteilung zusammenfließen. Außerdem können die einzelnen Abteilungen bei dieser Form der organisatorischen Einbindung entlastet werden. Es gibt Spezialisten in Sachen Personal, deren Kernkompetenz in personalwirtschaftlichen Fragen liegt. Für kleine Abteilungen ist diese Lösung jedoch kaum finanzierbar.

# Kapitel 2
# Einflussfaktoren

Über der Veränderung liegt stets
ein Hauch von Unbegreiflichkeit.

(Carl Friedrich von Weizsäcker)

# 2.
# Faktoren mit Einfluss auf die Personalentwicklung

## 2.1
## Entscheidungen der Personalentwicklung

Personalentwicklung zählt als wesentlicher Bestandteil der Unternehmensentwicklung zu den zentralen Aufgaben der Unternehmensführung. Die Entscheidung, ob und in welchem Umfang Personalentwicklung betrieben wird, ist zunächst von der Unternehmensleitung zu treffen. Die Personalentwickler im Unternehmen setzen dann die generellen Vorgaben in entsprechend angepasste Personalentwicklungsmaßnahmen um. Dabei muss die Personalentwicklung entscheiden, welche Maßnahmen für welche Mitarbeiter geeignet sind. Diese Entscheidungen zur Besetzung bestimmter Positionen, zur Beförderung oder zur Weiterbildung von Mitarbeitern beruhen im Idealfall auf einer rationalen Feststellung der individuellen Eignung der einzelnen Mitarbeiter einerseits und der Analyse des betrieblichen Personalentwicklungsbedarfs andererseits.

Die Frage nach der «Aufteilung» von PE-Maßnahmen auf Mitarbeiter gehört in den größeren Kontext der Frage, wie einzelne Personen und bestimmte Tätigkeiten im Unternehmen einander optimal zugeordnet werden können. Generell sollte eine möglichst große Übereinstimmung zwischen den individuellen Fähigkeiten, Interessen, Bedürfnissen und Verhaltensweisen des Mitarbeiters und den jeweiligen Anforderungen der Stelle und ihrer Arbeitsbedingungen angestrebt werden. Denn ein optimaler «fit», d. h. eine bestmögliche Übereinstimmung aller Komponenten dieses komplexen Systems, führt nachweislich zu höherer Arbeitszufriedenheit und -leistung.

Um bei der Besetzung einer Position und der Entwicklung eines optimalen *Personalportfolios* das bestmögliche Ergebnis für das Unternehmen zu erzielen, ist es daneben erforderlich, die ständig steigende Zahl von Einflussgrößen einschließlich ihrer nur schwer zu durchschauenden Wechselbezüge zu berücksichtigen. Schließlich müssen Art und Umfang der Personalentwicklung nicht nur der unternehmensinternen Übereinstimmung zwischen Mitarbeiter, Bedarf und PE-

Maßnahme gerecht werden, sondern auch die zahlreichen unternehmensexternen Einflussfaktoren einbeziehen. Als externe Wirkungskriterien gelten etwa:

- Wissenszuwachs durch Informationszunahme («Informationsgesellschaft») kultureller und sozialer Wandel (v. a. «Wertewandel»)
- Bevölkerungsentwicklung
- Veränderungen der Rechtsnormen (z. B. Diskussion um Abschaffung der allgemeinen Wehrpflicht und Reduktion der «Zivi-Stellen»)
- Wirtschaftsentwicklung
- technologischer Wandel.

Auch wenn es zunächst unmöglich erscheint: Die Analyse der komplexen Umwelteinflüsse und die Untersuchung der Bedingungen von Erfolg und Misserfolg sind für die Erstellung eines langfristigen Personalentwicklungskonzepts schlicht notwendig. Die Personalentwicklung muss auf die veränderten Rahmenbedingungen reagieren, um den zukünftigen Marktanforderungen gerecht zu werden.

## 2.2
# Personalentwicklung und Wertewandel

Vor eben jenem Hintergrund müssen auch die in der Gesellschaft allgemein verbindlichen Normen und Werte berücksichtigt werden. Das gesellschaftliche «Werteklima», die allgemein gültige Auffassung darüber, was für den Menschen wichtig ist und in Zukunft wichtig sein wird, ist auch für das Unternehmen als Teil der Gesellschaft von erheblicher Bedeutung. Der seit den 60er-Jahren des vergangenen Jahrhunderts beobachtbare gesellschaftliche *Wertewandel* wirkt erheblich auf die Arbeitswelt ein. Zentral für die Personalentwicklung sind die Veränderungen des Stellenwertes von Beruf, Arbeit, Motivation und Leistung.

Becker, der Wertewandel als Änderung der Hierarchie von Werten definiert, erklärt dazu: «Die Einstellung der Menschen zur Arbeit hat sich grundlegend geändert» (1999: 48 f.). Tatsächlich zeigt sich vor allem bei jüngeren Mitarbeitern eine abnehmende Relevanz von Werten wie Fleiß, Disziplin oder Anpassung, wohingegen Werte wie Eigenverantwortung, Anerkennung oder Mitbestimmung an Bedeutung gewinnen. Gleichzeitig wird der Beruf an sich weniger als «Lebensaufgabe», sondern als Sinn gebendes Mittel der individuellen Selbstverwirklichung wahrgenommen. Die früher vorherrschende Sichtweise, der Beruf diene primär der Sicherung des Lebensunterhalts, ist veraltet. Entsprechend dieser Sinnverschiebung wird der Beruf zu einem Mittel der persönlichen Erfüllung, der Identifikation und der Persönlichkeitsexpression. Der gesellschaftliche Wertewandel führt auf Seiten der Mitarbeiter zu einem Streben nach individueller, leistungsgerechter Vergütung, nach flexibler Arbeitszeit und nach ausreichenden Chancen für die berufliche Weiterbildung.

Die daraus resultierenden Konsequenzen für das Unternehmen sind vielfältig. Zusammenfassend lassen sich hier nennen:

- Arbeit als Teil der Selbstverwirklichung
- Wandel der Arbeitsmotivation und der Leistungsanreize
- veränderte Erwartungen und Ansprüche an die Arbeit
- zunehmende Nachfrage nach neuen Arbeitsformen
- steigendes Interesse an Arbeitszeitflexibilisierungen
- Wunsch nach leistungsorientierter Vergütungspolitik
- Wunsch nach persönlicher Entwicklung und individueller Förderung
- zunehmende Relevanz von wachsenden Aufgaben und Herausforderungen
- Veränderungen im Verhältnis von Mitarbeitern und Führungskräften
- zunehmende Forderungen nach betrieblicher Mitbestimmung und Selbstbestimmung (Führungsstil kooperativ statt autoritär)
- wachsende Bedeutung persönlicher Beziehungen.

Diese Konsequenzen verdeutlichen vor allem eines: Der Wertewandel berührt das Unternehmen in vielfältiger Weise und erfordert von der Personalentwicklung konstruktive Vorschläge. Praktisch geht es im Unternehmen vor allem um die Lösung der Aufgabe, wie ein neues Gleichgewicht zwischen den ökonomischen, technischen, sozialen und individuellen Bedürfnissen gefunden werden kann.

Opaschowski zeigt hierzu auf, dass die Leistungsmotivation und Arbeitszufriedenheit der Arbeitnehmer von fünf Hauptmerkmalen beeinflusst wird (Opaschowski, 1991). Hierbei handelt es sich um die Faktoren Spaß, Geld, Sinn, Zeit und Status. Alle fünf Faktoren sind dabei auf ein Ziel ausgerichtet: *«Mehr vom Leben haben»*.

**Ausflug in die Praxis: Vereinbarkeit Beruf und Familie bei der Pflegeheim Sonnenschein GmbH**

Das Leitbild der Pflegeheim Sonnenschein GmbH, «Im Mittelpunkt der Mensch», gilt auch für Mütter (**Abb. 2-1**). Im 21. Jahrhundert hat sich ein gesellschaftlicher Wertewandel vollzogen, der es von Frauen nahezu fordert, während ihrer Mutterschaft auch berufstätig zu sein. «Die moderne Frau strebt nach familiärem Glück und Selbstverwirklichung im Berufsleben zugleich», hat Frau Meinolf einmal treffend formuliert. Dieser Erkenntnis versuchen die Meinolfs nicht nur mit einer Flexibilisierung der Arbeitszeiten Rechnung zu tragen. Bei der Pflegeheim Sonnenschein GmbH wird speziell auf junge Mütter Rücksicht genommen. So wurde ein unternehmenseigener «Kindergarten» installiert, ein kindgerechter Raum, in dem sich die angestellten Mütter bei der Kinderbetreuung abwechseln und die «Pflegerinnenkinder» selbst betreuen. So haben die Frauen die Möglichkeit, während der Arbeit ihre Kleinkinder in die Obhut von bekannten Kollegen zu geben und sich stressfrei auf ihre Aufgaben zu konzentrieren.

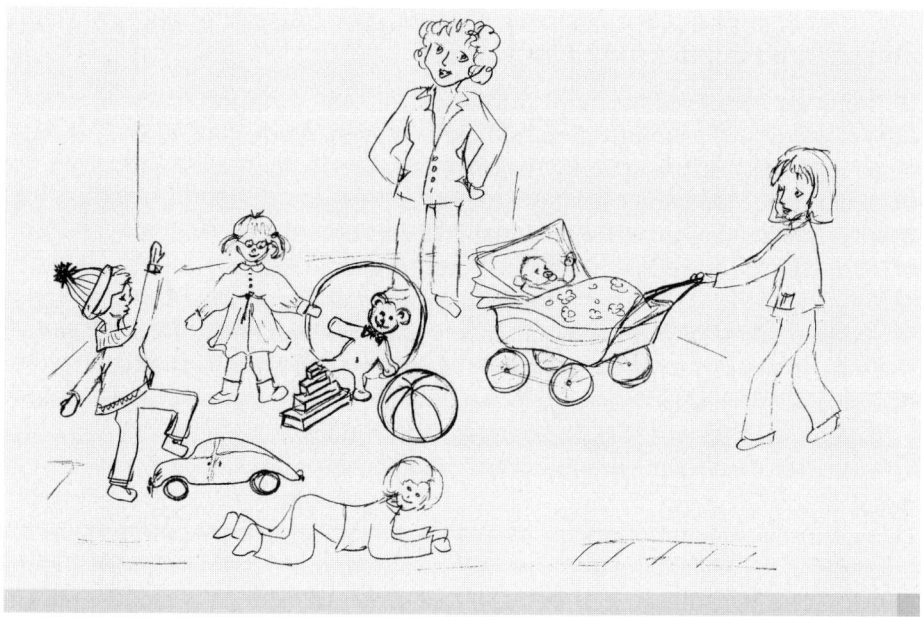

**Abbildung 2-1:** Kindergarten in der Pflegeheim Sonnenschein GmbH (gezeichnet von Bärbel Teiking, 2004)

Hinsichtlich des Stellenwertes dieser einzelnen Faktoren gibt es jedoch bedeutende individuelle Unterschiede, die in einem entsprechenden Personalentwicklungs- und Anreizsystem berücksichtigt werden sollten. Entsprechend fasst Becker zusammen: «Die Unternehmen, die sich auf veränderte Arbeitsmotivation einstellen können, werden motivierte und leistungsstarke Mitarbeiter gewinnen und halten» (Becker, 1999: 49).

Im Kontext der beschriebenen gesellschaftlichen Veränderungen sind auch die vielfach diskutierten Forderungen nach neuen Formen der Entlohnung (s. Kap. 3.4) oder nach einer *Humanisierung der Arbeitswelt* zu sehen. Ursprünglich bezeichneten sozialistisch-marxistische Wissenschaftler mit diesem Begriff die Auflösung der Ausbeutungsbedingungen der Arbeit durch Abschaffung der kapitalistischen Produktionsverhältnisse und die Umwandlung von Eigen- in Gemeinkapital. Im Bereich Personalmanagement meint das Schlagwort *Humanisierung* all jene Handlungen, die eine Verbesserung der Arbeitsinhalte, der Arbeitsbedingungen und der Arbeitsentwicklung bewirkt. Vielfach fällt in diesem Zusammenhang auch die Forderung, die mit der Erwerbsarbeit für den Mitarbeiter verbundenen physischen und psychischen Belastungen zu verringern.

Für den Bereich der Personalentwicklung sind dabei all jene Überlegungen und Konzepte interessant, die auf den Abbau einseitiger Belastungen der Mitarbeiter zielen. Hierzu zählen Maßnahmen wie etwa Job-Rotation oder Job-Enrichment, die für den Mitarbeiter mit einer Ausweitung von Verantwortung oder des Tätigkeitsspektrums verbunden sind, ebenso wie die Flexibilisierung von Arbeitszeiten. Ein weiterer Bereich, der im Kontext der Humanisierung der Arbeitswelt diskutiert wird, ist die so genannte *psychologische Arbeitsgestaltung*. Hierbei werden die individuellen Motive eines Mitarbeiters erhoben und als Grundlage zur individuellen Umgestaltung der Arbeitsinhalte genommen.

Die Diskussion um den gesellschaftlichen Wertewandel mag zunächst ein wenig praxisfern und pauschalisiert klingen. Dennoch zeigen die skizzierten Konsequenzen: Aus den veränderten Bedingungen ergibt sich ein konkreter Handlungsbedarf für das Personalmanagement und die Personalentwicklung im Unternehmen. Zwar sollte der Realisierung im Unternehmen eine genaue Analyse vorangehen, wo es im Unternehmen Sinn macht, auf individuelle Mitarbeiterbedürfnisse und veränderte Wertvorstellungen einzugehen. Im Vordergrund der Überlegungen sollte dabei aber die Erkenntnis stehen, dass eine zielorientierte Berücksichtigung des gesellschaftlichen Wertesystems und der daraus resultierenden Veränderungen der Mitarbeiterbedürfnisse nicht nur positive Leistungsanreize schafft, sondern auch die Identifikation des Mitarbeiters mit dem Unternehmen stärkt und seine Bindung an das Unternehmen erhöht.

---

**Ausflug in die Praxis: Humanisierung der Arbeitswelt bei der Ambulante Hauskrankenpflege Vitalis GbR**

«Lebensaktivität» ist eine Grundanforderung des Unternehmens Vitalis. Diese Einstellung wird nicht nur an die Patienten von Vitalis weitergegeben. Auch für die Mitarbeiter hat der Grundsatz Gültigkeit. Uta Kramer und Susanne Chmielewski wissen um die Bedeutung ihrer Mitarbeiter, die täglich in Kundenkontakt stehen und die Unternehmensphilosophie praktisch und im Sinne des Kunden umsetzen müssen. Daher übertragen sie die «Lebensaktivität» auf ihre Angestellten. Im Sinne einer aktiveren Gestaltung von Arbeitszeit streben sie eine kontinuierliche Verbesserung von Arbeitsinhalten und Arbeitsbedingungen an. Mit ihrem «Aktivitätskonzept» versuchen Uta Kramer und Susanne Chmielewski die physischen und psychischen Belastungen der Mitarbeiter zu verringern.

Ergonomische Büromöbel sind bei ihnen daher ebenso selbstverständlich wie helle Büroräume mit freundlicher Einrichtung, bequeme Kleidung oder die Möglichkeit, in den Pausen den hauseigenen Gymnastikraum aufsuchen zu können.

Da das Unternehmen zudem über hervorragende Kontakte zu Kosmetikstudios, Apotheken, Frisören und Sanitätshäusern verfügt, geben die Geschäftsinhaberinnen ihren Angestellten die Möglichkeit, preiswerter bei Geschäftskollegen einzukaufen oder sponsern bei besonderem Engagement einen Besuch im Kosmetikstudio oder beim Frisör.

## 2.3
# Personalentwicklung und Unternehmenskultur

Der Begriff «Unternehmenskultur» fasst die in einem Unternehmen gelebten typischen Wertvorstellungen, Grundsätze, Normen und Werte zusammen. Diese üben teils bewusst, teils unbewusst einen nachhaltigen Einfluss auf das Verhalten der Mitarbeiter auf allen Ebenen aus. Dabei regelt die Unternehmenskultur das Verhalten der Mitarbeiter größtenteils über *informale Normen*. Als informale Normen werden nichtformalisierte Wertvorstellungen, Denkhaltungen und Einstellungen bezeichnet. Je nach Zusammensetzung des Unternehmens verfügt jedes Unternehmen über einen spezifischen, individuellen Wertekodex, der es von anderen Unternehmen unterscheidet.

Eine besonders flexible oder kundenfreundliche Unternehmenskultur kann dem Unternehmen als Wettbewerbsvorteil dienen. Im Rahmen von Organisations- und Führungskonzepten wird der Unternehmenskultur daher häufig besondere Beachtung geschenkt. So wirkt die Unternehmenskultur sich z. B. positiv auf die Flexibilität der Mitarbeiter und den Führungsstil von Vorgesetzen aus oder findet sich in den unternehmerischen Anreiz- und Entlohnungssystemen wieder. Tatsächlich deuten Studien japanischer und amerikanischer Unternehmen darauf hin, dass sich eine von der Belegschaft akzeptierte und als positiv erlebte Unternehmenskultur nachweislich förderlich auf Leistungsbereitschaft und -erfolg auswirkt.

Für den Bereich des Personalwesens ist Unternehmenskultur aber deshalb so interessant, weil eine positive Unternehmenskultur zur Erhöhung von Identifikation und Motivation der Mitarbeiter beitragen kann. Der in der Unternehmenskultur verborgene individuelle Wertekodex drückt sich praktisch im Betriebsklima ebenso aus wie in der Arbeitsmoral der Mitarbeiter, ihrer Motivation zur Weiterentwicklung und ihrer Leistungsbereitschaft.

Der Stellenwert und der Erfolg der Personalentwicklung hängen im Unternehmen daher auch maßgeblich von der Ausgestaltung der Unternehmenskultur ab. In einem behördenhaft-unflexibel organisierten Unternehmen lässt sich das *Job-Rotation-Prinzip* oder die *Flexibilisierung von Arbeitszeit* nur schwer umsetzen. Entscheidend für den Erfolg von Weiterbildungsmaßnahmen bzw. für die Umsetzung des Erlernten im Unternehmen ist nicht nur das persönliche Wollen und Können der Mitarbeiter, sondern auch das «soziale Dürfen» (Rosenstiel, 2003: 138; Picado/Unkelbach, 2001: 50). Ohne die Akzeptanz durch Vorgesetzte und vor allem Kollegen können neue Verhaltensweisen, sind sie auch noch so effektiv, keine Umsetzung in der Praxis finden. Es ist daher für die erfolgreiche Personalarbeit entscheidend, die Unternehmenskultur genauer zu hinterfragen, um PE-Maßnahmen und Wertekodex in Einklang zu bringen.

Fort- und Weiterbildungen sind also nur dann effektiv, wenn die persönliche Motivation und das individuelle Können mit sozialem Dürfen und situativen Möglichkeiten kombiniert werden. Identifikation mit dem Unternehmen und seinen Zielen fordert die Entwicklung gemeinsamer Visionen und Einbindung in eine gemeinsame verbindende Kultur. Es geht hierbei um Identifikation und Bindung, Mitwirkung und Gestaltung, um Einbindungen aller Kräfte in das Unternehmen. Mitwirkung kann in Bildungsveranstaltungen gelernt werden, die selbst wiederum auf Mitwirkung beruhen. Insofern wirkt sich eine kooperative und offene Unternehmenskultur ebenso positiv auf den Erfolg von Personalentwicklung aus, wie sich eine teilnehmerorientierte, kooperative Personalentwicklung positiv auf die Unternehmenskultur auswirkt.

### Ausflug in die Praxis: Unternehmenskultur bei der Pflegeheim Sonnenschein GmbH

In der Pflegeheim Sonnenschein GmbH sind 24 Mitarbeiterinnen und Mitarbeiter in der Pflege beschäftigt. Getreu dem Leitbild «Im Mittelpunkt der Mensch» legen die Inhaber Herr und Frau Meinolfs großen Wert auf eine kundenorientierte Unternehmenskultur. Die Mitarbeiter sollen nicht nur nach dem Leitbild handeln, sondern die darin enthaltenen Normen und Werte für sich selbst verinnerlichen, sich mit ihnen identifizieren. Hier dient die Einstellung des Geschäftsführers Meinolf, ältere, hilfsbedürftige Menschen zu unterstützen, als Vorbild für alle Mitarbeiter. Sein immer freundlicher und geduldiger Umgang selbst mit schwierigen Patienten wird von den Mitarbeitern hoch geschätzt. Die Angestellten haben Achtung voreinander und vor der Leitung und sichern somit eine gesunde Unternehmenskultur.

Um ein freundliches und angenehmes Betriebsklima zu erhalten, werden innerhalb der einzelnen Kompetenzen und im Rahmen aller Mitarbeiter regelmäßige Treffen und Gespräche arrangiert. In diesen Sitzungen ist es den Mitarbeitern möglich, eigene Wünsche, Kritiken oder Anregungen in das Unternehmen als Ganzes oder in den jeweiligen Fachbereich einzubringen.

Durch diese offene Unternehmenskultur erfolgt ein regelmäßiger Erfahrungsaustausch zwischen allen Mitarbeitern, der Gemeinschaftsgeist wird gefördert. Bereichsegoismen treten daher im Unternehmen so gut wie nie auf. Stattdessen wird das Leitbild der Meinolfs, die ganzheitliche Betreuung des Pflegepatienten, in allen Ebenen des Unternehmens implementiert.

Im Unternehmen werden aber nicht nur Besprechungen bezüglich bestimmter Arbeitsinhalte mit den Mitarbeitern abgehalten. Speziell Herr Meinolf bietet den Angestellten darüber hinaus regelmäßig auch persönliche Gespräche an, in denen die Mitarbeiter ihre Wünsche bezüglich einer persönlichen Berufsentwicklung äußern können. Die Mitarbeiter können regelmäßig an Schulungs- und Weiterbildungsmaßnahmen teilnehmen. Obwohl das Unternehmen nicht riesig ist, setzen die Meinolfs auf Personalentwicklung zur Erhöhung der Mitarbeiterzufriedenheit und Mitarbeiterbindung.

## 2.4
# Mitarbeitermotivation und Personalentwicklung

Maßnahmen der Personalentwicklung kommen im Unternehmen überhaupt nur dann in Frage, wenn sie bei den Mitarbeitern auf eine *Bildungsmotivation* treffen, wenn die Bereitschaft vorhanden ist, neue Wissensinhalte aufzunehmen und sich weiterzuentwickeln. Unter zahlreichen Mitarbeitern in der Pflege ist diese *Motivation* deutlich erkennbar. Dabei ist Motivation zunächst einmal eine unpräzise, facettenreiche Bezeichnung für die Bereitschaft des Mitarbeiters, im Unternehmen gute Leistungen zu erbringen bzw. die an ihn gestellten Ansprüche heute und in Zukunft bestmöglich zu erfüllen. Neben fachlichen Qualifikationen ist Motivation die wichtigste Voraussetzung der beruflichen Eignung. Die Motivation entscheidet, ob und inwieweit der Mitarbeiter sein Wissen und Können tatsächlich im Unternehmen einsetzt bzw. in Arbeitsleistung umwandelt.

In modernen Industriegesellschaften bildet die Aussicht auf Karriere, also auf Verbesserung des beruflichen Status und damit in der Regel auch des Einkommens und des sozialen Status, eine der wichtigsten individuellen Motivationen. Von steigender Bedeutung für die persönliche Motivation zur Leistungserbringung sind außerdem Faktoren, die mit dem oben beschriebenen Wertewandel in der Gesellschaft in Verbindung stehen. Beispielsweise wirken sich Kriterien wie der Wunsch nach Selbstverwirklichung, Streben nach sozialem Status, Vereinbarkeit von Familie und Beruf oder Flexibilisierung von Arbeit und Leben vielfach stark auf die Motivation von Mitarbeitern aus. Als belegt gilt zudem, dass mitarbeitergerechte Arbeitsbedingungen, flexible Arbeitszeitsysteme, leistungsorien-

### Ausflug in die Praxis: Motivation von Frau Schulze

Durch die Erweiterung der Ambulante Hauskrankenpflege Vitalis GbR um den Bereich der *Medical Wellness* eröffnen sich nicht nur für das Unternehmen, sondern auch für die Mitarbeiter neue Perspektiven. Es entstehen neue Aufgabenbereiche mit neuer Verantwortung. Frau Schulze, die in dem neuen Geschäftsbereich tätig werden soll, sieht es als neue Chance für sich, sich weiterzuentwickeln und neuen Herausforderungen zu stellen. Da sie zudem persönlich am Thema Wellness interessiert ist, versucht sie, sich bereits im Vorfeld über Grundlagen und Neuigkeiten ein Bild zu machen. Dabei stellt sie fest, dass der Wellness-Sektor momentan boomt. «Das sind ja tolle Chancen, die sich da ergeben», denkt Frau Schulze. Das neue Arbeitsfeld verspricht ihr eine Verbesserung des sozialen Status, bedingt durch höheres Einkommen und Ansehen im Unternehmen. Auch auf Frau Schulze wirkt diese Aussicht als einer der stärksten Motivatoren. Auf Grund des guten Betriebsklimas arbeitet Frau Schulze auch gerne für die Ambulante Hauskrankenpflege Vitalis GbR. Zusätzlich kann sie durch flexible Arbeitszeiten wunderbar ihre Familie mit dem Beruf verbinden und so über die Arbeit Selbstverwirklichung und Erfolg im Beruf verbinden.

tierte Anreizsysteme oder kooperative Führungs- und Kommunikationsstrukturen Arbeitsverhalten und Arbeitsergebnis positiv beeinflussen. Für den Bereich der Personalentwicklung gilt die Motivation der Mitarbeiter als zentrale Schlüsselgröße und wichtiger Erfolgsfaktor bei allen personellen Maßnahmen.

## 2.5
# Besonderheiten des Lernverhaltens Erwachsener

Erwachsenenbildung, auch *Andragogik* genannt, nimmt im Bereich der Personalentwicklung eine zentrale Rolle ein: Personalentwicklung im Unternehmen befasst sich in der Regel mit Pflegenden, die ihre Ausbildung bereits abgeschlossen haben und seit geraumer Zeit im Berufsleben stehen. Das hat Konsequenzen für die Art und Weise, in der Wissen vermittelt wird. Zum einen können berufserfahrene Schüler ganz anders mitreden als dies etwa bei jungen Auszubildenden der Fall ist. Zum anderen muss die Personalentwicklung hier aber auch teilweise Hemmschwellen überwinden, weil die letzte Lernphase schon einige Zeit zurückliegt. So weist etwa Olesch darauf hin, dass Weiterbildungsveranstaltungen für viele Erwachsene etwas Ungewohntes darstellen, was Ängste, Lernbarrieren und -hemmungen auslösen kann, die sich wiederum negativ auf den Bildungserfolg auswirken können (Olesch, 1992: 119).

Generell lässt sich sagen, dass das aktuelle Lernverhalten eines Erwachsenen von zwei Faktoren determiniert wird:

1. von seiner *individuellen Lernbereitschaft* und
2. von seinem momentanen *Lerntrainingszustand*, also dem Grad, in dem der Mitarbeiter den Umgang mit Lernen und Lernmethoden geübt ist.

Darüber hinaus weist Becker darauf hin, dass das Lernverhalten eines Erwachsenen außerdem gekennzeichnet ist durch «formale Schulbildung, individuelle Lerngewohnheiten, berufliche Tätigkeit und unter Umständen altersbedingte Reduktion der Lerngeschwindigkeit» (Becker, 1999: 37). Die individuelle Lernbereitschaft kann erst einmal nicht extern beeinflusst werden, wohl aber die Berücksichtigung der Lerntrainingszustände in der Weiterbildungsmaßnahme. Daneben gibt es noch weitere Faktoren, die das Lernverhalten Erwachsener beeinflussen (Picado/Unkelbach, 2001: 43):

- Erwachsene müssen wissen, warum sie etwas lernen sollen.
- Erwachsene wollen wissen, was sie erwartet.
- Erwachsene haben das Bedürfnis, selbstbestimmt zu sein.
- Erwachsene haben im Gegensatz zu jüngeren Menschen mehrere qualitativ unterschiedliche Erfahrungen gemacht.
- Erwachsene sind lernbereit, wenn sie einsehen, dass sie ihre Aufgaben mit dem Gelernten effektiver und befriedigender lösen können.

■ Erwachsene lernen, wenn der Lernprozess aufgaben- und problemzentriert ist oder auf Erfahrungen des täglichen Lebens aufbaut.

■ Erwachsene werden durch *extrinsische* (Geld, Anerkennung, Lob usw.) und *intrinsische* (Spaß an der Aufgabe, Herausforderung, erlebte persönliche Vorteile usw.) Faktoren motiviert, zu lernen.

Diese Besonderheiten des Lernverhaltens Erwachsener müssen in den jeweiligen Entwicklungsmaßnahmen ausreichend Berücksichtigung finden. Gerade im Bereich der Erwachsenenbildung greift die klassische lineare Vermittlung von Lerninhalten zu kurz (Becker, 1999: 39). Konkret bedeutet dies für die Personalentwicklung, dass:

■ Lerngruppen oder Weiterbildungsmaßnahmen in der Teilnehmerzusammensetzung möglichst homogen sein sollten.

■ die jeweiligen Dozenten explizit dazu aufgefordert werden, die Lehrmethoden an die *Ist-Trainingssituation* anzupassen und die Lernziele konkret zu definieren.

■ die anzusetzende Zeit für die PE-Maßnahme sich nach dem *Lerntrainingszustand* richtet; denn je weniger trainiert, desto langsamer können die Mitarbeiter effizient lernen.

■ Lernen und Lehre fallorientiert gestaltet werden sollen, um die Anschlussfähigkeit an den bestehenden Wissensstand der Mitarbeiter und den Transfer des Gelernten in die Praxis zu erleichtern.

■ die vermittelten Inhalte in die jeweilige Praxis des Mitarbeiters übersetzt werden müssen.

■ Erwachsenenbildung verstärkt aktivierende Lehrmethoden anwenden sollte (Gruppenarbeit, Rollenspiele, Fallstudien).

■ eine Integration der beruflichen Erfahrungen der Mitarbeiter, ihrer konkreten Arbeitsaufgaben und ihrer Probleme in den Lernprozess erfolgen sollte.

■ durch aktive Beteiligung und Mitgestaltung der Teilnehmer nicht nur deren Motivation erhöht, sondern auch ihre geistige und berufliche Flexibilität gefördert werden sollte.

■ sich erweiternde Lernhilfen, wie etwa Lehrbriefe, die eigenverantwortlich und selbstbestimmt weiterbearbeitet werden können, als hilfreich erweisen.

Daraus wird deutlich, dass die im Bereich der *Andragogik* anzuwendenden Lehrmethoden sich konkreter auf den Erfahrungshintergrund der Mitarbeiter beziehen müssen. Insgesamt sollte Personalentwicklung im Unternehmen also als «Anschlusslernen» verstanden werden, das die individuellen Arbeitskontexte aufgreift und den Mitarbeiter begleitet, sich anhand dieser weiter zu entwickeln. Zudem unterstreichen diese Überlegungen die Relevanz einer kontinuierlichen Personalentwicklung, damit die Mitarbeiter trainiert bleiben, zu lernen bzw. die Entwicklung und Aufrechterhaltung der Lernfähigkeit gewährleistet werden kann.

Werden die Besonderheiten des Lernverhaltens Erwachsener im Rahmen der PE-Maßnahmen ausreichend beachtet, ist auch die *Transferproblematik*, also das Problem der Übertragung des Gelernten in die Praxis, als minimal einzustufen. Transferprobleme entstehen nämlich vor allem dann, wenn die Lernsituation erheblich vom Arbeitsalltag der Mitarbeiter abweicht, wie es z. B. bei isolierten Spezialfragen der Fall wäre. Neuberger formuliert hierzu treffend:

> Je weniger die Lernsituation sachlich, zeitlich und sozial ‹exklusiv› ist, je stärker also das Lernen in den normalen Arbeitsvollzug und die gewohnten Netzwerke integriert ist, desto weniger muss man sich über die Transfersicherung Gedanken machen (Neuberger, 1991: 186).

**Ausflug in die Praxis: Innerbetriebliche Weiterbildung bei der Ambulante Hauskrankenpflege Vitalis GbR**

Erarbeitet wurde im Unternehmen eine kurze Checkliste, die sowohl den Referenten als auch den Teilnehmern bekannt ist und der Qualitätssicherung dient. Ausbilder und Teilnehmer werden bei Vitalis als gleichberechtigte Partner im Lernprozess verstanden, Lernen damit als Interaktionsprozess.

- ☑ Schaffe eine Atmosphäre und erzeuge ein vertrauensvolles Klima
- ☑ Mache Teilnehmer und Dozenten miteinander bekannt, bevor das Seminar beginnt
- ☑ Erkläre Ausbilder und Teilnehmer zu gleichberechtigten Partnern im Lernprozess
- ☑ Stelle eine gemeinsame Planung der Seminarzeit sicher
- ☑ Vermeide Zeitdruck
- ☑ Diagnostiziere die Lernbedürfnisse der Teilnehmer
- ☑ Übersetze die Lernbedürfnisse der Teilnehmer in gemeinsame Lernziele
- ☑ Ermögliche einen Methoden-Mix
- ☑ Berücksichtige die Berufserfahrungen der Teilnehmer
- ☑ Gebe den Teilnehmern Sicherheit
- ☑ Spreche die Teilnehmer als die Persönlichkeiten an, die sie sind
- ☑ Fördere die Teilnehmer individuell in ihrer Persönlichkeit
- ☑ Lobe, verstärke, berate, berichtige Fehler rational
- ☑ Problematisiere die Sachverhalte
- ☑ Mache Monologe zu gemeinsamen Gesprächen
- ☑ Initiiere, rege zum Nachdenken an, steuere, verhelfe zur Einigung
- ☑ Entwickle eine Reihe von möglichen Lernerfahrungen
- ☑ Verknüpfe die Vermittlung von Fachwissen mit der Förderung der sozialen und kommunikativen Kompetenz
- ☑ Prüfe kritisch, ob die gemeinsamen Lernziele erreicht wurden
- ☑ Diagnostiziere Lernschwierigkeiten
- ☑ Schließe mit Hinweisen zum selbstständigen Weiterlernen
- ☑ Sei bei der Beschaffung weiterer Lernmaterialien behilflich
- ☑ Entwickle die Selbstwahrnehmung weiter durch gemeinsames Feedback und kritische Reflexion
- ☑ Schaffe Freude am Ergebnis

# Kapitel 3
# Konzepte für die Praxis

Der Mensch hat dreierlei Wege,
klug zu handeln:
erstens durch Nachdenken;
zweitens durch Nachahmen,
das ist der leichteste;
und drittens durch Erfahrung,
das ist der bitterste.

(Konfuzius)

# 3.
# Ansätze und Konzepte der Personalentwicklung

Personalentwicklung bezeichnet streng genommen die Summe von Tätigkeiten, die zur Entwicklung der Mitarbeiter systematisch und bewusst vollzogen werden. Vor diesem Hintergrund der strengen Definition erklärt jedoch Berthel:

> Im Prinzip ist jede Maßnahme im Unternehmen – gewollt oder unabsichtlich – *auch* Personalentwicklung, weil jede Veränderung der Bedingungen Anpassungsreaktionen in *allen* Systemkomponenten (den personalen, interpersonalen und apersonalen) nach sich zieht (Berthel, 1997: 202).

Personalentwicklung als Entwicklung des arbeitenden Menschen hat also nicht nur eine Dimension. Personalentwicklung wird nicht nur *direkt* durch die Arbeit der Personalentwicklungsabteilung in konkreten Weiterbildungsmaßnahmen als «Personalentwicklung durch Bildung» geleistet, sondern auch indirekt durch die Strukturen und Prozesse im Unternehmen erbracht. Unternehmenskultur, Mitarbeiterführung, Mitarbeiterentlohnung, Mitarbeitermotivation oder Unternehmenskommunikation sind zentrale Einflussbereiche der Personalentwicklung. Den indirekten Steuerungsgrößen kommt deshalb eine besondere Bedeutung zu, da sie bei oberflächlicher Auseinandersetzung mit dem Bereich der Personalentwicklung häufig vernachlässigt werden, den Erfolg zielorientierter PE-Maßnahmen aber erheblich beeinträchtigen können.

## 3.1
## Personalentwicklung durch Bildung

Die eingangs angesprochene Zunahme von Marktdynamik und Marktwandel unterstützt die Relevanz einer kontinuierlichen *Personalentwicklung durch berufliche Bildung*. Während eines Berufslebens wird der Mitarbeiter mit sich ständig verändernden Umweltbedingungen konfrontiert, zudem kommt es häufiger zu Stellen- und Berufswechseln. Unternehmen und Arbeitnehmer sind hier gleichermaßen gefordert. Vom Arbeitnehmer verlangt die Dynamisierung der Arbeitswelt eine ständige Weiterqualifizierung und ein Lernen auch nach der Schul- und Ausbildungszeit. Das Schlagwort vom so genannten «lebenslangen Lernen» beinhaltet aber auch eine Aufforderung an den Arbeitgeber, den Mitarbeitern das Lernen und Weiterlernen durch berufliche Bildung zu ermöglichen, um damit langfristig wettbewerbsfähig zu bleiben.

Unter beruflicher Bildung werden Maßnahmen verstanden, die systematisch-methodisch beruflich relevante Kenntnisse und Fähigkeiten vermitteln. Das «automatische», nicht organisierte berufliche *learning by doing* am Arbeitsplatz ist damit von der beruflichen Bildung abzugrenzen (es sei denn, es ist integraler Bestandteil eines Weiterbildungskonzepts, wie z. B. beim Job-Rotation-*Prinzip*). Zur beruflichen Bildung zählen die berufliche Erstausbildung (**Abb. 3-1**), die Weiterbildung und die Umschulung. Ziel der beruflichen Bildung ist die Erhaltung, Entwicklung und zukünftige Sicherung der personalen Leistungsfähigkeit aller Mitarbeiter zur Erreichung eines optimalen Personalportfolios.

Becker nennt in diesem Kontext eine Unterteilung in *betriebliche, individuelle* und *gesellschaftliche* Ziele der beruflichen Bildung (Becker, 1999). Aus Sicht des Unternehmens wird mit Weiterbildung die Wettbewerbsfähigkeit erhalten, die Anpassung der Qualifikationen der Mitarbeiter an veränderte Gegebenheiten gewährleistet und die Flexibilität und Bindung der Mitarbeiter erhöht. Dies sind Ziele, die für den Bereich der Pflege eine große Relevanz besitzen. Die persönliche und berufliche Entfaltung, Anpassung der vorhandenen Qualifikationen an die Ansprüche des Arbeitsplatzes (Arbeitsplatzsicherheit) und die Sicherung der erreichten Stellung im Beruf sind dagegen individuelle Ziele, die mit Weiterbildungen verfolgt werden. Aus gesellschaftlicher Perspektive lassen sich schließlich

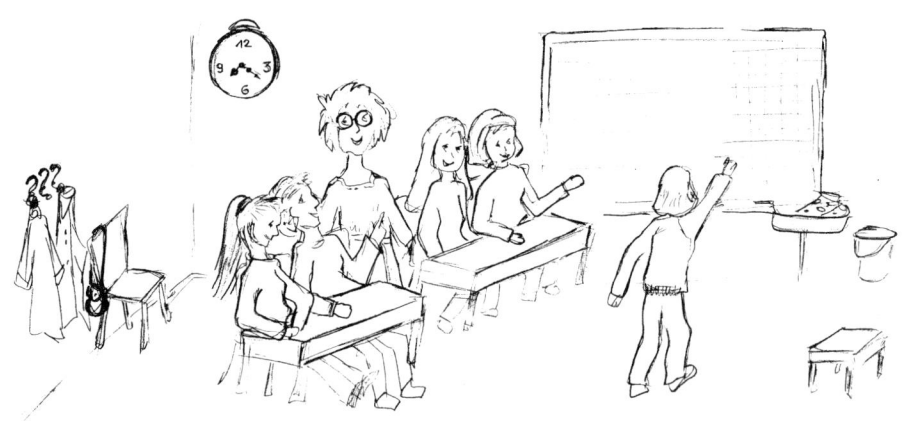

**Abbildung 3-1:** Personalentwicklung als Erstausbildung (gezeichnet von Bärbel Teiking, 2004)

noch bildungsidealistische Ziele, wie das allgemeine Recht auf Bildung und Ausgleich von Benachteiligungen, volkswirtschaftliche sowie arbeitsmarkt- und strukturpolitische Aspekte und die Entfaltung internationaler Wettbewerbsfähigkeit, anführen. Auch in Befragungen von Unternehmen konnten diese Ziele bestätigt und weiter ausdifferenziert werden.

Laut einer Studie des Statistischen Bundesamtes bot 2002 rund ein Drittel aller Unternehmen in Deutschland Weiterbildungsmaßnahmen für ihre Mitarbeiter an. Trotzdem nahmen 68 Prozent der Erwerbstätigen in Deutschland an Weiterbildungsveranstaltungen teil. Dabei wurden seitens der Teilnehmer im Durchschnitt 133 Stunden pro Jahr für solche Maßnahmen aufgewendet. Die Unternehmen ließen sich die Personalentwicklung im Durchschnitt im Dienstleistungsgewerbe 2034 Euro, im Handel 1040 Euro und im verarbeitenden Gewerbe rund 2076 Euro pro Mitarbeiter und Jahr kosten. Die finanzielle Leistung der privaten Haushalte betrug dabei 502 Euro (http:// www.destatis.de, Stand vom 31.10.2004).

Den Großteil der Weiterbildungskosten bringen die Wirtschaftsunternehmen also selbst auf. In den letzten Jahren zeichnet sich aber zunehmend ein Trend ab, nach dem ein steigender Anteil der Ausgaben für Berufsfort- und -weiterbildung *privat* finanziert wird. Diese Entwicklung ist wohl darauf zurückzuführen, dass angesichts der angespannten Arbeitsmarktlage immer mehr Erwerbstätige zur Sicherung des eigenen Arbeitsplatzes und zur Verbesserung der persönlichen Berufsaussichten auf Eigeninitiative setzen. Die explosionsartige Entwicklung der Pflegestudiengänge ist ein weiterer Beweis dafür, ebenso die Vielzahl der Bildungsträger und Weiterbildungs- sowie Seminarangebote. Mittlerweile steht den Interessierten eine nahezu unglaubliche Vielfalt an Qualifizierungsmöglichkeiten zur Verfügung. Differenzierungen in unterschiedlichen Tätigkeitsbereichen innerhalb und außerhalb der eigentlichen pflegerischen Arbeit sind zu finden. Diese Vielfalt und Differenzierung bietet zahlreiche Chancen (Loffing, 2003 a). Pflege geht heute weit über das hinaus, was man zunächst damit assoziiert. Die berufliche Fort- und Weiterbildung muss dieser Entwicklung gerecht werden.

### 3.1.1
### Allgemeine Fort- und Weiterbildung

Unter *allgemeinen* Weiterbildungen versteht Becker die:

> [...] Förderung der Allgemeinbildung als Aneignung von grundlegenden Erkenntniskategorien und -methoden, Schlüsselqualifikationen, Einstellungen und Haltungen, die in jedem Lebensbereich notwendig sind und gewonnen werden können, zugleich aber auch für andere Bereiche Bedeutung haben, wie z.B. logisches Denken, Flexibilität, Urteilsfähigkeit oder Verantwortungsbereitschaft (Becker, 1999: 171).

Der Förderung dieser Aspekte kommt insofern eine große Bedeutung zu, als dass durch eine Erweiterung der Schlüsselqualifikationen auch eine Steigerung der

*Handlungskompetenz* zu erwarten ist, die wiederum notwendig ist, um sich langfristig am Arbeitsplatz zu bewähren. Schlüsselqualifikationen werden im deutschsprachigen Raum bereits seit einigen Jahren verstärkt in Ausbildungs- und Weiterbildungskonzepte einbezogen (Weidlich, 1998). Auf diese Weise können andere Einstellungen und Kompetenzen erzeugt werden, die dem Unternehmen nutzen. Allerdings ist Neuberger zuzustimmen, wenn er zum Bereich der allgemeinen Personalentwicklung kritisch anmerkt:

> Es ist jedoch an die Banalität zu erinnern, dass es im Unternehmen nicht um die allseitige Entfaltung des Menschen geht, sondern um die Nutzung seiner Potenzen zur Erzielung von Leistung und Einkommen (Neuberger, 1991: 89).

Ein besonders hoher Stellenwert kommt in vielen Bildungsmaßnahmen der Förderung der Selbstreflexion zu. Dies lässt sich darauf zurückführen, dass es sich gerade hierbei um eine wichtige Fähigkeit handelt, um über eine gezielte Weiterentwicklung nachzudenken. Über einen Soll-Ist-Vergleich im Rahmen der Reflexion kann unter anderem entschieden werden, ob im Bereich der *Sozialkompetenz, Fachkompetenz* oder *Methodenkompetenz* Förderungsbedarf besteht. Wichtig ist bei entsprechenden Trainings, dass sie von ausreichend gut qualifizierten Trainern ausgeübt werden. Insbesondere in den allgemeinen Fortbildungen, wo es um die Erweiterung der Problemlösekompetenz, der Kritik-, Kooperations- und Urteilsfähigkeit oder um die Stärkung der Eigenwahrnehmung geht, sollte zumindest eine therapeutische Grundqualifikation vorliegen.

### Ausflug in die Praxis: Quiz-Abende im Altenheim Abraham GbR

Familie Hausmann führt schon seit vielen Generationen erfolgreich die Altenheim Abraham GbR. Wie Kollegen immer wieder behaupten, ist dies hauptsächlich auf die Art der Mitarbeiterführung zurückzuführen. Die Hausmanns haben ein Konzept entwickelt, mit dem die Mitarbeiter im Bereich des Allgemeinwissens und logischen Denkens spielerisch geschult werden. Einmal im Monat gibt es einen so genannten «Bildungs-Quizabend», an dem nicht die Bewohner, sondern die *Mitarbeiter* in Gruppen an einem hausinternen Fragespiel teilnehmen. Im Quiz werden einerseits Fragen zu Allgemein- oder Spezialwissen gestellt. Andererseits müssen die Teilnehmergruppen auch kleine Denk- oder Bastelaufgaben im Team lösen. Dadurch werden die Mitarbeiter nicht nur in ihrer allgemeinen Bildung gefördert, auch Sozial- und Methodenkompetenz werden so regelmäßig trainiert. Das «Lernen beim Spiel»-Konzept hat sich bei den Hausmanns bewährt: Die Mitarbeiter werden selbstständiger und verantwortungsbewusster tätig und haben einen enormen Teamgeist entwickelt.

**Ausflug in die Praxis: Verbesserung der Methoden- und Sozialkompetenz bei der Pflegeheim Sonnenschein GmbH**

Herr und Frau Meinolf sind ständig bemüht, die Methoden- und Sozialkompetenz der Mitarbeiter zu fördern. Zufällig hat Herr Meinolf beim Surfen im Internet ein dafür interessant erscheinendes Seminarangebot entdeckt: Auf der Seite http://www.business-center-training.de wird ein allgemeines Seminar zur psychologischen Gesprächsführung angeboten. Dabei wird konkret ein Szenario geschaffen, in dem sich der Mitarbeiter mit einem Kollegen, der die Rolle des Patienten übernimmt, auseinander setzen muss und Probleme durch das Gespräch aktiv lösen soll. Gleichzeitig werden dem Mitarbeiter Regeln und Mechanismen sozialer Interaktion und Kommunikation dargestellt. So werden die sozial anerkannten und damit «richtigen» Umgangsformen und die «richtige» Gestik und Mimik anhand von Fallbeispielen vermittelt. Herr und Frau Meinolf überlegen, ob sie dieses oder ein ähnliches Seminar nicht anbieten sollen, um die Kommunikation zwischen Patienten und Mitarbeitern zu optimieren. Zudem könnten die Mitarbeiter im Seminar ihre rhetorischen Fertigkeiten verbessern, was sich sicherlich auch in Beratungs- und Angehörigengesprächen positiv auswirken würde.

## 3.1.2
## Berufliche Fort- und Weiterbildung

Wichtiger Bestandteil der Personalentwicklung ist die *berufliche Fort- und Weiterbildung*. Die Begriffe «Fortbildung» und «Weiterbildung» werden in der Literatur – wie auch in diesem Buch – häufig synonym verwendet; im engeren Sinne sind Fort- und Weiterbildung allerdings voneinander abzugrenzen. Dennoch ist festzustellen, dass es hinsichtlich der Definition der beiden Begriffe keine einheitliche Verwendung gibt. In Anlehnung an Rosenstiel wird *Fortbildung* als *Vertiefung und Modernisierung von Wissen und Können* verstanden (Rosenstiel, 1992). Dabei finden Fortbildungen nach abgeschlossener Ausbildung statt und beziehen sich auf die gleiche berufliche Ebene. Weiterbildung dagegen meint streng genommen die *Veränderung und Neuorientierung des bisherigen Berufsfeldes*.

Nach dem Berufsbildungsgesetz von 1969 wird die berufliche Fort- bzw. Weiterbildung als Sammelbegriff für alle Aktivitäten verstanden, die der Erhaltung, Erweiterung und Anpassung der Mitarbeiter an die sich verändernde Unternehmensumwelt dienen (s. BBiG § 1, Abs. 3). Auch der Begriff der «Weiterbildung» ist in der Literatur nicht einheitlich definiert. Insgesamt besteht allerdings weitgehend Einigkeit darüber, dass Weiterbildung als die «*Fortsetzung oder Wiederaufnahme organisierten Lernens nach Abschluss einer unterschiedlich ausgedehnten Bildungsphase*» (Picado/Unkelbach, 2001: 41), deren Ende in der Regel durch den Eintritt in die volle Erwerbstätigkeit gekennzeichnet wird, zu verstehen ist. Entsprechend wurde der Begriff der beruflichen Weiterbildung auch 1970 im von der

*Bildungskommission des Deutschen Bildungsrates für das Bildungswesen* verabschiedeten Strukturplan definiert. Neben Maßnahmen zur weiteren Qualifizierung innerhalb des ausgeübten Berufs kann die berufliche Weiterbildung allerdings auch zur Wiedereingliederung in das Berufsleben nach längerer Berufsuntätigkeit dienen, etwa nach Schwangerschaft und Babypause.

Die berufliche Weiterbildung kann unterteilt werden in:

- die *Anpassungsweiterbildung*, die der Erhaltung, Erweiterung und Anpassung von Fertigkeiten und Kenntnissen dient, und
- die auf den beruflichen Aufstieg zielende *Aufstiegsweiterbildung*.

Durch die Anpassungsweiterbildung sollen einmal erworbene berufliche Qualifikationen aktualisiert und auf den neuesten Stand gebracht werden. So wird z. B. durch einen speziellen Wiedereingliederungskurs Krankenpflegerinnen, die längere Zeit nicht mehr in ihrem Beruf tätig waren, ein beruflicher Einstieg in die Krankenpflege ermöglicht. Becker schreibt in diesem Zusammenhang über eine «Förderung der horizontalen Mobilität» (Becker, 1999: 173). *Erweiterungsfortbildungen* sichern zudem die langfristig kompetente Leistungserbringung am Kunden. Die Aufstiegsweiterbildung bezeichnet dagegen Maßnahmen, die den Mitarbeiter befähigen sollen, im Unternehmen höher qualifizierte Tätigkeiten zu übernehmen und/oder Führungsaufgaben wahrzunehmen.

Im Gegensatz zur beruflichen Erstausbildung, die im Rahmen dieses Buches nicht weiter behandelt wird, ist die berufliche Weiterbildung kaum gesetzlich normiert. Für den Arbeitgeber folgt daraus ein erweiterter Gestaltungsspielraum für das Angebot und die Durchführung von Weiterbildungsmaßnahmen. Allerdings bestimmt das Bundesministerium für Bildung, Wissenschaft, Forschung und Technologie nach § 46 II BBiG Bedarf, Inhalt, Ziel, Prüfungsanforderungen und Bezeichnung des Abschlusses von beruflichen Fortbildungen. Hierdurch sollen die Einheitlichkeit der beruflichen Fortbildung und deren Anpassung an die technischen, wirtschaftlichen und gesellschaftlichen Entwicklungen sichergestellt werden.

**Ausflug in die Praxis: Erweiterungsfortbildung in der Pflegeheim Sonnenschein GmbH**

Wesentlicher Grundsatz im Leitbild der Pflegeheim Sonnenschein GmbH ist es, pflegebedürftigen Menschen eine würdevolle letzte Lebensphase zu garantieren. Der Leitsatz der Einrichtung – «Im Mittelpunkt der Mensch» – wird auch auf Mitarbeiterseite täglich umgesetzt. Dahinter steht die Verinnerlichung des Pflegemodells von Monika Krohwinkel, das die Theorie der «Aktivitäten und existenzielle Erfahrungen des Lebens (AEDL)» beinhaltet. Die

Pflegeheim Sonnenschein GmbH ist dabei bemüht, das Wissen der Mitarbeiter auf den neuesten Stand zu bringen und durch Fort- und Weiterbildungen immer wieder an diesen Leitsatz zu erinnern. Aus diesem Grund hat sich Frau Meinolf für ein Bildungsangebot aus dem Bereich der *Erweiterungsfortbildung* entschieden: Ein Seminar zum Thema «Validation». Dazu hat Frau Meinolf bereits einige Informationen zusammengestellt, die sie heute für alle interessierten Mitarbeiter am PE-Brett aushängt:

## Thema der Weiterbildung

Validation ist eine Kommunikationsform und Therapie, mittels welcher man lernen kann, mit sehr alten Personen, die an der Alzheimer-Krankheit bzw. damit verwandten Formen geistiger Verwirrtheit leiden, in Verbindung zu treten und zu bleiben. Validation basiert auf einer Geisteshaltung, die älteren Erwachsenen, die an Demenz vom Typ Alzheimer erkrankt sind und darum kämpfen, vor ihrem Tod noch bestimmte unerfüllte Aufgaben zu erledigen, vor allem Respekt und Einfühlung entgegenbringt. Die Validation soll helfen, ihre Würde wiederherzustellen, und verhindern helfen, dass sie in das Stadium des Vegetierens absinken. Durch Validation bekommen verwirrte, sehr alte Menschen jemanden, der ihnen mit Einfühlung zuhört, jemanden, der sie nicht werturteilt, sondern ihre Sicht der Realität akzeptiert. In dem Maß, in dem das Vertrauen zwischen den Klienten und den validierenden Pflegepersonen wächst, lässt das Angstgefühl nach und auch die Notwendigkeit, die Klienten zu fixieren. Schlussendlich wird das Gefühl des Selbstwertes wieder stärker. Körperliche und soziale Funktionen verbessern sich, und ein Rückzug in das vegetierende Dasein wird verhindert. Validation basiert auf der Annahme, dass hinter allem Verhalten eine Ursache steht.

## Inhalte der Weiterbildung

- Biografiearbeit
- Verstehen der Demenz (Kernsymptome der Demenz)
- Einüben validierender Kommunikations- und Umgangsarten mit dem erkrankten Menschen anhand von konkreten Fallbeispielen aus der Praxis
- Umgang mit Krisensituationen
- Sinn und Zweck von Ritualen.

## Weiterbildungsform

- 100 Stunden fachtheoretischer und fachpraktischer Unterricht
- berufsbegleitend.

## Anforderungen an die Mitarbeiter

- Motivation und Bereitschaft zur Selbstreflexion
- Engagement auch auf persönlicher Basis.

## Konditionen

Der fachtheoretische Unterricht ist in der Freizeit zu absolvieren. Die Kosten für die Weiterbildungsmaßnahme übernimmt die Pflegeheim Sonnenschein GmbH. Bei Interesse bitte an Frau Meinolf wenden.

Auf der Weiterbildungsinformation hat Frau Meinolf wesentliche Inhalte, Ziele, Struktur und Anforderungen zur Weiterbildung zusammengestellt. Diese Art der Kommunikation hat sich in der Pflegeheim Sonnenschein GmbH bewährt. Mit den immer ähnlich aussehenden, systematisch aufbereiteten Informationen zu den angebotenen Weiterbildungen können sich die Mitarbeiter im Vorfeld überlegen, ob und inwieweit das Weiterbildungsangebot für sie interessant ist.

### 3.1.3
# Umschulung

Die zunehmende Dynamik der technisch-wissenschaftlichen Entwicklung sowie die fortschreitende Rationalisierung der Arbeitsabläufe in vielen Wirtschaftszweigen haben allerdings auch zur Folge, dass es zunehmend mehr Erwerbstätige gibt, die nicht mit *einer* Berufsausbildung und entsprechender Weiterbildung während des gesamten Berufslebens auskommen. Vielfach entstehen neue Tätigkeits- und Berufsfelder, alte Berufsbereiche fallen dagegen weg. Das technische Wissen eines Arbeitsgebiets wandelt sich rasant. Bei Verlust des Arbeitsplatzes oder nur geringen Berufsaussichten im ursprünglich erlernten Ausbildungsberuf wird dadurch eventuell eine berufliche *Umschulung* notwendig.

Die Umschulung ist als Teilaufgabe der betrieblichen Weiterbildung zu betrachten, die das Erlernen eines neuen Berufs oder einer anderen, qualifizierten Tätigkeit zum Ziel hat, wobei diese als «Korrektur» der bisherigen Berufstätigkeit anzusehen ist (Becker, 1999: 173). Diese kann dann erforderlich werden, wenn wirtschaftlich-strukturelle Veränderungen oder persönliche Gründe, etwa gesundheitlicher Art, zur Aufgabe des bisherigen Berufs zwingen. Die Umschulung zielt auf eine berufliche Neuorientierung ab.

Berufliche Umschulungen umfassen eine Vielzahl von Maßnahmen. Als Anbieter von Umschulungsmaßnahmen kommen private Bildungseinrichtungen ebenso in Frage wie private Berufsakademien oder öffentlichen Einrichtungen, Akademien von Verbänden (etwa der Industrie- und Handelskammer) oder – seltener – auch wissenschaftliche Hochschulen und Fachhochschulen bzw. deren Weiterbildungseinrichtungen. Kompaktkurse zum Anlernen beruflicher Fähigkeiten, etwa von Pflegehilfskräften, können ebenso als Umschulung angesehen werden wie Aufbau- oder Sonderlehrgänge zur Ausbildung in den Bereichen Informatik oder Betriebswirtschaft. Auch Wirtschaftsunternehmen bieten teilweise Umschulungen an, um neue Mitarbeiter zu gewinnen. Gelegentlich kann die berufliche Umschulung auch das Erlernen eines neuen Ausbildungsberufs in einer zwei- bis vierjährigen Berufsausbildung bedeuten.

### 3.1.4
### Staatliche Förderung beruflicher Weiterbildung

Unter bestimmten Bedingungen kann die berufliche Weiterbildung von Mitarbeitern und Arbeitslosen finanziell gefördert werden. Von der Möglichkeit zur Förderung ist dann auszugehen, wenn der Arbeitnehmer oder Arbeitslose in den letzten drei Jahren mindestens zwölf Monate beschäftigt war und die geplante Weiterbildungsmaßnahme anerkannt ist. Zudem muss die Weiterbildung entweder die momentane Arbeitslosigkeit beenden, eine drohende Arbeitslosigkeit vermeidbar machen oder dazu dienen, eine fehlende Berufsausbildung zu kompensieren (s. dazu § 59, Abs. 1 SGB III). Zur Förderung müssen ferner eine Beratung und Zustimmung durch das Arbeitsamt erfolgen.

Bei Förderungsfähigkeit der Weiterbildungsmaßnahme reicht die Förderung von der Übernahme der Kosten für die Maßnahme an sich bis hin zur Erstattung von Fahrt- und Übernachtungskosten und ggf. der Erstattung von Kosten einer notwendigen Kinderbetreuung.

Nicht gefördert werden allgemeine Weiterbildungsmaßnahmen wie Universitätskurse oder die Vermittlung von Schulwissen, Kurse, die zur Vorbereitung einer Selbstständigkeit dienen, und Kurse, bei denen nichtberufsbezogene Inhalte vermittelt werden. Eine Förderung erfolgt zudem nicht, wenn die Weiterbildung überwiegend im Interesse des Betriebes liegt.

### 3.2
## Personalentwicklung durch Mitarbeiterführung

Der Begriff «Mitarbeiterführung» ist vielschichtig. In der Literatur besteht weit gehende Übereinstimmung darin, dass Mitarbeiterführung einerseits eine an den betrieblichen Zielen sowie andererseits eine an den Qualifikationen und Bedürfnissen der Mitarbeiter orientierte Leitungsfunktion darstellt und sich als zielorientierte Steuerung und Beeinflussung auf das Verhalten der Mitarbeiter auswirkt (Wunderer/Kuhn, 1995: 25). Insofern nimmt die Mitarbeiterführung unter den zahlreichen Aufgaben von Führungskräften in der Pflege einen enormen Stellenwert ein: «Die Personalführung dient dazu, die Unternehmensziele und grundlegenden Strategien bzw. Entscheidungen in den einzelnen hierarchischen Ebenen durch Vorgesetzte umzusetzen», formulieren so etwa Olfert und Steinbuch (1999: 24).

Der Unternehmenserfolg und der Erfolg von Personalentwicklungsmaßnahmen werden maßgeblich von den Führungskräften beeinflusst. Mitarbeiterführung stellt hohe Anforderungen an Pflegedienstleitungen, Geschäftsführer und -inhaber sowie an alle anderen Führungskräfte in der ambulanten und stationären Pflege.

Der Prozess der Mitarbeiterführung vollzieht sich im Unternehmen zunächst einmal zwischen Führungskraft und Mitarbeiter. Die Realität der Mitarbeiterführung gestaltet sich jedoch wesentlich komplexer. Zahlreiche inner- und außerbetriebliche Interaktionen zwischen den einzelnen Führungsebenen ergeben für den Mitarbeiter eine oft inhomogene Führungsstruktur, die verwirrend und teilweise auch demotivierend erscheint. So besitzt der Vorgesetzte zwar eine gewisse Macht, um die Strategien des Unternehmens mit Sicherheit personenbezogen umsetzen zu können. In diesem Zusammenhang wird die Führungskraft ausgestattet mit *Legitimationsmacht, Referenzmacht, Expertenmacht, Belohnungsmacht* und *Bestrafungsmacht* (French/Raven, 1959). Dabei sollte aber nicht außer Acht gelassen werden, dass auch der Mitarbeiter über Macht verfügt. Er kann z. B. ganz gezielt seine Motivation und sein Engagement einsetzen – oder verweigern.

Tatsächlich haben Führungsstil und Führungsverhalten nachweislich tief greifende Auswirkungen auf die Arbeitszufriedenheit, die Motivation und damit auf die Arbeitsleistung. Personalentwicklung muss deshalb auf Modelle langfristiger Ausbildungsprozesse zur Verbesserung des Wohlbefindens und der Leistungsfähigkeit der Mitarbeiter setzen. In ein umfassendes Konzept der Personalentwicklung müssen dabei auch Bereiche der Mitarbeiterführung integriert werden.

### 3.2.1
### Führungsstile

Unter «Führung» wird zunächst einmal die *leitende Tätigkeit einer oder mehrerer Personen in einer Gruppe oder Organisation* verstanden. Dabei bezeichnet der *Führungsstil* die Art und Weise der Führung einer Führungskraft (s. Olfert/Steinbuch, 1999). In der Anwendung einzelner Führungsstile spiegeln sich das Menschenbild einer Führungskraft und die Unternehmenskultur wider.

Bei der *autoritären* Führung trifft die Führungskraft ihre Entscheidungen völlig souverän ohne Beteiligung der Mitarbeiter. Autoritäre Führungspersönlichkeiten pflegen in der Regel einen charismatischen oder patriarchalischen Führungsstil. Bei der *demokratischen* Führung werden die Mitarbeiter in die Prozesse der Entscheidungsfindung integriert. Können die Mitarbeiter darüber hinaus an der Entscheidungsfindung mitwirken, spricht man von einem *partizipatorischen*, können sie sogar mitbestimmen oder mitentscheiden, von einem *kooperativen* Führungsstil. Bei der *kollektiven* Führung sind schließlich sämtliche hierarchische Strukturen aufgehoben, sodass Entscheidungen stets von allen Gruppenmitgliedern gemeinsam getroffen werden.

Erfolgreich sind besonders diejenigen Führungskräfte, die mehrere Führungsstile beherrschen und diese in der jeweils richtigen Situation zur Anwendung bringen können. In diesem Sinne wird die Führungssituation als moderierende Variable betrachtet. In der Praxis geht es also darum, mehrere Führungsstile zu kennen und situativ anzupassen. Dabei müssen die jeweils zu Grunde liegenden Befähigungen trainiert werden. Daneben muss die Wahrnehmungsfähigkeit optimiert werden, um Situationen richtig interpretieren zu können. Nur dann ist zu erwarten, dass der für eine bestimmte Situation am besten geeignete Führungsstil zur Anwendung kommt. Goleman liefert eine kurze und prägnante Darstellung von insgesamt sechs Führungsstilen, die er bei erfolgreichen Managern fand und die von diesen Managern allesamt authentisch angewendet werden können (Goleman, 2000). Diese für den Führungserfolg wichtigen sechs Führungsstile werden nachfolgend kurz erläutert und auf ihren Beitrag zur erfolgreichen Personalentwicklung untersucht.

### Der «autoritäre Führungsstil»

*«Tun und lernen Sie, was ich Ihnen sage!»* Diese Aussage charakterisiert den autoritären Führungsstil besonders gut. Die autoritäre Führungskraft lässt keine anderen Meinungen und auch keine Diskussionen zu. Eine autoritäre Führungskraft gibt Anweisungen und befiehlt. Das hier zu Grunde liegende Menschenbild ist eigentlich eher negativ. Es geht davon aus, dass Menschen sich nicht von selbst zu Leistung und Weiterbildung motivieren können. Eine autoritäre Führungskraft sieht in dem autoritären Führungsstil das einzig wirksame Mittel, um von Mitarbeitern die gewünschte Leistung und Entwicklung einzufordern. Im Bereich der Personalentwicklung ordnet die autoritäre Führungskraft die Teilnahme an bestimmten Weiterbildungsmaßnahmen an, Bedürfnisse der Teilnehmer bleiben dabei unbeachtet. Eine Möglichkeit zur Selbstentfaltung existiert in diesem Zusammenhang nicht.

### Anwendungen

Der Einsatz dieses Führungsstils sollte selten und wohl überlegt erfolgen. Der autoritäre Führungsstil bietet sich z. B. im Rahmen der Überwindung einer Krise an. Wenn es darum geht, Mitarbeiter in dieser Krise «anzustoßen», dann ist ein autoritärer Führungsstil erforderlich. In vielen Krisen muss eine Führungskraft klar und deutlich den Weg aufzeigen. Des Weiteren besitzt der autoritäre Führungsstil seine Berechtigung im Umgang mit schwierigen Mitarbeitern, allerdings nicht im Rahmen der Personalentwicklung.

### Auswirkungen

Bei der Suche nach den Konsequenzen dieses Führungsstils wird sehr schnell deutlich, dass diese ausgesprochen negativ sind. Sicherlich werden die angewiesenen Tätigkeiten in den meisten Fällen ausgeführt, die Seminare werden sicherlich besucht. Es stellt sich jedoch die Frage, mit welchem Engagement und in welcher Stimmung sich Mitarbeiter Aufgaben und neuen Lerninhalten widmen. Besonders negativ sind die Auswirkungen auf das Unternehmensklima, auch das Eigenengagement der Mitarbeiter wird durch den autoritären Führungsstil gehemmt. Bei einer überdauernden Anwendung wird schließlich den Mitarbeitern die letzte Verantwortung für das eigene Tun und Handeln geraubt. Wird ausschließlich der autoritäre Führungsstil angewendet, werden Mitarbeiter zu Marionetten, die Handlungen nur noch dann ausführen, wenn sie sie ausführen müssen. Hier entsteht ein Teufelskreis aus sich selbst erfüllenden Prophezeiungen, die die Anwendung des autoritären Führungsstils weiter bekräftigen.

Die Pflegeeinrichtung «Der gute Samariter» hat sich für eine sehr drastische Maßnahme entschieden, ob diese wirklich erfolgreich sein wird ist jedoch fraglich. Ein verändertes Menschenbild lässt sich nicht autoritär erzeugen.

## Der «autoritative Führungsstil»

*«Begleiten Sie mich auf meinem Weg!»*, fordert eine autoritative Führungskraft seine Mitarbeiter auf. Eine Führungskraft die autoritativ führt, muss motivieren und für eine Vision begeistern können. Charisma erleichtert das Erfüllen dieser Führungsaufgaben. Das hier zu Grunde liegende Menschenbild ist bedeutend positiver als beim autoritären Führungsstil. Die Mitarbeiter werden hier als individuelle Menschen betrachtet, die Höchstleistungen erbringen können und auch wollen. Letzteres vor allem dann, wenn sie ihren Beitrag auf dem Weg zum Ziel erkennen können und anerkannt haben.

**Anwendungen**

Der autoritative Führungsstil ist besonders dann gut geeignet, wenn es darum geht, eine neue Vision zu verwirklichen.

### Ausflug in die Praxis: Autoritärer Führungsstil bei «Der gute Samariter»

Die Pflegeeinrichtung «Der gute Samariter» in Wangscheid verzeichnete in den letzten Jahren immer weniger Einnahmen. Dies läuft parallel zur Abnahme der Anzahl der Patienten, die dort betreut werden. Nachforschungen ergaben, dass vor allem der unangemessene und eher unfreundliche Umgang der Mitarbeiter mit den Patienten ausschlaggebend ist für den geringen Kundenstamm des Unternehmens. Eine Ursache hierfür ist sicherlich in der bisherigen Laissez-faire-Führung zu sehen.

Um das Unternehmen aus seiner finanziellen Misere und dem gesunkenen Prestige zu retten, entschließen sich die Gründer, «die Sache selbst in die Hand zu nehmen» und einen autoritären Führungsstil durchzusetzen. Dies soll dazu führen, dass die Mitarbeiter mehr Disziplin, Verantwortungsbewusstsein und Respekt vor den Patienten gewinnen und die Arbeit nicht auf die leichte Schulter nehmen. Unter anderem müssen einige Mitarbeiter Fortbildungsmaßnahmen im Bereich *Kommunikation mit dem Patienten* besuchen. Zusätzlich werden «Kontrolleure» eingeführt, die die Einhaltung der Arbeitszeiten überprüfen sollen und durch Befragungen des Patienten *Feedback* über die Qualität und Freundlichkeit der Mitarbeiter erhalten. Die Pflegeeinrichtung sieht diese drastische Maßnahme als letzten Anker, um das Unternehmen noch zu retten.

In Bezug auf die Personalentwicklung hat dieser Führungsstil durchaus seine Berechtigung. Im Vergleich zum autoritären Führungsstil werden Mitarbeiter hier nicht gezwungen, sich weiterzuentwickeln, sondern sie werden begeistert, ihre Potenziale zu entfalten.

### Auswirkungen
Goleman (2000) konnte in seinen Untersuchungen zeigen, dass die Auswirkungen dieses Führungsstils auf das Klima unter den Mitarbeitern am klarsten positiv sind. Mitarbeitern kann in diesem Rahmen ausreichend Freiheit und Selbstständigkeit zugestanden werden, die von vielen Mitarbeitern heutzutage eingefordert wird.

### Der «affiliative Führungsstil»
*«Für mich zählen vor allem die Menschen!»*, propagiert eine affiliative Führungskraft. Hierbei handelt es sich um einen Führungsstil, der vielen Führungskräften in der Pflege leicht fällt. Traditionell spielen Empathie und die Fähigkeit zum Aufbau positiver Beziehungen zu Mitmenschen in der Pflege eine ausgesprochen große Rolle. In Mitarbeitern wird hier vor allem das Gute gesehen, und so wird mit Mitarbeitern auch umgegangen. Gründe für negative Auswirkungen dieses Führungsstils auf das Klima der Mitarbeiter lassen sich kaum finden. Ein positives Klima ist auf der Grundlage dieses Führungsstils zu erwarten.

### Anwendungen
Besonders geeignet erscheint die Anwendung dieses Führungsstils, wenn es Verstimmungen zu überwinden gilt. Bei Problemen eines Mitarbeiters sind ein «offenes Ohr» und Engagement sicherlich geeignete Führungsinstrumente.

Bezogen auf die Personalentwicklung muss festgestellt werden, dass diesem Führungsstil eher eine untergeordnete Rolle zukommt.

### Auswirkungen
Auch in besonders belastenden Situationen trägt der affiliative Führungsstil am ehesten zum Unternehmenserfolg bei.

**Ausflug in die Praxis: Peter Müller begeistert für Veränderungen**

Der Geschäftsinhaber des Pflegedienstes Müller ist eine charismatische Führungskraft, die für Veränderungen begeistern kann. Auf der Suche nach einem zukünftigen Qualitätsmanagementbeauftragten unter seinen Mitarbeitern motivierte er den Krankenpfleger Harald. Er förderte in mehreren Gesprächen das Interesse des Mitarbeiters für diese herausfordernde Aufgabe. Schließlich willigte dieser überzeugt ein und besucht derzeit die Weiterbildung zum Qualitätsmanagementbeauftragten.

## Der «demokratische Führungsstil»

Die Meinungen der Mitarbeiter erfragen und sie akzeptieren ist eine wichtige Grundlage des demokratischen Führungsstils. «*Was halten Sie davon?*» fragt eine demokratische Führungskraft. Mitarbeiter werden von einer demokratisch führenden Persönlichkeit als gleichberechtigte Partner betrachtet. Die Kompetenz und Kreativität der Mitarbeiter wird anerkannt und gewürdigt. Auf der Grundlage der geprüften Empfehlungen von Mitarbeitern werden Veränderungen vorgenommen, Prozesse optimiert usw. Die Führungskraft als einzig kompetente Persönlichkeit wird nach diesem Führungsverständnis abgelehnt.

### Anwendungen

Demokratisch Führen an sich stellt bereits Personalentwicklung dar. Mitarbeiter werden hier als mündige und gleichberechtigte Partner betrachtet. Sie werden in Entscheidungen eingebunden und lernen, ihren Standpunkt zu vertreten.

### Auswirkungen

Den Mitarbeitern wird hier eine große Verantwortung zuteil. Sie selbst haben großen Einfluss auf die Geschehnisse im Unternehmen. Die Auswirkungen auf das Klima sind auch bei diesem Führungsstil positiv. Immer dann, wenn die Mitarbeiter die Konsequenzen von Veränderungen zu tragen haben, sollten sie in Entscheidungen einbezogen werden. Probleme können auf diese Weise rechtzeitig von Mitarbeitern erkannt werden. Ein Konsens kann noch vor der Veränderung erzeugt werden, die schließlich vom Engagement der Mitarbeiter getragen wird.

Die Entscheidung aus dem vorangehenden Ausflug in die Praxis wird von Mitarbeitern nur dann gefällt, wenn diese Einsicht in die Notwendigkeit und die Vorteile von Personalentwicklung sehen.

---

### Ausflug in die Praxis: Gemeinsame Entscheidungen im Pflegedienst Müller

Alle Entscheidungen, deren Konsequenzen primär von den Mitarbeitern getragen werden, müssen im Pflegedienst Müller gemeinsam von allen Mitarbeitern gefällt werden. In der vergangenen Woche haben die Mitarbeiter sich gemeinsam dafür entschieden, auf Grund der schwierigen monetären Situation des Unternehmens einen Beitrag in Sachen Personalentwicklung zu leisten. Während Herr Müller bislang sowohl die Kosten für die Schulungen trug als auch für die ausgefallene Arbeitszeit aufkam, haben sich die Mitarbeiter für die Zukunft bereit erklärt, die Schulungszeit als private Zeit zu betrachten.

## Der «leistungsbetonte Führungsstil»

Mit der Aussage *«Machen Sie es wie ich, gleich, und zwar jetzt!»* umschreibt Goleman sehr treffend den leistungsbetonten Führungsstil (2000). Hier geht es ausschließlich darum, Leistung zu erzielen. Die Menschen finden hierbei keine Berücksichtigung. «Ohne Rücksicht auf Verluste» werden die Mitarbeiter mit Aufgaben betraut, die sie an das Limit ihrer Leistungsfähigkeit bringen. Der Mensch wird von einer ausschließlich leistungsbetont führenden Führungskraft als Maschine betrachtet.

### Anwendungen

Der leistungsbetonte Führungsstil sollte nur kontrolliert und für einen kurzen Zeitraum zur Anwendung kommen. Wenn es darum geht, von einem hoch motivierten Team schnelle Ergebnisse zu bekommen, dann bietet sich dieser Führungsstil an.

In Bezug auf die Personalentwicklung bleibt in diesem Zusammenhang anzumerken, dass für die erfolgreiche Anwendung eines solchen Führungsstils unbedingt auf ausreichende Qualifikationen der Mitarbeiter zu achten ist. Voraussetzung für die Anwendung dieses Führungsstils sind hoch motivierte Mitarbeiter, die qualifiziert ihrer Tätigkeit nachkommen.

### Auswirkungen

Negative Auswirkungen auf das Klima sind die logische Folge eines stark leistungsbetonten Führungsstils. Für die Bedürfnisse und Wünsche der Mitarbeiter steht hier kein Raum zur Verfügung. Auch die Leistungsfähigkeit wird bei dauerhafter Anwendung dieses Führungsstils stark absinken. Wird in dieser Situation versucht, das Leistungsdefizit durch eine Aufforderung zu mehr Leistung zu kompensieren, sind weitere negative Konsequenzen zu erwarten.

## Der «coachende Führungsstil»

Beim coachenden Führungsstil rückt der Mitarbeiter in den Mittelpunkt der Aufmerksamkeit. *«Versuchen Sie das doch einmal!»*, motiviert die coachende Führungskraft einen Mitarbeiter. Es geht darum, einen Mitarbeiter auf die Zukunft vorzubereiten. Der Mitarbeiter wird hier als kompetent und leistungsbereit betrachtet. Kein Zwang ist erforderlich. Dem Mitarbeiter werden Hilfestellungen auf dem Weg zur eigenen Zufriedenheit und zum eigenen Erfolg gegeben. Dabei sollte berücksichtigt werden, dass der persönliche Erfolg des Mitarbeiters auch zum Unternehmenserfolg beiträgt.

### Anwendungen

Zur Anwendung kommen sollte dieser Führungsstil immer dann, wenn ein Mitarbeiter bestimmte Stärken entwickeln möchte oder Hilfestellungen beim Erreichen seiner Ziele benötigt. Die coachende Führungskraft leistet einen maßgeblichen Beitrag in Sachen Personalentwicklung (s. Kap. 4.2.5).

**Ausflug in die Praxis: Frau Meinolf als Coach in der Pflegeheim Sonnenschein GmbH**

Frau Meinolf wird trotz ihrer Stelle als Pflegedienstleiterin in der Pflegeheim Sonnenschein GmbH auch als Coach geschätzt. Nach ihrer erfolgreich absolvierten Weiterbildung zum NLP-Coach wendet Frau Meinolf ihre neuen Kenntnisse regelmäßig an. Sie fördert Mitarbeiter und motiviert sie zur Übernahme von herausfordernden Aufgaben. Sie hilft jedoch auch bei Krisen und persönlichen Problemen. Mitarbeiter schätzen Frau Meinolf als Führungskraft und Coach.

**Auswirkungen**

Die Auswirkungen auf das Klima sind auch hier erwartungsgemäß positiv. Darüber hinaus dürfen von den Mitarbeitern Engagement und Motivation erwartet werden.

### 3.2.2
### Führungsmodelle

Führungsmodelle machen das Führungsverhalten von Führungskräften in einer Einrichtung einheitlich. Führungsmodelle treffen nämlich Aussagen darüber, wie die Praxis der Führung in einem Unternehmen vollzogen werden soll (s. Krüger, 1989; Rahn, 2000). Ein Führungsmodell verpflichtet alle Führungskräfte zur Umsetzung definierter Verhaltensgrundsätze. Diese sind als Unterstützung der Führungsarbeit zu verstehen und sollen ein einheitliches Führungsverhalten im Unternehmen bewirken. Da Führungsmodelle die Art und Weise des Umgangs mit Mitarbeitern definieren, sorgen sie im Unternehmen für Klarheit und Transparenz, was sich wiederum positiv auf die Beziehung zwischen Führungskräften und Mitarbeitern auswirkt. Auch der besondere Auftrag in Sachen Personalentwicklung kann in einem Führungsmodell verankert werden.

Zu den bekanntesten Führungsmodellen gehören das:

- Bad Harzburger Modell
- St. Gallener Führungsmodell
- Gruppenkonzept von Likert und
- 7-S-Modell.

Exemplarisch sei an dieser Stelle auf das Bad Harzburger Modell eingegangen, das einen nachweislichen Beitrag in Sachen Personalentwicklung leistet.

In Bezug auf die Personalentwicklung bleibt festzuhalten, dass der Harzburger Ansatz die Steigerung der Eigenverantwortung der Mitarbeiter fördert – ein Aspekt, der sich interessanterweise mit einem heute besonders deutlich spürbaren Wertewandel deckt.

### Das Bad Harzburger Führungsmodell

Beim Bad Harzburger Modell handelt es sich um ein von Höhn (Gründer der Führungsakademie in Bad Harzburg) in den 50er-Jahren des 20. Jahrhunderts entwickeltes Führungsmodell, das auch als «Führung im Mitarbeiterverhältnis» bekannt ist. Dieses Führungsmodell sollte den damals vorherrschenden autoritär-patriarchalischen Führungsstil ablösen. Dies trägt der Entwicklung Rechnung, dass bereits vor mehr als 50 Jahren zunehmend unternehmerisch denkende und handelnde Mitarbeiter gefragt waren, reine Befehlsempfänger rückten dagegen in den Hintergrund. Das Harzburger Konzept basiert auf dem Grundgedanken, dass die Motivation von Mitarbeitern durch Delegation von Verantwortung *(Management by Delegation)* und die Übertragung selbstständiger Aufgabenbereiche gefördert werden kann. Jeder Mitarbeiter enthält dementsprechend ein fest umgrenztes Aufgabengebiet mit klaren Kompetenzen und eigenverantwortlicher Entscheidungs- und Handlungsbefugnis. Für diesen Aufgabenbereich trägt er die volle Verantwortung. Die Führungskraft darf – abgesehen von Ausnahmefällen *(Management by Exception)* – nicht in das Aufgaben- und Verantwortungsgebiet des Mitarbeiters eingreifen.

Hauptbestandteil des Harzburger Modells sind umfangreiche Führungsanweisungen bzw. Führungsgrundsätze und Stellenbeschreibungen, aus denen die Handlungsverantwortung des Mitarbeiters hervorgeht. Folgende Führungsmittel können von einer Führungskraft konkret eingesetzt werden (s. Rahn, 2000):

- *Dienstaufsicht:* Die Führungskraft überprüft stichprobenhaft den Umgang des Mitarbeiters mit der ihm übertragenen Handlungsverantwortung.
- *Erfolgskontrolle:* Die Führungskraft kontrolliert nur das Ergebnis und nicht die Arbeitsausführung.
- *Besprechungen/Gespräche:* Regelmäßig tritt die Führungskraft mit den Mitarbeitern in Kontakt, um z. B. im Rahmen eines Dienstgesprächs Anweisungen zu erteilen.
- *Stäbe:* unterstützen informierend und beratend.

## 3.3
# Personalentwicklung und Personalbeurteilung

Zur Funktion und Relevanz von Personalbeurteilung im Rahmen der Personalentwicklung formulieren Grieger und Bartölke:

> Auf Grund der durch die Beurteilung gewonnen Informationen wird beabsichtigt, dem Mitarbeiter die Analyse seiner Leistungsfähigkeit offen zu legen und mit ihm gemeinsam operationale Qualifikationsziele zu entwickeln (Grieger/Bartölke, 1992: 78).

Personalbeurteilung dient also zur Identifikation von PE-Bedarf sowie zur Auswahl und Festlegung von Personalentwicklungszielen. Systematische und zielorientierte Mitarbeiterbeurteilungen schaffen zudem Transparenz im Unternehmen und geben dem Mitarbeiter Orientierung in seiner persönlichen Entwicklung. Das persönliche Gespräch zwischen Mitarbeiter und Führungskraft dient der Kommunikationsförderung und der Verbesserung der betrieblichen Zusammenarbeit. Insofern ist die *Mitarbeiterbeurteilung* ein effizientes Instrument im Bereich des Personalmanagements, das in vielen Unternehmen zur Motivation, Mitarbeiterförderung und Karriereplanung eingesetzt wird.

Allerdings sollen diese Überlegungen nicht davon ablenken, dass die Personalbeurteilung für Unternehmen, Mitarbeiter und Organisation «immer schon [...] heikel und voller Probleme» war (Breisig, 2001: 26). Die hohe Brisanz jeder Personalbeurteilung ergibt sich dabei aus der Tatsache, dass der Mitarbeiter als *Person* Gegenstand der Beurteilung ist. Sowohl bei beurteilenden Führungskräften als auch bei den beurteilten Mitarbeitern gelten Beurteilungen daher nicht nur als Chance, sondern häufig auch als Belastung. Hier ist es Aufgabe des Managements, die Beurteilungssituation in eine offene, kooperative Unternehmens- und Kommunikationskultur einzubetten, die die Beurteilung als Mittel der *gegenseitigen Entwicklung* interpretiert. Entsprechend formuliert Breisig zutreffend: «Die Beurteilung ist letzten Endes ein Prozess, der nur so gut funktioniert, wie das Verfahren es zulässt und die Beteiligten im Sinne des Systems daran mitwirken» (Breisig, 2002: 27).

Erste Erfahrungen mit dem Vorgang der Beurteilung sammeln Pflegekräfte in der Regel bereits im Rahmen ihrer Ausbildung. Die Beurteilung durch einen mehr oder weniger erfahrenen *Praxisanleiter*, Mentor oder sonstigen Verantwortlichen stellt auch heute noch ein entscheidendes Element auf dem Weg zum Pflegeexamen dar (Quernheim, 1997).

### 3.3.1
### Die Beurteilung als Instrument der Personalentwicklung

Im Personalbeurteilungsgespräch erlebt der Mitarbeiter ein direktes *Feedback,* mit dem er sich konstruktiv auseinander setzen muss. Diese Rückkoppelung der Einschätzung der Vorgesetzten bezüglich Leistung, Verhalten und Ergebnisqualität haben als «Standpunktbestimmung» eine fördernde und unterstützende Funktion. Speziell bei deutlich geäußerter Anerkennung der erbrachten Leistungen hat die Mitarbeiterbeurteilung zudem eine starke Motivationsfunktion.

Aber auch bei geringer Arbeitsleistung oder mangelndem Arbeitseinsatz können Beurteilungen positiv wirken: Im Rahmen der gezielten Personalentwicklung kann «Fehlverhalten» von Mitarbeitern frühzeitig erkannt und korrigiert werden, bevor es zu größeren Differenzen kommt. Zugleich können Aufgaben und Ziele für die nächste Arbeitsperiode festgelegt werden. Im persönlichen Gespräch kann der individuelle und betriebliche Personalentwicklungsbedarf erörtert und abgestimmt werden. Im Sinne einer vertrauensvollen Kooperation zwischen Führungskraft und Mitarbeiter wird eine offene Diskussion möglicher Entwicklungsschritte und -maßnahmen geführt.

Werden im Beurteilungsprozess etwa Schwächen im Arbeitsprozess oder Wissenslücken des Mitarbeiters erkannt, können als Ergebnis des Beurteilungsgesprächs direkt entsprechende Maßnahmen der Personalentwicklung eingeleitet werden. Weiterbildungsseminare, Aufgabenerweiterung oder Verhaltenstrainings für den Mitarbeiter sind ebenso denkbar wie Qualifizierungsmaßnahmen für die Führungskraft. Neben der Ermittlung des *individuellen* Qualifizierungsbedarfs des Mitarbeiters und/oder Vorgesetzten sind die durch die zielorientierte und systematisierte Personalbeurteilung gewonnenen Erkenntnisse zudem für die *kollektive* Personalentwicklungsplanung nutzbar (Stehle, 1999: 207). Insbesondere systematische Beurteilungsverfahren werden daher verstärkt im Bereich der Personalentwicklung angewandt.

### 3.3.2
## Anlass der Mitarbeiterbeurteilung

Nicht nur zum Ende eines Jahres, sondern auch im Rahmen einer Zwischenbeurteilung sollte ein Mitarbeiter beurteilt werden, um ihm die Möglichkeit zur Verhaltensänderung einzuräumen (**Abb. 3-2** auf S. 70). Besteht zudem der ausdrückliche Wunsch nach einer Beurteilung, so muss diese unter Berücksichtigung von § 82 BetrVG auch außerhalb des eigentlichen Beurteilungsrhythmus vorgenommen werden.

Für die Beurteilung examinierter und ungelernter Mitarbeiter können daneben weitere potenzielle Gründe für eine Beurteilung angeführt werden, z. B.:

- Ende der Probezeit
- im Rahmen einer Versetzung
- im Rahmen periodischer Beurteilungen
- im Rahmen regelmäßiger Personalentwicklungsgespräche
- im Rahmen der Personalentwicklungsplanung
- im Rahmen eines Mentoren-Programms (s. Kap. 4.2.6).

Bei der vielschichtigen pflegerischen Tätigkeit ist für die Mitarbeiterbeurteilung im Rahmen der Personalentwicklung eine *Leistungsbeurteilung* ebenso wichtig wie eine *Persönlichkeitsbeurteilung*. Dabei kann das Ermitteln der qualitativen und quantitativen Arbeitsleistung über das Prüfen und Messen von Zielabweichungen erfolgen. Eine Persönlichkeitsbeurteilung wird meist über das Erfassen von *Schlüsselqualifikationen* vorgenommen. Hier werden vor allem Sozial- und Methodenkompetenzen bewertet, die neben der angemessenen Fachkompetenz notwendig sind, um langfristig die beruflichen Anforderungen zu erfüllen (Weidlich, 1998).

Ein positiver Einfluss auf die Motivation der Mitarbeiter konnte bereits in zahlreichen Studien nachgewiesen werden (Gaugler et al., 1981). Voraussetzung hierfür sind allerdings ein transparenter Beurteilungsprozess und ein geeignetes und

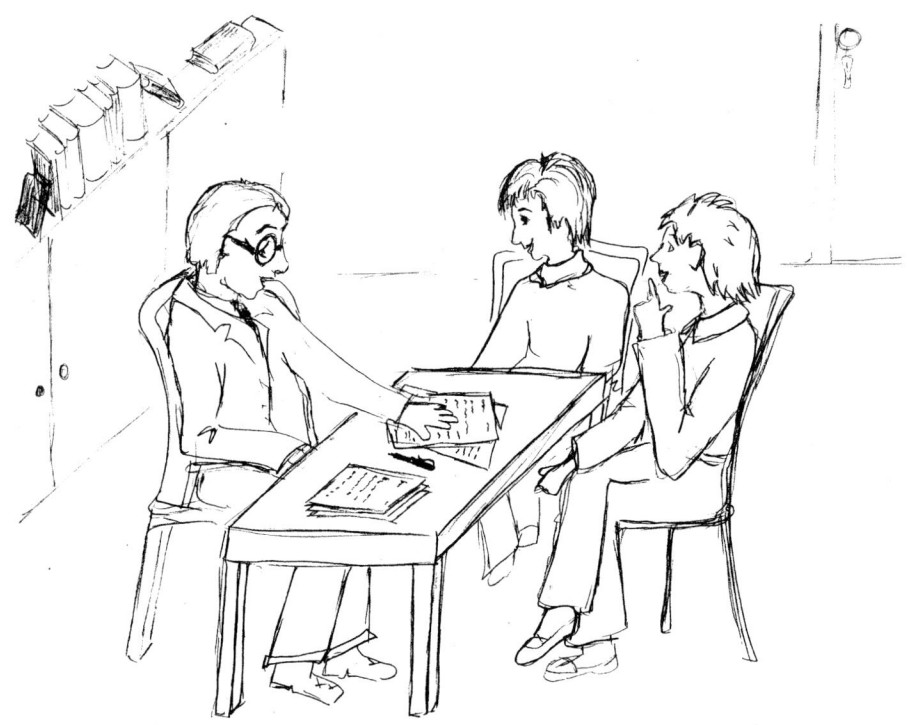

**Abbildung 3-2:** Mitarbeiterbeurteilung (gezeichnet von Bärbel Teiking, 2004)

faires Beurteilungsverfahren. Zudem sollte die Beurteilung als Element der Personalentwicklung im Unternehmen akzeptiert sein. Insofern ist eine Unternehmenskultur, in der der Einsatz von Beurteilungen auf Grund des erkannten Nutzens auch von den Mitarbeitern verlangt wird, wünschenswert.

Neben Mitarbeitern können sich selbstverständlich auch Führungskräfte regelmäßig beurteilen lassen. Insbesondere im Zuge der positiven Erfahrungen mit so genannten *360°-Feedbacks* (hier fließen Rückmeldungen von Mitarbeitern, Führungskräften und Kunden zusammen) wird die Beurteilung von Führungskräften zukünftig weiter zunehmen. Diese Entwicklung ist zu begrüßen, denn je höher Mitarbeiter in der Unternehmenshierarchie aufsteigen, desto weniger Rückmeldungen bekommen sie in Bezug auf ihr Handeln. Dabei gewinnt gerade mit einem Aufstieg in der Hierarchie eine differenzierte kontinuierliche Rückmeldung an Bedeutung, etwa in Bezug auf das eigene Führungsverhalten. Verfolgt eine Führungskraft das Ziel, sich kontinuierlich weiterzuentwickeln, dann wird die Beurteilung durch die Mitarbeiter zu einer Selbstverständlichkeit. Positive Auswirkungen auf die Unternehmenskultur, in der der Nutzen von Mitarbeiterbeurteilungen erkannt und regelmäßige Beurteilungen verlangt werden, sind dann zu erwarten.

### 3.3.3
## Arten der Mitarbeiterbeurteilung

In der Literatur werden grundsätzlich drei verschiedene Arten der Beurteilung differenziert:

1. freie Beschreibung
2. Erstellen einer Rangreihe
3. Beurteilen auf der Grundlage eines Beurteilungskatalogs.

Neben einer *freien Beschreibung* kann das einfache *Erstellen einer Rangreihe* – die Mitarbeiter werden hinsichtlich ausgewählter Kriterien zum Besten, Zweitbesten, Drittbesten etc. Mitarbeiter kategorisiert – im Vordergrund stehen. Beide Beurteilungssysteme weisen jedoch zahlreiche Nachteile auf. Im Rahmen der freien Beschreibung – die ein großes Maß an Flexibilität bietet – können zwar zahlreiche wichtige Aspekte erfasst werden, eine Transparenz für den Mitarbeiter lässt sich auf diese Weise jedoch eher nicht erreichen. Ein notwendiger Abgleich von Selbst- und Fremdbeurteilung gestaltet sich ausschließlich auf der Basis einer freien Beschreibung ebenfalls sehr schwierig. In welchen übergeordneten Bereichen – Teamfähigkeit, Kommunikationsfähigkeit, Umgang mit Kollegen etc. – potenzielle Probleme liegen, lässt sich hier ebenfalls nur sehr schwer eruieren. Auch das Einordnen in eine Rangreihe entpuppt sich in vielerlei Hinsicht als ausgesprochen problematisch und eher wenig aussagekräftig. Insbesondere der auf diese Weise geförderte Konkurrenzgedanke unter den Kollegen wirkt sich meist negativ auf zahlreiche Bereiche der Zusammenarbeit aus (Loffing, 1999 und 2000).

Geeignet erscheint stattdessen das *Beurteilen auf der Grundlage eines Beurteilungskatalogs*. Auch hierbei sind jedoch zahlreiche Aspekte zu berücksichtigen, damit das Beurteilen nicht zum *Verurteilen* wird. Viele Merkmalskataloge, die in der Praxis zum Einsatz kommen, sind unausgereift und zeichnen sich durch zahlreiche Ungereimtheiten und Fehler aus. Diese Instrumente beinhalten die große Gefahr, dass die angestrebten Ziele nicht erreicht werden können und sogar weitere negative Konsequenzen, etwa in Form einer Verschlechterung der Arbeitsmotivation, erwartet werden müssen. Eine detaillierte Entwicklung gemeinsam mit den Mitgliedern des Teams sowie eine kontinuierliche Weiterentwicklung und Anpassung des Beurteilungsinstruments erscheinen notwendig (Weidlich, 1998).

Ausgehen sollte die Entwicklung eines Beurteilungsinstruments immer von der Frage nach den *konkreten Beurteilungskriterien*. Dabei sollte das Generieren von Beurteilungskriterien von den oben genannten Kompetenzen ausgehen. Ist dies geschehen, müssen die Kriterien in eine Form gebracht werden, die eine konkrete Beurteilung erlaubt. Das Augenmerk muss dabei darauf gerichtet werden, dass die Beschreibungen der Kriterien unterschiedlichen Bewertungen genügen. So spricht die Formulierung «jederzeit sehr gut belastbar» für eine sehr gute Bewertung des Kriteriums «*Belastbarkeit*». Die Formulierung «gut belastbar» dagegen einer guten Bewertung, «gleichmäßig belastbar» einer befriedigenden Bewertung, «wenig belastbar» einer ausreichenden Bewertung und «nicht ausdauernd» einer mangelhaften Bewertung des zuvor genannten Kriteriums.

Beurteilungskriterien müssen zielabhängig, kompatibel mit den Zielen der Personalentwicklung sowie mit übergeordneten Unternehmenszielen, allen bekannt und jederzeit einsehbar sein. Zudem müssen sie regelmäßig kommuniziert und evaluiert werden. Sie müssen veränderbar und beobachtbar sein, und sie müssen dem Arbeitsbereich des Mitarbeiters entsprechen. Daneben erweist es sich als besonders motivierend und effizient für alle Beteiligten, wenn das Ergebnis der Beurteilung nicht ad acta gelegt wird, sondern als wichtige Information in den Prozess der Personalentwicklung bzw. der Personalentwicklungsplanung fließt. Hierdurch wird zugleich verdeutlicht, dass die Beurteilung als gegenseitige Chance zu sehen ist, sich gezielt weiterzuentwickeln.

Eine konkrete Bewertung anhand ausführlicher Beschreibungen der jeweiligen Kriterien erhöht die Güte der Beurteilung im Vergleich zu einem einfachen Notensystem deutlich.

Darüber hinaus muss die konkrete Beschreibung von Arbeitssituationen an dieser Stelle Erwähnung finden. Konkret heißt in diesem Fall, dass Sie bei einem Vorfall – der Mitarbeiter arbeitet «oberflächlich» – Datum, Beteiligte und eine genaue Beschreibung des Vorfalls notieren. Sollte im Unternehmen kein Beurteilungsbogen vorliegen, besteht die Möglichkeit, ein solches Instrument gemeinsam mit den Mitarbeitern zu entwickeln. Eine Steigerung der Akzeptanz ist auf diese Weise unter zusätzlichem Rückgriff auf die Kreativität der Mitarbeiter möglich.

### Ausflug in die Praxis: Mitarbeiterbeurteilung in der Pflegeheim Sonnenschein GmbH

Sehr positive Erfahrungen hat die Pflegedienstleiterin in der Pflegeheim Sonnenschein GmbH mit der gemeinschaftlichen Entwicklung eines Mitarbeiterbeurteilungsbogens gemacht. Zusammen mit den Wohnbereichsleitungen und ausgewählten Mitarbeitern wurde ein Bogen entwickelt, der allen Mitarbeitern vor der Einführung vorgelegt wurde. Für jeden Mitarbeiter bestand die Möglichkeit, eigene Ideen einfließen zu lassen und Kritik zu äußern. Anschließend wurde ein Formular abgesegnet, das sich auch heute noch durch hohe Akzeptanz und Praktikabilität auszeichnet. Alle sechs Monate wird jeder Mitarbeiter und jede Führungskraft beurteilt. Die Beurteilung wird dabei als Status-quo-Bestimmung aller Beteiligten angesehen, mit dem Ziel, sich gegenseitig bei der individuellen Weiterentwicklung zu unterstützen. Die Ergebnisse der Personalbeurteilung fließen daher ein in die Planung der Personalentwicklung. Im Sinne einer *lernenden Organisation* wird damit eine kontinuierliche Verbesserung der betrieblichen Leistungsfähigkeit angestrebt.

### 3.3.4
## Durchführung einer Mitarbeiterbeurteilung

Vor der Beurteilung eines Mitarbeiters im Rahmen eines Beurteilungsgesprächs muss selbstverständlich gründlich beobachtet und dokumentiert werden. Die Kriterien, die hier zu Grunde gelegt werden, müssen allen Mitarbeitern zugänglich und transparent sein. Ein zeitnahes Anerkennen bzw. Kritisieren darf dadurch jedoch nicht entfallen. Kontinuierliche Rückmeldungen durch die Führungskräfte gehören auch nach Einführung eines Beurteilungssystems zu den wichtigen Führungsaufgaben eines Vorgesetzten. Die periodische Mitarbeiterbeurteilung – meist einmal pro Jahr – stellt eine Zusammenfassung der Leistungen des Mitarbeiters sowie eine Überprüfung und Korrektur der Zielvereinbarungen dar. Berücksichtigt werden sollte auch, dass eine Abstimmung des Beurteilungstermins mit dem Mitarbeiter ausreichend langfristig erfolgt.

Steht der Termin schließlich unmittelbar bevor, sollte eine geeignete Atmosphäre geschaffen werden. Es ist notwendig, ungestört ein Gespräch führen zu können. Ein «runder Tisch» und nicht der Schreibtisch sollte gewählt werden, an dem Führungskraft und Mitarbeiter sich gegenüber sitzen. Alle notwendigen Notizen und der Beurteilungsbogen müssen bereit liegen. Neben der inhaltlichen Vorbereitung ist auch eine mentale Vorbereitung notwendig.

Während der Beurteilung richtet die Führungskraft ihre volle Aufmerksamkeit auf den Prozess der Beurteilung. Eine vorausgehende gute Vorbereitung des Beurteilungsgesprächs sollte selbstverständlich sein. Im Rahmen der Eröffnung des Gesprächs ist partnerschaftliche Zuwendung wichtig, damit Gesprächsbereitschaft des Mitarbeiters entsteht. Aktives und verständnisvolles Zuhören sowie offene Fragestellungen werden im Rahmen der Beurteilung gerade zum Erfahren von Gedanken und Gefühlen wichtig. Selbstsicher anhand der Beispiele sollte schließlich beurteilt werden. Ein Vergleich erfolgt mit der Selbstbeurteilung des Mitarbeiters. Eine abschließende Beteiligung des Mitarbeiters an der *Zielvereinbarung* ist ebenfalls wichtig, damit er sich mit eben dieser identifiziert und diese auch wirklich aus eigener Kraft anstrebt (Kirchner, 1998). Ein Terminieren der Maßnahmen trägt dabei maßgeblich zur Motivation und der daraus resultierenden Zielerreichung bei.

Im Anschluss an das Beurteilungsgespräch sollte das Gespräch anhand eines Selbsteinschätzungsbogens evaluiert werden, in dem reflektiert wird, ob:

- beim Mitarbeiter Widerstand erzeugt wurde
- er selbstsicherer wurde
- ausreichend konkrete PE-Maßnahmen vereinbart wurden, um die identifizierten Defizite aufzuarbeiten
- beim Mitarbeiter Zuversicht in seine Fähigkeiten geweckt wurde.

Im Anschluss an das Gespräch muss die Beurteilung vom Mitarbeiter unterzeichnet werden und mitsamt den Notizen über die Zielvereinbarungen sowie Kommentaren des Mitarbeiters zur Beurteilung in seiner Personalakte abgeheftet werden. Im Rahmen einer zielorientierten Personalentwicklung erweist es sich hier – wie oben dargestellt – als sinnvoll, das beim Mitarbeiter evaluierte Defizit oder den Entwicklungsbedarf systematisch an die Personalentwicklung bzw. die Personalentwicklungsplanung weiterzugeben. Optimal wäre, gleich im Beurteilungsgespräch konkrete PE-Maßnahmen zu vereinbaren. Das Beurteilungsgespräch endet damit zukunftsorientiert und mit einem positiven Schlusspunkt.

### 3.3.5
### Kritik an Mitarbeiterbeurteilungen

Die Kritik an Mitarbeiterbeurteilungen bezieht sich auf unterschiedliche Aspekte. Berechtigt erscheint sie, wenn kein geeignetes Beurteilungsinstrument zur Verfügung steht. Wie bereits angesprochen, ist der Erfolg primär von dem vorliegenden Beurteilungsbogen und den darin operationalisierten Beurteilungskriterien abhängig. Des Weiteren bezieht sich die Kritik auf *Beurteilungsfehler*, denen die Mitarbeiter im Beurteilungsprozess unterliegen. Auch in diesem Fall erscheint die Kritik vielfach berechtigt. Aus sozialer Rücksichtnahme wird eine mangelnde Gesamtleistung häufig noch mit «ausreichend» bewertet. In diesem Fall unterliegt man einem klassischen Beurteilungsfehler, der so genannten «Tendenz zur Milde». Das heißt, dass eine mildere Beurteilung als die eigentlich richtige vorgenommen wird. Jeder stand sicherlich schon einmal vor eben dieser oder zumindest einer ähnlichen Entscheidung und hat Milde walten lassen. Ob man dem betroffenen Mitarbeiter und dem Unternehmen damit im Endeffekt aber wirklich weiterhilft oder beiden eher schadet, bleibt an dieser Stelle unbeantwortet. Die Kritik am Vorgang der Beurteilung wird jedoch deutlich: Wir können zahlreichen Beurteilungsfehlern unterliegen. Bremm (1997) unterscheidet dabei insgesamt drei Gruppen von Beurteilungsfehlern:

1. Wahrnehmungsverzerrungen
2. Maßstabsprobleme
3. bewusstes Verfälschen.

Diese sind in **Tabelle 3-1** näher beschrieben, und ihre Vermeidung sollte im Vordergrund der Bemühungen um objektive Beurteilungen stehen. Eine gründliche Vorbereitung sowie geeignete Beurteilungskriterien leisten hierzu einen großen Beitrag. Das Bewusstmachen der Subjektivität der eigenen Wahrnehmung und die kontinuierliche Evaluation der eigenen Beurteilung tragen neben einer Schulung der Beurteilungsfähigkeit zusätzlich zu einer Prävention von Beurteilungsfehlern bei. Auch das Wahren der Neutralität und das Vermeiden von Vorurteilen sind als Kennzeichen einer guten Führungskraft im Rahmen der Fehlerprävention wichtig.

Die Beurteilung von Mitarbeitern kann unter Berücksichtigung der genannten Aspekte maßgeblich zur Steigerung der Motivation der Mitarbeiter, zu einer höheren Passung zwischen Anforderungen und Fähigkeiten der Mitarbeiter und somit zu einer qualifizierteren Leistungserbringung beitragen – Grund genug, um Mitarbeiterbeurteilungen zukünftig verstärkt in der Pflege einzusetzen. Schließlich kommen Mitarbeiterbeurteilungen nicht nur dem Betrieb, sondern gerade auch dem Mitarbeiter zu Gute (Knebel, 1995). Denkt man die Kette von Kausalverknüpfungen von diesen Vorteilen ausgehend weiter, so wird deutlich, dass Mitarbeiterbeurteilungen letztlich auch einen Beitrag dazu leisten, den Patienten in den Mittelpunkt aller Bemühungen zu rücken (Gremmel/Petrachi, 1998). Mitarbeiterbeurteilungen erweisen sich damit als praktikables und effizientes Medium der Personalentwicklung und Qualitätssicherung.

## 3.4
# Personalentwicklung und Entgeltpolitik

«Geld ist in unserer Gesellschaft ein zentraler Maßstab, für fast alles. Nicht nur materielle und immaterielle Güter haben ihren Geldwert, sondern auch Menschen mit ihren Eigenschaften, Kenntnissen und Beziehungen», formulieren Lotma und Tondeur treffend (Lotma/Tondeur, 1989: 103). Dieses Zitat verweist gleich auf zwei essenzielle Bereiche der Entgeltpolitik im Rahmen der Personalentwicklung: Die Höhe der finanziellen Entlohnung ist einerseits wichtig für das Selbstwertgefühl und dient als symbolischer Ausdruck der Anerkennung, ande-

Tabelle 3-1: Typische Beurteilungsfehler

**Beurteilungsfehler: Wahrnehmungsverzerrungen**

- Überstrahlungen: Ausgehend von einer einzelnen guten/schlechten Leistung wird ein Gesamturteil gefällt.
- Recency-Effekt: Beurteilung auf Grund eines kürzlichen Ereignisses
- Primacy-Effekt: Beurteilungen auf Grund des ersten Eindrucks
- Kleber-Effekt: unbewusste schlechte Einschätzung länger nicht beförderter Mitarbeiter
- Statusfehler: Mitarbeiter höherer Ebenen werden tendenziell besser beurteilt.
- Lorbeer-Effekt: Fixieren auf in der Vergangenheit erreichte Lorbeeren
- Vorurteile

**Beurteilungsfehler: Maßstabsprobleme**

- Tendenz zur Milde
- Tendenz zur Strenge
- Sympathie
- Antipathie

**Beurteilungsfehler: Bewusstes Verfälschen**

- Egoismus/Mikropolitik: jemanden bewusst besser/schlechter beurteilen

rerseits sind Art und Höhe der Entlohnung ein wichtiger Aspekt der Motivation und Leistungsorientierung der Mitarbeiter (**Abb. 3-3**).

Im Unternehmen widmet sich die *Entgeltpolitik* der Entlohnung der Mitarbeiter. Entgeltpolitik umfasst alle Maßnahmen, die mit der Bereitstellung finanzieller Leistungen eines Unternehmens an bzw. für seine Arbeitnehmer zusammenhängen. Sie ist Gegenleistung für die von den Arbeitnehmern erbrachten Arbeitsleistungen und kann erfolgen in Form von *geldlichen Leistungen* und *geldwerten Leistungen* (Olfert/Steinbuch, 1999). Es geht also nicht nur um die Lohnhöhe, sondern durchaus auch um *weitere Anreize.* Diese spielen im Bereich der Personalentwicklung die besondere Rolle: Entlohnung kann als wichtiger Motivations- und Steuerungsfaktor der Personalentwicklung im Unternehmen eingesetzt werden.

Bereits seit einigen Jahren wird daher über *motivationspsychologisch sinnvollere* Formen der Vergütung nachgedacht als dies beim reinen Zeitlohn der Fall ist (Krause, 1994; Lehmann, 1994; Schwarz, 1994). Tatsächlich hat sich die Entgeltpolitik im Verlauf des vergangenen Jahrhunderts grundlegend geändert (Steinmann/Schreyögg, 1997). Deutlich erkennbar ist ein Trend, der vom starren Zeitlohn zu einer flexiblen und leistungsbezogenen Vergütung führt. Dieser Wandel wird vor allem von drei Faktoren bestimmt:

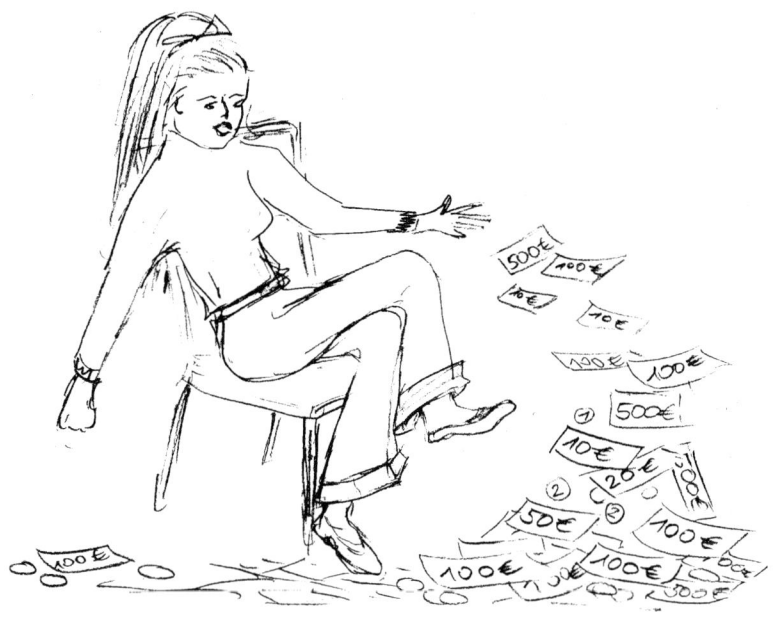

**Abbildung 3-3:** Mitarbeiterentlohnung (gezeichnet von Bärbel Teiking, 2004)

■ *Faktor 1 – Veränderte Anforderungen:* Insbesondere in den letzten zehn Jahren sind die geistigen und körperlichen Anforderungen in vielen Berufen wie auch in der Pflege gestiegen. Eine exemplarische Analyse zahlreicher Stellenbeschreibungen von Pflegedienstleitungen wies insbesondere einen Anstieg verantwortungsvoller Aufgaben nach. Nicht einheitlich, aber dennoch einem Wandel unterworfen, sind die Arbeitsbedingungen bzw. Umgebungseinflüsse, welche den Arbeitenden bei der Erfüllung seiner Arbeitsaufgaben behindern, belästigen oder gefährden können. Die bisherigen Ergebnisse der *Arbeitsbewertung* (Olfert/Steinbuch, 1999), die ja eine Grundlage der Lohnfindung darstellen, müssen damit grundlegend überprüft werden.

■ *Faktor 2 – Derzeitige Personalsituation:* Der akute Mangel an qualifiziertem Personal fordert Entlohnungs- und Anreizsysteme, mit denen ein effektives *Personalmarketing* betrieben werden kann. Das eigene Unternehmen muss für qualifizierte Fachkräfte interessant gemacht werden. Nur so kann langfristig ein entscheidender Wettbewerbsvorteil entstehen. Die Lohnfindung muss eventuell an Qualifikationen, Leistungen oder den Marktbedingungen festgemacht werden.

■ *Faktor 3 – Wertewandel:* Hinzu kommt der Wertewandel in der Gesellschaft, der ebenfalls die Forderung nach neuen Formen der Entlohnung bekräftigt. Opaschowski (1991) zeigt, dass die Leistungsmotivation und Arbeitszufriedenheit der Arbeitnehmer von fünf Hauptmerkmalen beeinflusst wird. Hierbei handelt es sich um die Faktoren Spaß, Geld, Sinn, Zeit und Status. Alle fünf Faktoren sind dabei auf ein Ziel ausgerichtet: «*Mehr vom Leben haben*». Hinsichtlich des Stellenwertes dieser einzelnen Faktoren gibt es jedoch bedeutende individuelle Unterschiede, die in einem entsprechenden Entlohnungs- und Anreizsystem berücksichtigt werden sollten.

Bereits hier lässt sich erkennen, dass die Wirksamkeit eines Entlohnungs- und Anreizsystems in der Pflege maßgeblich von seiner *Flexibilität* abhängig ist (Schanz, 1991; Steinmann/Schreyögg, 1997). Daneben müssen in Bezug auf die Gestaltung eines Systems noch weitere motivationspsychologische Grundlagen sowie betriebswirtschaftliche, steuerliche und rechtliche Aspekte berücksichtigt werden.

### 3.4.1
## Monetäre und nichtmonetäre Anreize

Ein Entlohnungs- und Anreizsystem ist ein Führungsinstrument, das zur Motivation der Mitarbeiter bzw. zur Verbesserung ihres Leistungsverhaltens im Unternehmen eingesetzt werden kann. In der Betriebswirtschaftslehre spricht man oft von *monetären* und *nichtmonetären* Anreizen. Ferner unterscheidet man zwischen:

- *unentgeltlichen Anreizen*, wie Anerkennung, gute Einführung, einen Paten zur Seite stellen, flexible Arbeitszeiten etc. Diese führen nicht direkt zu finanziellen Belastungen und machen zu großen Teilen die Basis einer qualitativen Mitarbeiterführung aus. Hierbei wird vor allem in Zeit, Professionalität und Aufmerksamkeit investiert.
- *geldwerten Anreizen*, wie Fahrzeugüberlassung, Betriebswohnung zu günstigen Konditionen, günstige Darlehen, betriebliche Altersversorgung, Weitergabe von Einkaufsrabatten etc. Diese beinhalten keine direkten Auszahlungen. Sie bauen aber auf den unentgeltlichen Anreizen auf bzw. ergänzen oder erweitern sie.
- *geldlichen Anreizen*, wie Leistungszulagen, Prämien, Unternehmensbeteiligungen etc. Diese beinhalten direkte Auszahlungen. Früher wurde versucht, insbesondere mit solchen Anreizen zu mehr Leistung zu motivieren, was aber – wie bereits erwähnt – heute aufgrund des allgemeinen Wertewandels in Frage gestellt werden muss.

Für die konkrete Gestaltung eines Entgelt- und Anreizsystems stehen zahlreiche Möglichkeiten zur Verfügung. Deren Erfolg hängt davon ab, inwieweit den aufgezeigten drei Bedingungsfaktoren (veränderte Anforderungen, derzeitige Personalsituation und Wertewandel) flexibel entsprochen werden kann. Neben der Wirksamkeit sind aber auch die Realisierbarkeit eines Systems und die damit verbundene Kostenlandschaft wesentlich. Die Möglichkeiten der Gestaltung eines Entlohungs- und Anreizsystems sind ausgesprochen vielfältig. Das optimale System gibt es jedoch nicht. Zahlreiche Aspekte müssen im Rahmen der Gestaltung beachtet werden. Im Folgenden wird hierauf eingegangen.

### 3.4.2
## Klassische Entlohnungsformen

Der Lohn kann in verschiedenen Formen vergütet werden. Zum einen als Zeitlohn ohne quantitative Leistungskomponente, zum anderen als Akkordlohn, Prämienlohn oder Pensumlohn. Bei zuletzt genannter Entlohnungsform wird die besondere Leistung mit entlohnt.

Beim *Zeitlohn* (**Tab. 3-2**) erfolgt die Entlohnung nach der Dauer der geleisteten Arbeitszeit, das heißt, es wird ein bestimmter Lohnsatz pro Zeiteinheit (Stunde,

Tabelle 3-2: Vor- und Nachteile des reinen Zeitlohns (Quelle: Olfert/Steinbuch, 1999: 350)

| Vorteile | Nachteile |
| --- | --- |
| ■ Schonung der Menschen<br>■ Schonung der Betriebsmittel<br>■ Sicherung bzw. Erhöhung der Qualität<br>■ Planbarkeit des Entgelts<br>■ verminderte Stückkosten bei Mehrleistung<br>■ Verringerung der Unfallgefahr<br>■ Vereinfachung der Abrechnung | ■ Risiko bei Minderleistung<br>■ erhöhte Stückkosten bei Minderleistung<br>■ kein Anreiz zu Mehrleistung<br>■ Unzufriedenheit leistungsstarker Mitarbeiter |

Schicht, Tag, Woche, Dekade, Monat, Jahr) gezahlt. Der Zeitlohn kann als reiner Zeitlohn gewährt werden. Zunehmend häufiger findet sich jedoch mittlerweile ein Zeitlohn mit Leistungszulage. Hier wird eine Prämie für Qualität, Menge, Pünktlichkeit, Anwesenheit, Ersparnis etc. gewährt. Der Zeitlohn wird insbesondere dort gewährt, wo eine Leistung nur schwer zu bemessen ist und primär die Qualität im Vordergrund steht. Aus diesen Gründen überwiegt der Zeitlohn in der ambulanten und stationären Pflege.

Der *Akkordlohn* dagegen entlohnt die Arbeitskraft für die von ihr geleistete *Menge* an Arbeit und weist damit einen unmittelbaren Leistungsbezug auf. Der Akkordlohn besteht aus einem Mindestlohn und einem Akkordzuschlag. Er kann gestaltet werden als Stück- und Zeitakkord bzw. als Einzel- und Gruppenakkord.

Der *Prämienlohn* (**Tab. 3-3**) besteht aus zwei Teilen, einem leistungsunabhängigen und einem leistungsabhängigen Teil. Mit dem Grundlohn wird der Lohn anforderungsbezogen, mit der Prämie leistungsbezogen differenziert. Der Prämienlohn findet Anwendung, wenn das Arbeitsergebnis vom Arbeitnehmer (noch) beeinflussbar ist, die Ermittlung genauer Akkordvorgaben aber z. B. wegen zu kleiner Auftragsgrößen unwirtschaftlich oder wegen fehlender Arbeitsstudienfachkräfte nicht möglich ist.

Der *Pensumlohn* (**Tab. 3-4** auf S. 80) stellt schließlich eine Weiterentwicklung der traditionellen Lohnformen dar. Wie der Akkordlohn und der Prämienlohn ist auch er ein Leistungslohn. Von beiden vorgenannten Lohnformen unterscheidet er sich grundlegend dadurch, dass er sich auf künftig erwartete statt auf in der Vergangenheit erbrachte Leistungen bezieht. Ähnlich dem Prämienlohn besteht

Tabelle 3-3: Vor- und Nachteile des Prämienlohns (Quelle: Olfert/Steinbuch, 1999: 367)

| Vorteile | Nachteile |
| --- | --- |
| ■ Leistungsanreiz für die Arbeitskräfte<br>■ Möglichkeit, quantitative und qualitative Merkmale zu berücksichtigen<br>■ Möglichkeit, einzelne Merkmale miteinander zu kombinieren | ■ erhöhter Aufwand in Verbindung mit der Abrechnung<br>■ Lohnbegrenzung nach oben |

Tabelle 3-4: Vor- und Nachteile des Pensumlohns (Quelle: Olfert/Steinbuch, 1999: 371)

| Vorteile | Nachteile |
|---|---|
| ■ kein Leistungsdruck durch garantierten Lohn<br>■ weniger Unstimmigkeiten über Vorgabezeiten<br>■ einfache Lohnabrechnung ohne Lohnscheine<br>■ keine Leistungszurückhaltung aus kollegialen Gründen<br>■ keine permanente Motivation zur Ergebnissteigerung | ■ kein direkter Leistungsanreiz<br>■ Produktivität einer Gruppe von Führungskraft abhängig<br>■ EDV-gestütztes Fertigungssystem erforderlich<br>■ starke Betreuung und Motivation der Mitarbeiter notwendig<br>■ Schulung der Vorgesetzten in Mitarbeiterführung unerlässlich |

auch der Pensumlohn aus zwei Teilen, und zwar zum einen aus dem Grundlohn, der anforderungsbezogen differenziert wird, und zum anderen aus dem Pensumanteil, dessen Differenzierung leistungsbezogen erfolgt.

### 3.4.3
### Leistungsorientierte Vergütung

Bei der Entlohnungsgestaltung muss beachtet werden, dass im Ergebnis der *leistungsabhängige Anteil* des Gesamtentgeltes insoweit gesteigert wird, als es zu einer neuen Ausbalancierung zwischen fixen und variablen Bezügen kommen kann. Dies sollte nach dem Grundsatz geschehen: *je höher die Position oder der Einfluss auf die Arbeitsleistung, desto höher der Anteil der variablen Bezüge.* In der gewerblichen Wirtschaft geht man im Allgemeinen davon aus, dass der Anteil der variablen Bezüge bei etwa 20 Prozent liegen sollte. Sinnvoll ist es, diesen Anteil mit den betrieblich bewertbaren und messbaren Daten zu verknüpfen und damit das Controlling einzubeziehen.

Diese Überlegungen schließen sich im unternehmerischen Kontext direkt an den Prozess und die Relevanz von Mitarbeiterbeurteilungen an. Wenn im Unternehmen leistungsorientiert vergütet werden soll, dann liefern die Mitarbeiterbeurteilungen lohn- und leistungspolitische Zielsetzungen für den Bereich der Entgeltpolitik (Breisig, 2001). Die Beurteilung kann so etwa als «Verteilungsgrundlage» individueller Leistungszulagen genutzt werden. In diesem Fall dienen Beurteilung und Entlohnung nicht nur als Leistungsanreize und Instrumente der Personalentwicklung, sondern sorgen im Unternehmen gleichzeitig für ein hohes Maß an *Entlohnungsgerechtigkeit.* Hierzu formuliert Rübling:

> Die regelmäßige Leistungsbeurteilung hat somit die Funktion, den fehlenden Anreizcharakter des zeitlich relativ stabilen anforderungsabhängigen Grundlohnes durch die Ermittlung und Vergabe von Leistungszulagen zu ersetzen. Damit soll der Forderung nach einer direkten und für den Mitarbeiter nachvollziehbaren Verbindung von Lohn und Leistung Rechnung getragen werden (zit. n. Breisig, 2002: 51).

Spätestens hier wird deutlich, dass die Einführung eines Entlohnungs- und Anreizsystems niemals isoliert betrachtet werden darf, sondern immer im Zusammenhang mit der *Unternehmenskultur,* der *Unternehmensorganisation* und *personalwirtschaftlichen Fragestellungen* gesehen werden muss. Dabei sind insbesondere die strategische Ausrichtung und die übergeordneten Ziele eines Unternehmens zu berücksichtigen. Ein strategisches Anreizsystem soll helfen, ein Unternehmen dahin zu bewegen, wo es morgen stehen will. Die Controlling-Anbindung ist wesentlich, da moderne Verfahren (z. B. Balanced Scorecard) neben strategischen Kennzahlen auch jene Kennzahlen einbeziehen, die insbesondere die operative Umsetzung strategischer Unternehmensziele beschreiben (Friedag/Schmidt, 2000). Die geforderte Ziel- und Strategieausrichtung des Unternehmens muss einen konkreten Niederschlag in der Zielfindung des Entlohnungssystems beinhalten. Gefordert ist eine exakte Definition, die auf die betrieblichen Gegebenheiten Bezug nimmt. Das bedeutet als Zielsetzung z. B. nicht nur «Umsatzsteigerung» oder «Kostensenkung», sondern «Steigerung der Umsätze im Bereich A für die Produkte/Leistungen X, Y, Z um a/b/c %» oder «Kostensenkung durch Umstellung der Verhaltensweisen X, Y, Z und damit Rückgang des Fehlverhaltens um X %».

Kennziffern müssen für ein Anreiz- und Entlohnungssystem *vor der Einführung* fixiert sein und unabhängig vom System Entwicklungsorientierungen liefern. Neben den quantitativen Aspekten der Entlohnung sollten auch die qualitativen Aspekte berücksichtigt werden. Diese sollten ebenfalls durch brauchbare und praxisfähige Kennziffern messbar gemacht werden. Ferner muss berücksichtigt werden, ob Leistungen einer Einzelperson oder eher einem Team zuzuordnen sind (Vollmuth, 2002; Ossola-Haring, 2003).

Welche Kennziffern, Bestandteile und Komponenten letztendlich auch immer für die Gestaltung eines Systems gewählt werden: Keine materielle Entlohnung vermag langfristig so zu motivieren, wie die Beachtung und Wertschätzung der jeweiligen Person (Sprenger, 1996; Kreuschel, 1996). Sehr pointiert äußert sich hierzu Sprenger (1996), in dem er darauf hinweist, dass in Unternehmen, in denen versteckte Motivationsversuche von den Mitarbeitern durchschaut werden, die besten Mitarbeiter als Erste gehen. Entlohnungssysteme, die nicht an der Motivation als mitgebrachtes Potenzial der Mitarbeiter ansetzen, schicken symbolisch betrachtet einen Misstrauensbonus voraus. «Wir trauen Ihnen nicht (zu), 100%ige Leistung aus eigener Motivation heraus zu erbringen», lautet die implizite Botschaft. Dies kann ein sehr erfolgskritischer Faktor für die Einführung eines Systems sein, wie auch das Fehlen von *Commitment fördernden Verhaltensweisen* der Führungskräfte, wie Zuhören (als Voraussetzung für ein Gehörtwerden auf der Mitarbeiterseite) und ehrliche Kommunikation. Aber auch das Fehlen einer konstruktiven Teamarbeit im Kontext einer leistungsförderlichen Unternehmenskultur hat negativen Einfluss auf die Motivation.

Der Arbeitspsychologe Semmer bezeichnet einige dieser Commitment fördernden Komponenten als wesentliche Bestandteile eines *psychologischen Ver-*

*trags*, der neben dem juristisch-ökonomischen (arbeitsrechtlichen) Vertrag erst zur eigentlichen Mehrwertschaffung innerhalb eines Arbeitsverhältnisses (als *Arbeitsbeziehung*) führt: «Wenn Leute das Gefühl bekommen, es geht nicht mehr fair zu, alte Schwierigkeiten gehen auf ihre Kosten, dann ist der psychologische Vertrag verletzt» (Semmer, 2000: 245). Will man das Motivationsinstrument «Entlohnungs- und Anreizsystem» also einführen, sollte bereits in der ersten Phase einer Ist-Analyse die bestehende Situation und ein aus ihr abzuleitendes Motivationsausgangsprofil berücksichtigt werden. Ansonsten besteht die Gefahr, dass dieses System von den Mitarbeitern als Motivierungssystem interpretiert und das eigentliche Ziel, Motivation zu spenden, nicht erreicht wird.

**Ausflug in die Praxis: Einführung eines leistungsorientierten Entlohnungssystems bei der Ambulante Hauskrankenpflege Vitalis GbR**

Eine intensive Beschäftigung der Geschäftsinhaberinnen der Ambulante Hauskrankenpflege Vitalis GbR mit ihrem Entlohnungssystem zeigte, dass das bestehende System vor allem jeder motivationspsychologischen Grundlage entbehrte. In folgenden Schritten lief die Einführung des neuen Systems schließlich ab:

- *Schritt 1 – Information der Mitarbeiter:* In Anbetracht der weit reichenden Konsequenzen, die mit einer Änderung des Entlohnungssystems einhergehen, wurden die Mitarbeiter unmittelbar nach den ersten Überlegungen in den Reformprozess integriert. Im Rahmen einer Dienstbesprechung informierten die Inhaberinnen alle Mitarbeiter über die ersten Überlegungen zu einer Reform des bestehenden Entgeltsystems. Die Vorteile für die Mitarbeiter fanden dabei besondere Erwähnung.
- *Schritt 2 – Initiieren einer Projektgruppe:* Zur Überprüfung der Änderungsmöglichkeiten unter Beachtung personalentwicklungsstrategischer, betriebswirtschaftlicher, humanitärer und rechtlicher Aspekte sowie zur Entwicklung eines Reformvorschlags wurde eine Projektgruppe initiiert. Sie bestand aus den Geschäftsinhaberinnen sowie zwei weiteren Mitarbeitern, die grundsätzlich zur Teilnahme bereit waren und von den anderen Mitarbeitern akzeptiert wurden.
- *Schritt 3 – Treffen der Projektgruppe:* Bei einem ersten Treffen der Projektgruppe wurde das bisherige Entgeltsystem analysiert. Die Analyse zeigte, dass die Höhe der Löhne weitgehend an den BAT angegliedert wurde. Neben einem Grundlohn wurden freiwillige Zusatzleistungen in Form einer Weihnachts- und Urlaubsgratifikation gezahlt. Weitere Leistungen kamen keinem Mitarbeiter zu Gute. In Absprache mit dem Inhaber der Einrichtung konnte vereinbart werden, dass die Summe der gesamten Weihnachts- und Urlaubsgratifikationen auch weiterhin zur Verfügung stehen sollte, und zwar als Budget für ein Cafeteria-System. Darüber hinaus konnte eine zusätzliche Summe für Leistungen verhandelt werden, mit denen ein messbarer Beitrag zum Unternehmenserfolg einhergeht.
- *Schritt 4 – Befragung der Mitarbeiter:* Unter Berücksichtigung des kreativen Potenzials der Mitarbeiter sowie der notwendigen Identifikation der Mitarbeiter mit dem neuen Entgeltsystem wurde eine Mitarbeiterbefragung initiiert. Im Mittelpunkt dieser anonymen Befragung konnte ermittelt werden, was für die einzelnen Mitarbeiter im Rahmen ihrer Beschäftigung sowie der Vergütung wichtig sei. An der Befragung beteiligten sich alle Mitarbeiter.

■ *Schritt 5 – Entwicklung eines Punktesystems:* Die Ergebnisse der Befragung wurden in der Projektgruppe ermittelt und stellten die Grundlage für die Entwicklung eines Gratifikations-Wahlsystems dar. Die Vielfalt der Mitarbeiterwünsche unterstrich die Notwendigkeit zur Entwicklung eines flexiblen Entlohnungssystems. Favorisiert wurde dementsprechend ein so genanntes «Cafeteria-System», bei dem die Mitarbeiter wie bei der Menü-Auswahl in einer Cafeteria zwischen inhaltlich und zeitlich verschiedenen Gratifikationsbestandteilen innerhalb eines bestimmten Budgets auswählen können. Folgende Aspekte flossen letztendlich in das Wahlangebot ein:

– Lebensversicherungsbeiträge
– Aktien- oder Fondsanteile
– private PKW-Nutzung
– Zusatzurlaub
– Mietzuschüsse
– Fahrtkostenzuschüsse (bei Fahrten zur Arbeit und zurück)
– verbilligtes Arbeitgeberdarlehen
– Bargeld (als Urlaubzuschuss, für Weihnachtsgeschenke etc.)
– zusätzliche Weiterbildungen.

Die Auswahl und Kombination der einzelnen Aspekte nahm jeder Mitarbeiter in Rücksprache mit dem Inhaber der Einrichtung vor.
Des Weiteren wurden folgende *Zusatzaufwendungen* beschlossen:

■ Sonn- und Feiertagszuschläge
■ Erschwerniszuschläge
■ Prämien für die Akquisition neuer Patienten
■ Ersparnisprämien für gute Vorschläge
■ Prämien für die kurzfristige Übernahme von Diensten.

Diese Zusatzaufwendungen wurden in einem Punktesystem verschlüsselt. Der Punktwert für diese Leistungen wurde abhängig vom monetären Gewinn für das Unternehmen bzw. nach Aufwand festgelegt. Auch hier handelt es sich um ein System, das für alle Mitarbeiter transparent gestaltet wurde.

Trotz ausgesprochen positiver Ergebnisse darf nicht vergessen werden, dass die Einführung eines leistungsorientierten und an den Bedürfnissen der Mitarbeiter ausgerichteten Entlohnungssystems kein Allheilmittel ist. Transparent sollte man handeln und seinen Mitarbeitern immer mit der gebührenden Wertschätzung begegnen. Auf das Verantwortungsbewusstsein und die Kompetenz der Mitarbeiter muss gesetzt werden. Nur so kann man gemeinsam die Herausforderungen der Zukunft bewältigen. Ein modernes Entlohnungs- und Anreizsystem ist nur ein Baustein auf dem Weg zu diesem Ziel.

Insbesondere private ambulante Pflegedienste können die Chancen nutzen, die ihnen ein leistungsorientiertes Personalmanagement bietet. Wer heute damit anfängt, durchläuft entscheidende Lern- und Entwicklungsprozesse für die

Zukunft. In den Einrichtungen, denen eine Vergütungsordnung zu Grunde liegt, müssen die Möglichkeiten zur flexiblen Anwendung eines vermeintlich völlig starren Systems überprüft werden. Auch hier gibt es mittlerweile zahlreiche positive Beispiele möglicher Anpassungen. Schwarz (1994) berichtet über Erfolge mit einer flexiblen Anwendung von Eingruppierungsregelungen, der Vorweggewährung von Lebensaltersstufen sowie der Gewährung von Erschwerniszulagen im BAT.

Als Instrument der Personalentwicklung sollten die monetären Anreize allerdings nur ein Element unter vielen Maßnahmen sein. Das Sprichwort «Geld allein macht nicht glücklich» ist auch auf den Bereich der Personalentwicklung zu übertragen. Die finanzielle Entlohnung kann zwar deutliche Leistungsanreize schaffen und damit die individuelle Entwicklung begünstigen, sie sollte aber keineswegs isoliert als Personalentwicklungsmaßnahme dienen. Bei der Entscheidung für eine leistungsorientierte Vergütung muss ein besonderes Augenmerk darauf liegen, das System nicht isoliert zu betrachten, sondern es in den Gesamtzusammenhang Unternehmensstrategie – Personalentwicklung – Organisationsentwicklung zu setzen.

## 3.5
# Personalentwicklung und Unternehmensorganisation

Wer eine Aufgabe mit verschiedenen Fach- und Führungskräften arbeitsteilig bewältigen möchte, wird zwangsläufig mit Fragen nach *Struktur, Reihenfolge und Verantwortlichkeit der Arbeitsteilung* konfrontiert. Jedes zielgerichtete Zusammenspiel von Teilen eines Ganzen verlangt nach Ordnung; jede Arbeitsteilung verlangt nach Organisation. Aufgabe der Unternehmensorganisation ist es daher, die jeweiligen Teilaufgaben mit der Erfüllung der Gesamtaufgabe und der Gesamtzielsetzung abzustimmen.

Auf den Aufgabenbereich des Unternehmens übertragen, muss die Unternehmensorganisation also die Erfüllung der unternehmerischen Gesamtaufgabe, die zur Erstellung und Verwertung von Leistungen arbeitsteilig durch zwei oder mehrere Aufgabenträger (Mitarbeiter) bewältigt wird, sicherstellen. Aufgabe und Ziel der Unternehmensorganisation ist also eine *zielgerichtete Kombination der betrieblichen Produktionsfaktoren*. Insgesamt lassen sich folgende Organisationsaufgaben identifizieren:

- Festlegen von Organisationszielen
- Planung der Organisation
- Gestaltung der Organisation sowie
- Kontrolle der Organisation.

Ziel des Unternehmens ist die optimale Bewältigung der betrieblichen Leistungserstellung. Damit wird zugleich das übergeordnete Ziel der Organisation deutlich: Unterstützung bei der Erreichung der Unternehmensziele durch Auswahl und Umsetzung einer geeigneten Handlungsalternative. Die Ziele der Organisationsgestaltung haben damit einen *instrumentellen Charakter*. Um die betrieblichen Ziele optimal zu erreichen, ist es erforderlich,

- verschiedene Teilaufgaben nicht isoliert und unkoordiniert zu erbringen,
- sondern zweckmäßig koordiniert und abgestimmt,
- planvoll und zur Zufriedenheit der Mitarbeiter und Kunden und dabei
- die betrieblichen Produktionsfaktoren (elementar und dispositiv) optimal zu kombinieren, also:
- die Organisation effektiv und effizient zu gestalten.

Bereits diese kurze Einführung in das Aufgabengebiet und die Notwendigkeit von Unternehmensorganisation verdeutlicht den Bezug zur Personalentwicklung. Bereits die Festlegung von *Struktur, Reihenfolge und Verantwortlichkeit der Arbeitsteilung* hat direkte Auswirkungen auf den Bereich der Personalentwicklung, auf jeden einzelnen Mitarbeiter. Beide Bereiche schließen sich unmittelbar aneinander an. Hohe Verantwortung und ein großer Aufgabenbereich fordern und fördern den Mitarbeiter anders als eine kleinteilige Erfüllung einer isolierten Einzelaufgabe.

Die besondere Wechselwirkung zwischen Personalentwicklung und Unternehmensorganisation äußert sich vor allem in der Aufforderung zur *fortlaufenden Unternehmensentwicklung*: Unternehmensentwicklung benötigt Organisationsentwicklung und Personalentwicklung gleichermaßen. Während Organisationsentwicklung die Abläufe und Strukturen schafft, spricht die Personalentwicklung die «innere» Entwicklung der Mitarbeiter an.

Gleichzeitig kann Personalentwicklung aber auch permanent durch Unternehmensorganisation erfolgen; Team-Modelle, Job Rotation oder Projektarbeit seien hier nur beispielhaft genannt. Entsprechend sieht Neuberger «Personalentwicklung als Summe von Personen-, Team- und Organisationsentwicklung» an (Neuberger, 1991: 13). Personalentwicklung muss vor diesem Kontext ganzheitlicher und integrativer betrachtet werden, als es bisher in vielen Unternehmen der Fall ist. Organisatorische Strukturen und menschliches Verhalten stehen in enger Interdependenz, sind nur gemeinsam veränderbar und können nicht isoliert betrachtet werden (Bröckermann, 2003: 357). Insofern lässt sich folgende Erkenntnis zusammenfassen: Es gibt keine Organisationsentwicklung ohne Personalentwicklung und streng genommen auch keine PE-Maßnahmen ohne Organisationsentwicklung. Die Personalentwicklung implementiert und fördert die von der Organisationsentwicklung geplanten Interaktionen und schafft die notwendigen Voraussetzungen und Kompetenzen zum Wandel. Personalentwicklung sollte daher langfristig in die Organisationsentwicklung integriert werden (s. Becker, 1999: 46).

### 3.5.1
### Improvisation, Disposition und Organisation

Wenn sich Organisation als eine *dauerhafte Ordnung an Regelungen und Strukturen* eines Unternehmens interpretieren lässt, verweist diese Auslegung gleichzeitig auf ein alltägliches Phänomen: Nicht alle Sachverhalte der täglichen Betriebspraxis können dauerhaft geregelt und strukturiert werden. Vielmehr fallen im Berufsalltag häufig Aufgaben an, die von den Mitarbeitern kurzfristig und/oder fallweise gelöst werden müssen, für die es keine allgemeinen Regelungen gibt, die von den Mitarbeitern *Improvisation* erfordern.

Zwar zählt es eigentlich zu den Hauptaufgaben der Organisation, vorläufige und improvisierte Lösungen zu vermeiden bzw. diese in allgemeine Handlungsregeln und Strukturen zu überführen. Dies macht aber nur dort Sinn, wo sich betriebliche Sachverhalte und Aufgaben wiederholen. Eben auf diesen Zusammenhang, dass nämlich die «Tendenz zur generellen Regelung mit abnehmender Variabilität betrieblicher Tätigkeit zunimmt» bzw. zunehmen kann, hat Gutenberg als «Substitutionsprinzip der Organisation» hingewiesen (1976). Da sich in der betrieblichen Praxis nicht alle Sachverhalte und Aufgaben wiederholen, ist folglich nur eine teilweise Substitution von fallweisen, vorläufigen und befristeten Regelungen, von *Improvisation* und *Disposition* möglich.

Durch Improvisationen werden *unvorhersehbare, unerwartete oder völlig neuartige* Einzelfälle geregelt. Improvisation bezeichnet also das vorläufige gültige Ordnen und Strukturieren durch fallweise und provisorische Regelungen. Vereinfacht gesagt sind Improvisationen «Ad-hoc-Lösungen» für spezifische Einzelfälle. Entsprechend definiert Weidner den Begriff: «Improvisation werden alle Maßnahmen genannt, die einen vorläufigen Charakter für eine vorübergehende Zeitspanne besitzen» (Weidner et al., 1992: 22).

Als Ursache für Improvisationen lassen sich die folgenden Gründe nennen:

- Die notwendigen Erfahrungen und Erkenntnisse für eine endgültige Lösung bzw. organisatorische Regelung können nur durch den Betriebsablauf gewonnen werden, nicht am «grünen Tisch» des übergeordneten Leitungsmanagements.
- Aus zeitlichen Gründen sind die gemachten Erfahrungen und Erkenntnisse noch nicht zu einer neuen organisatorischen Regelung zusammengefasst worden.
- Man ist sich bewusst, dass die organisatorischen Regelungen verändert werden müssen; aus unterschiedlichen Gründen ist dies jedoch noch nicht geschehen.
- Gerade in Sozialbetrieben, wie z. B. in der Alten- und Krankenpflege oder im Rettungsdienst, gibt es immer wieder Notfallsituationen, die sich vorher nicht regeln lassen, weil sie unerwartet und in ihrer Form individuell auftreten.

Während es sich bei der Improvisation um neuartige, häufig temporäre Regelungen für unvorhergesehene Einzelfälle handelt, bezieht sich die Disposition auf die fallweise Regelung *vorhersehbarer Vorgänge*, die sich allerdings auf Grund wechselnder Bedingungen häufig ändern. Im täglichen Einsatz bzw. Betriebsablauf ergeben sich zahlreiche dieser Einzelfälle, die einmalig und fallbezogen geregelt werden müssen. So erfordern die Wünsche und individuellen Erwartungen der Kunden, Patienten und Bewohner oft individuelle Einteilung und Verfügung über die Einsatzgüter (Personal), Betriebs- und Einsatzmittel (z. B. Fahrzeug), Hilfsmittel (z. B. Pflegemittel) und Geld bzw. Budgetmittel.

In der Regel disponiert jeder Mitarbeiter im Rahmen seines Arbeitsauftrags. In verschiedenen Arbeits- und Organisationsbereichen, wie z. B. im Rettungsdienst, können auch so genannte Disponenten die Einzelregelungen vornehmen, etwa an einer Leitstelle. Der Disponent regelt damit den organisatorischen Ablauf des Einsatzes fallweise. Dabei gewährt die Disposition einen gewissen Handlungsspielraum, in dem die fallweise Regelung vollzogen werden kann. Diese Handlungsspielräume werden häufig innerhalb der Gesamtorganisation festgelegt, damit im Einzelfall die entsprechenden Kompetenzen geregelt sind (**Abb. 3-4**).

Das Verhältnis von organisatorischer Regelung zu Disposition und Improvisation ist in jedem Unternehmen unterschiedlich. Nach den Grundsätzen der Organisationsgestaltung ist grundsätzlich auf eine ausgewogene Konstellation der drei Komponenten zu achten, um eine Über- bzw. Unterorganisation zu vermeiden. Hier gilt es, ein *organisatorisches Gleichgewicht* herzustellen, indem die Organisationsstruktur zwar strukturiert und gefestigt ist, gleichzeitig aber nicht zu starr, um bei Veränderungen noch anpassungsfähig und wandelbar zu sein.

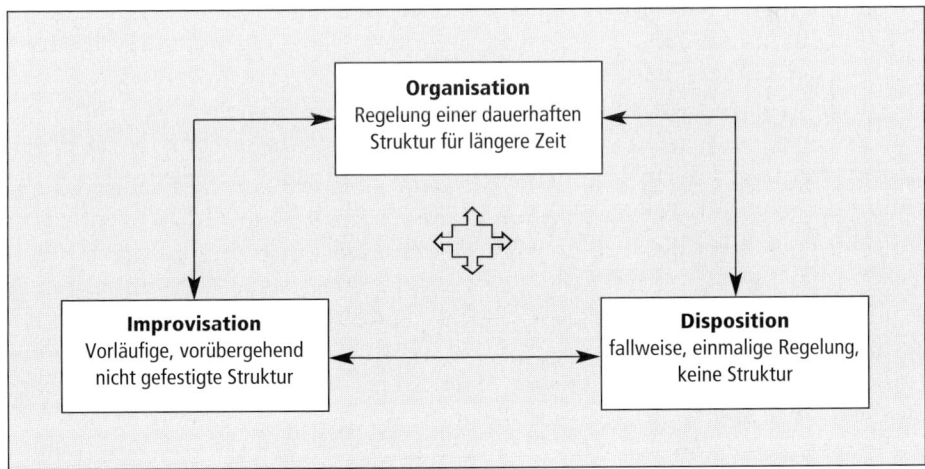

Abbildung 3-4: Das organisatorische Gleichgewicht

### 3.5.2
## Unternehmenskultur, formelle und informelle Organisation

In diesem Zusammenhang ist die Unterscheidung von *formeller* und *informeller* Organisation interessant. Dabei bezeichnet die formelle Organisation die bewusst geschaffene, rational gestaltete Struktur und Ordnung des Unternehmens, die der Erfüllung unternehmerischer Zielsetzungen dient. Vereinfacht gesagt beschreibt die formelle Organisation also die hierarchischen Verhältnisse eines Unternehmens mit den daraus resultierenden Befugnissen und Verantwortungsbereichen. Damit wird die abzuleitende interne Rangordnung entsprechend der Aufgabenteilung von außen festgelegt.

Hiervon abzugrenzen ist die informelle Organisation als ein implizit vorhandenes, soziales Organisationsgefüge, das durch persönliche Ziele, Wünsche, Sympathien und Verhaltensweisen der Mitarbeiter bestimmt wird. Die informelle Organisation lässt sich als System der sozialen Strukturen im Unternehmen interpretieren. Dieses wird nicht durch äußere Festlegung, sondern durch persönliche Sympathien und Antipathien der Mitarbeiter definiert. Im Gegensatz zur formalen Organisation wird die informelle Hierarchie also nicht aufgabenbezogen bestimmt, sondern ergibt sich aus der Bildung informeller Gruppen, die durch gleichartige soziale Merkmale (z. B. Alter, Beruf, Geschlecht), gleiche Interessen, räumliche Nähe oder gegenseitige Anerkennung entstehen. Einzelne Mitglieder der formalen Organisation können dabei mehreren informellen Gruppen angehören.

Das Verhältnis von informellen und formellen Faktoren einer Organisation wird im «Eisbergmodell» sichtbar. Tatsächlich ragt nur ein geringer Teil eines Eisbergs über die Meeresoberfläche, der Rest bleibt im Wasser verborgen. Wie die Spitze des Eisbergs ist auch die formale Organisationsstruktur, die sich etwa in Organigrammen, Stellenbeschreibungen oder Richtlinien ausdrückt, offensichtlich und direkt erkennbar. Die Struktur der informellen Organisation bleibt dagegen, wie der Körper eines Eisbergs, zunächst unsichtbar.

Für die Organisation sind aber häufig gerade die informellen Strukturen, die sich in Form von persönlichen Beziehungen, Rollenverhalten oder Normen zeigen, relevant. Vor allem erweisen sich die Kenntnis und Berücksichtigung der informellen und formellen Faktoren bei der Gestaltung einer Organisation als zentraler Erfolgsfaktor. Entsprechend stellt auch Henning fest:

> Es kommt nicht darauf an, welche Regelungen formell bestehen, also auf dem Papier stehen, sondern welche Regelungen wirklich beachtet werden und daher betriebsgestaltend sind. Regelungen, die niemand beachtet, gehören also nicht zur Organisation eines Betriebes, Regelungen, von denen zu vermuten ist, dass sie niemand beachten wird, sollten daher unterlassen werden. (Hennig, 1975: 24)

In der klassischen Betriebswirtschaftslehre galt die formelle Organisation allerdings lange Zeit als die primär relevante Struktur zur Erreichung der unternehmerischen Zielsetzungen. Dagegen wurde das informelle Organisationsgefüge als eine Art Störfaktor angesehen, den es weitgehend einzuschränken galt. Heute hat sich aber die Auffassung durchgesetzt, dass informelle Gruppen nicht grundsätzlich als Störquelle zu interpretieren sind, sondern sich als Ausdruck der Unternehmenskultur förderlich auf die Mitarbeitermotivation auswirken können. Dieser Auffassung liegt die Einsicht zu Grunde, dass innerhalb einer informellen Gruppe häufig ein ausgeprägter innerer Zusammenhalt besteht, der positiv auf die Leistungsmotivation einwirken kann. So kann die Unternehmenskultur über informale Normen (Wertvorstellungen, Denkhaltungen und Einstellungen) das Verhalten der Mitarbeiter positiv prägen und regulieren. Dies gilt vor allem für Situationen, in denen unvorhergesehene Ereignisse eintreten, an die die formalen Strukturen noch nicht angepasst sind. Hier erhöhen ausgeprägte informelle Beziehungen die Reaktions- und Anpassungsfähigkeit der Organisation. Dementsprechend ist es für die Unternehmensführung entscheidend zu wissen, auf welchen informellen Normen und Beziehungen das Verhalten der Mitarbeiter beruht.

Die Kenntnis des informellen Gefüges ist aber auch insbesondere deshalb wesentlich, da es trotz aller positiver Effekte auch zu einem Zielkonflikt zwischen informeller und formeller Organisation kommen kann. So kann sich z. B. entlang der formellen Strukturen eine «Nebenhierarchie» mit so genannten informellen Führern bilden, in der sich eine eigene Verantwortungs- und Aufgabenverteilung ergibt. In diesem Fall, in dem das informelle Gefüge die formalen Regelungen außer Kraft setzt, ist die formelle Organisation dysfunktional. Hier besteht schließlich sogar die Gefahr, dass Organisationsziele nicht oder nur teilweise erreicht werden können.

Wie das Eisbergmodell deutlich aufgezeigt hat, liegt die besondere Problematik informeller Beziehungen dabei in ihrer schlechten Erfassbarkeit: Die informellen Strukturen entstehen nicht systematisch und sind nicht unmittelbar zu identifizieren, aber dennoch wesentlich für den Erfolg einer Organisationsgestaltung.

### 3.5.3
### Das organisatorische Kongruenzprinzip

In dem in Kapitel 3.5.2 genannten Zusammenhang ist das *organisatorische Kongruenzprinzip* als einer der wichtigsten Grundsätze der Organisationsgestaltung relevant. Nach dem Kongruenzprinzip ist bei der Stellenbildung darauf zu achten, dass es ein Gleichgewicht zwischen der Stellenaufgabe, der Kompetenz und der Verantwortung des Stelleninhabers gibt. Nur wenn der Stelleninhaber die zur Aufgabenerfüllung notwendigen Durchführungs- und Leitungskompetenzen besitzt, kann er auch für die Ergebnisse seiner Arbeit verantwortlich gemacht werden. Vahs weist deshalb darauf hin, dass die Störung des Gleichgewichts zwischen

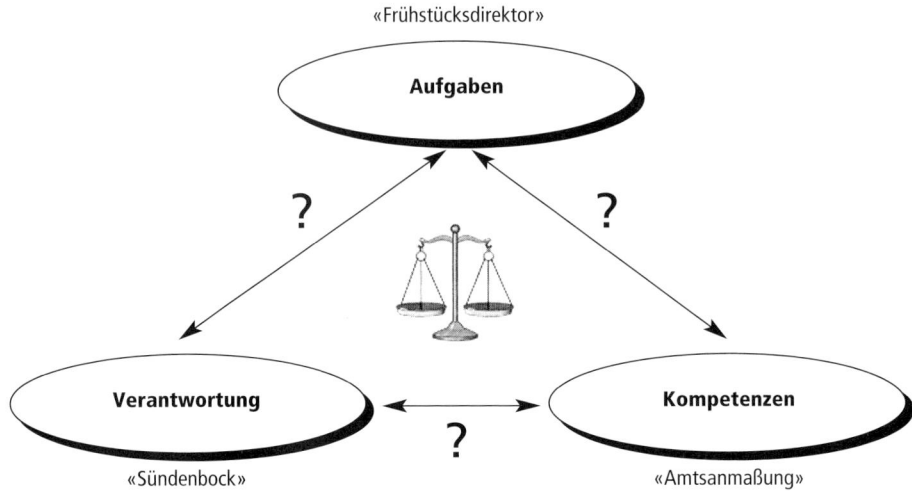

**Abbildung 3-5:** Das organisatorische Kongruenzprinzip (Quelle: Vahs, 1999: 62)

Aufgabe, Kompetenz und Verantwortung «außerordentlich nachteilige Folgen» für die Organisation haben kann (Vahs, 1999: 61). Als deutlichste Abweichung vom Kongruenzprinzip verweist Krüger in diesem Zusammenhang auf den «Frühstücksdirektor», der zwar Aufgaben, aber weder Kompetenzen noch Verantwortung hat, auf die «Amtsanmaßung», bei der die Aufgabe ohne Kompetenz oder Verantwortung erfüllt wird und den «Sündenbock», der nur Verantwortung trägt, ohne dass ihm Aufgaben oder Kompetenzen zugeteilt werden. **Abbildung 3-5** verdeutlicht die aufgezeigten Missverhältnisse.

### 3.5.4
### Die lernende Organisation

Mit der strategischen Konzeption der so genannten *lernenden Organisation* schlägt die Organisationstheorie endgültig den Bogen zum Bereich der Personalentwicklung. Grundidee dieser Konzeption ist die Tatsache, dass organisatorische Veränderungen einerseits für die Überlebensfähigkeit eines Unternehmens notwendig sind, andererseits aber immer auch mit *Lern- und Entwicklungsprozessen* für alle Beteiligten verbunden sind. Daher können Unternehmen als ein *lernendes System* verstanden werden, denn Erfahrungen aus Entscheidungen und Konsequenzen der Vergangenheit können für zukünftige Handlungen vorausgesetzt werden. Unter der lernenden Organisation ist eine Organisation zu verstehen, die fähig ist, Wissen zu generieren, zu sammeln und zu vermitteln, und die ihr Verhalten auf der Grundlage gewonnener Einsichten verändern kann. Im Rahmen dieser Konzeption wird die Entwicklung einer Organisation also als ein *kontinu-*

*ierlicher Lern- und Personalentwicklungsprozess* interpretiert, der von der ganzen Organisation und allen Mitarbeitern gleichermaßen zu leisten ist.

Damit einhergehend wird das *organisationale Lernen* als ein Prozess der Erhöhung der Wert- und Wissensbasis gesehen, der mit einer Verbesserung der Problemlöse- und Handlungskompetenz und einer Veränderung des gemeinsamen Bezugrahmens aller Organisationsmitglieder einhergeht. Dieser Sicht nach geht das organisationale Lernen entschieden weiter, als dies innerhalb der klassischen Organisationstheorie der Fall ist. Personalentwicklung und organisatorischer Wandel werden nicht als zeitlich befristeter «Sonderfall» gesehen, sondern finden täglich bei jedem Mitarbeiter und in jeder Organisationseinheit statt. Der Lernprozess liegt dabei zunächst in der Eigenverantwortung jedes einzelnen Mitarbeiters, wobei die Organisation hier jedoch den notwendigen Rahmen mit den notwendigen Bedingungen liefern muss. Zusammenfassend lassen sich die folgenden Anforderungen an die Struktur einer *lernenden Organisation* erkennen:

- Hierarchiefreiheit
- Selbstkoordination der Mitarbeiter
- offene (vorwiegend mündliche) Kommunikation
- Flexibilisierung der Strukturen
- aber nicht: Struktur oder Lernen
- Chance zu Problemlösungslernen und Erfahrungsaustausch
- Sicherung einer permanenten Personalentwicklung
- Sicherung der Überlebensfähigkeit einer Organisation.

Neben diesen Bedingungen geht das Konzept der lernenden Organisation mit einer weiteren Notwendigkeit einher: Da die Basis der systemumfassenden Lernprozesse im *individuellen Lernverhalten* der Mitarbeiter zu sehen ist, müssen diese die dafür erforderliche Kompetenz und Eigenverantwortung einbringen. Dies stellt enorme Anforderungen an die Personalentwicklung, die neben fachbezogenen Kompetenzen vor allem auch fachübergreifende Methodenkompetenz fördern sollte. Allerdings muss betont werden, dass das *organisationale Lernen* nicht mit der Förderung *individueller Lernprozesse* beendet ist. Vielmehr müssen die einzelnen individuellen Erfahrungen und Lerneffekte über eine hierarchie- und bereichsübergreifende Kommunikation der gesamten Organisation zugänglich gemacht werden. Nur wenn dies im Zusammenspiel gelingt, kann auch tatsächlich eine *Erhöhung der gesamten organisatorischen Wissensbasis* erreicht werden. Hier sind schließlich unternehmensumfassende Lern- und Wissensmanagementinstrumente gefragt, die die Anforderungen von Personal- und Unternehmensentwicklung gleichermaßen aufgreifen.

**Ausflug in die Praxis: Die Ambulante Hauskrankenpflege Vitalis GbR als lernende Organisation**

Die Ambulante Hauskrankenpflege Vitalis GbR hat sich der «Pflege mit Herz und Verstand» verpflichtet. Die Geschäftsinhaberinnen Uta Kramer und Susanne Chmielewski wissen aber auch, dass «Herz» und «Verstand» der Mitarbeiter im Alltag oft überlastet werden, die Mitarbeiter im Pflegealltag häufig mit schwierigen Situationen konfrontiert werden. Aber schon früh haben Uta Kramer und Susanne Chmielewski erkannt, dass die individuellen Erfahrungen im Pflegealltag für alle Mitarbeiter interessant sind: Die Ambulante Hauskrankenpflege Vitalis GbR ist eine *lernende Organisation!* Uta Kramer und Susanne Chmielewski haben deshalb einmal im Monat einen «Erfahrungsabend» installiert, zudem alle Mitarbeiter herzlich eingeladen sind. Anfangs stieß der Vorschlag auf Verwunderung und Skepsis bei den Mitarbeitern, aber mittlerweile ist das Erfahrungsforum willkommene Austausch- und Kommunikationsmöglichkeit. Die Gespräche verlaufen aber nicht vollkommen offen und unstrukturiert. Um aus den Erfahrungen möglichst viel Erfahrung und Wissen für das Unternehmen zu schöpfen, gibt es zu jedem Erfahrungsbericht einen kleinen «Erfahrungsfragenkatalog», der in der Gruppe erarbeitet wird:

- ☑ Wie war die konkrete Situation?
- ☑ Wie hast Du die Situation erlebt?
- ☑ Wie hat der Patient/Angehörige/Kunde/Dritte die Situation erlebt?
- ☑ Wie bist Du mit der Situation umgegangen?
- ☑ Was war Deine Lösung?
- ☑ Was war das Ergebnis?
- ☑ Warst Du mit dem Ergebnis zufrieden?
- ☑ Bist Du es noch?
- ☑ Waren wir mit dem Ergebnis zufrieden?
- ☑ Was können wir als Pflegeteam daraus lernen?

Sukzessive wird durch die «Erfahrungsabende» eine gemeinsame Wissensbasis aufgebaut und geteilt. Alle Mitarbeiter profitieren davon, denn sie lernen aus den Erfahrungen der anderen und aus ihren Erfahrungen über die gemeinsame Reflexion. Gleichzeitig werden sie in ihrer Methoden- und Sozialkompetenz geschult, denn sie müssen in den Runden lernen, ihre Arbeit selbstkritisch zu hinterfragen. Uta Kramer und Susanne Chmielewski wissen, welcher Herausforderung sich die Mitarbeiter jeden «Erfahrungsabend» erneut stellen. Aber sie wissen auch, dass die Unternehmenskultur der Ambulante Hauskrankenpflege Vitalis GbR Fehler als Lernquelle und nicht als «Verbrechen» ansieht und die Mitarbeiter ebenso wie die Patienten eine «Pflege mit Herz und Verstand» erhalten.

# Kapitel 4
# Klassische Instrumente für die Praxis

Wenn wir die Ziele wollen,
wollen wir auch die Mittel.

(Immanuel Kant)

# 4.
# Maßnahmen und Instrumente der Personalentwicklung

Personalentwicklungsmaßnahmen lassen sich nach den Kriterien *on the job* (in die täglichen Arbeit eingebaut) bzw. *off the job* (losgelöst von der Alltagssituation) unterscheiden (Flarup, 2003).

## 4.1
## Personalentwicklung *on the job*

Bei der Personalentwicklung *on the job* erfolgt die (Weiter-)Qualifizierung im Betrieb *bei* der Erfüllung der Arbeitsaufgaben. Hierunter lassen sich im Grunde genommen alle Maßnahmen zusammenfassen, bei denen sich Mitarbeiter in und durch ihre tägliche Arbeit weiterentwickeln. Hierzu zählt die Nachahmung von «nebenbei» gesehenem Verhalten von Kollegen ebenso wie das Lernen aus eigenen Erfahrungen, Fehlern anderer, oder die konkrete Instruktion eines Praxisanleiters zu bestimmten Arbeitsschritten.

Entsprechend formuliert daher Neuberger:

> Der große Bereich der Personalentwicklung *on the job* wird meist ausgeklammert als ein laufender Prozess, der keine große Aufmerksamkeit verdient, weil er sich naturwüchsig ereignet und kaum zentral gesteuert werden kann. (Neuberger, 1991: 17)

Entgegen der hier angesprochenen, leider weit verbreiteten «Resignation» gegenüber der Kontrollierbarkeit des *Learning-on-the- job-Bereichs* sollte sich eine zielgerichtete Personalentwicklung allerdings der besonderen Relevanz des arbeitsplatznahen Lernens bewusst sein: Der weitaus größte Teil der Personalentwicklung findet im Unternehmen – bewusst oder unbewusst, systematisch oder unsystematisch – auch heute noch *on the job* statt.

Zu den systematischen Personalentwicklungsmaßnahmen *on the job* zählen:

- Unterweisung am Arbeitsplatz
- Modell-Lernen (Lernen durch Beobachtung)
- Job Enrichment (mehr Verantwortung/Aufgabentiefe)
- Job-Enlargement (Übernahme zusätzlicher Aufgaben)
- Job-Rotation (systematischer Aufgaben- bzw. Arbeitsplatzwechsel)
- Projektarbeit (zeitweise Übernahme von neuen Aufgaben in einem interdisziplinären Team)
- Gruppenarbeit und gruppendynamische Trainings (gemeinsame Bearbeitung einer Aufgabe) sowie
- Zirkelarbeit, vor allem Qualitätszirkel (freiwillige Teilnahme an einem Zirkel, der Aktivitäten in Richtung Qualitätssicherung ergreift)
- Hospitation/Trainee-Programm.

In der Literatur wird vom Training *on the job* häufig auch noch das Training *near-the-job* differenziert, bei dem die Qualifizierung in räumlicher, inhaltlicher und zeitlicher Nähe zum Arbeitsplatz stattfindet.

### 4.1.1
## Unterweisung am Arbeitsplatz

Unterweisung am Arbeitsplatz ist die direkteste Form der Förderung eines Mitarbeiters. Insbesondere im Rahmen der Einarbeitung eines neuen Mitarbeiters kommt diese Form der Personalentwicklung zum Tragen. Ein Ausflug in die Praxis der ambulanten Pflege verdeutlicht die Notwendigkeit dieser Form der Personalentwicklung. Die häusliche Umgebung stellt hier den zukünftigen Arbeitsplatz eines neuen Mitarbeiters dar. Vielfältige Besonderheiten sind meist zu berücksichtigen, die der neue Mitarbeiter am besten in der häuslichen Umgebung selbst kennen lernen kann. Auch bei anderen Tätigkeiten in der Pflege stellt die Unterweisung am Arbeitsplatz eine wichtige Form der Personalentwicklung dar. Der neue Mitarbeiter muss in seinem neuen Büro, an seinem neuen Schreibtisch mit allem vertraut gemacht werden. Die Unterweisung am Arbeitsplatz folgt dabei

**Ausflug in die Praxis: Unterweisung in der Ambulante Hauskrankenpflege Vitalis GbR**

Die neue Pflegedienstleitung in der Ambulante Hauskrankenpflege Vitalis GbR wird von einer der Geschäftsinhaberinnen an ihrem ersten Arbeitstag am Arbeitsplatz unterwiesen. Die Geschäftsinhaberin zeigt ihr das neue Büro und weist sie in Aktenschränke und alle sich dort befindenden Ordner und Unterlagen ein. Des Weiteren erklärt sie die Telefonanlage im Pflegedienst.

nicht dem Prinzip «Wer suchet, der findet», sondern der Unterstützung durch einen Mitarbeiter, der diesen Arbeitsplatz kennt.

Die Unterweisung am Arbeitsplatz findet in der Regel durch *Beobachtungslernen* bzw. *Lernen am Modell* statt. Nachfolgend wird diese Form der Personalentwicklung bzw. der Aus- und Weiterbildung daher etwas detaillierter beschrieben.

### 4.1.2
## Modell-Lernen

*Lernen am Modell,* auch *Beobachtungslernen* genannt, ist vereinfacht gesagt die Aneignung von Verhaltensweisen, die auf Grund einer Beobachtung lebender oder symbolischer Modelle übernommen werden. Es gibt mehrere Theorien des Modell-Lernens, die einander inhaltlich ähnlich sind. Die folgenden Ausführungen beziehen sich auf die sozial-kognitive Theorie von Albert Bandura (1976), die im deutschsprachigen Raum am häufigsten zitiert wird.

Der Lernprozess nach Bandura verläuft in vier Phasen, die sich in die zwei großen Phasen der *Aneignung* und der *Ausführung* einteilen lassen. In der ersten Phase des Modell-Lernens, der *Aneignungsphase,* beobachtet der Lernende zunächst einmal die Person, von der er lernen soll oder lernen möchte (der so genannte *Aufmerksamkeitsprozess*). Während der Beobachtung nimmt der Schüler typische Charakteristika des Lehrers auf, achtet auf Kompetenz, Autorität, Prestige und Image des Lehrers. Der Lernende formt das Beobachtete in innere «Schemata» um, also in vereinfachte Handlungsstränge, die er als Erinnerung später aktivieren kann.

Der Aneignungsphase folgt die *Ausführungsphase.* Hier erinnert sich der Lernende an seine Beobachtungen und versucht, das gesehene Verhalten nachzuahmen. Der Lernende testet, inwieweit ihm die *motorische Reproduktion* des Gesehenen gelingt. Nach erfolgter Reproduktion reflektiert der Lernende seinen Erfolg und gleicht ihn mit seinen Erwartungen ab. War sein neues Verhalten erfolgreich, so wird er dieses Verhalten durch Wiederholung perfektionieren (*Verstärkungs- und Motivationsprozesse*). Dabei wird der Lernende sein bisheriges, weniger effizientes Verhalten langsam vergessen. Anders verhält es sich jedoch, wenn die Lernbilanz negativ ist und der Schüler meint, sein Verhalten zeige keinen Erfolg. In diesem Fall wird der Schüler das Gelernte wieder löschen; der beabsichtigte Lernerfolg stellt sich nicht ein.

Beim *Modell-Lernen* erfolgt der Lerneffekt also in erster Linie über die *Sensibilisierung des Lernenden* für ein bestimmtes Verhalten, nämlich für eben jenes, welches beim Lehrer beobachtet wurde. Das beobachtete Verhalten wird durch den Lernenden gespeichert und erst dann nachgeahmt, wenn sich der Lernende in einer ähnlichen Lage befindet, wie sich auch der Lehrer befunden hat. Das Auftreten einer ähnlichen Situation wie zum Zeitpunkt des Lernens ist also zentrale Voraussetzung für den Lerneffekt. Inwieweit der Lernende in der Lage ist, das beobachtete Verhalten auch veränderten Situationen anzupassen, hängt von seiner Kreativität und seiner Fähigkeit ab, das Gelernte zu transferieren.

Interessant an der Theorie des Modell-Lernens ist für die Praxis, dass das Vorführen der zu lernenden Verhaltensweisen durch den Lehrer keine Garantie dafür ist, dass die lernende Person der Modellperson die notwendige Aufmerksamkeit schenkt. Die Aufmerksamkeit ist vielmehr abhängig von Persönlichkeitsmerkmalen beider Teilnehmer. Auch Komplexität und Differenziertheit der Lerninhalte beeinflussen die Höhe der Aufmerksamkeit. Insgesamt lassen sich vier verschiedene Einflussgrößen erkennen, von denen es abhängt, in welchem Umfang die lernende Person einen Lerneffekt erzielt:

- Merkmale der lernenden Person
- Merkmale der lehrenden Person
- Qualität der Beziehung zwischen dem Lernenden und der Modellperson
- Merkmale der Lernsituation.

Ein weiterer wichtiger Punkt ist die *Ähnlichkeit* zwischen dem Lernenden und dem Lehrer. Je ähnlicher sich die im Prozess des Modell-Lernens befindenden Personen sind, desto größer ist die Wahrscheinlichkeit der Übernahme der beobachten Verhaltensweisen durch den Schüler.

Auch die Ausführung des gelernten Verhaltens hängt von einer Reihe förderlicher oder hinderlicher Bedingungen ab. Abhängig davon, mit welchen Konsequenzen die Person für das Ausführen des gelernten Verhaltens rechnet (positiv/negativ), wird sie das angeeignete Verhalten entweder zeigen oder nicht zeigen.

Zusammenfassend lässt sich sagen, dass das Lernen am Modell die tägliche Arbeit der Personalentwicklung ist. Wir selber tauschen ständig die Rolle des Lehrers mit der des Beobachters. Täglich lernen wir neue Verhaltensweisen oder erweitern die vorhandenen, indem wir anderen Menschen bewusst oder unbewusst über die Schulter schauen. Dabei legt die Praxis der täglichen Arbeit und des täglichen Beobachtens bereits die Grenzen des Modell-Lernens fest: «Man tut nicht alles, was man gelernt hat oder tun kann. Und es gibt große interindividuelle Unterschiede was eine Person tun kann und was sie tatsächlich tut» (Angleitner, 1980: 157 f.).

### 4.1.3
## Job-Enrichment

Der Ausdruck «Job-Enrichment» bezeichnet eine Form der systematischen Arbeits- bzw. Aufgabenbereicherung eines Arbeitsplatzes oder Mitarbeiters. Ebenso wie *Job-Enlargement* und *Job-Rotation* ist das Job-Enrichment eine Maßnahme der Personalentwicklung, die gleichzeitig zur Humanisierung der Arbeitswelt beitragen soll. Konkret bedeutet Job-Enrichment eine Vergrößerung des Handlungs- und Dispositionsspielraums des Mitarbeiters. Insofern geht Job-Enrichment mit einer Ausdehnung der Entscheidungsbefugnisse und der Verantwortung des Mitarbeiters einher. Die Arbeitsbereicherung erfolgt dabei in der Regel *vertikal*: Ein Mitarbeiter, der bislang für eine sehr eng umrissene Aufgabe zuständig war, erhält durch Job-Enrichment auch die Verantwortung für die Planung und Kontrolle des Arbeitsprozesses.

Die Anwendung von Job-Enrichment ist jedoch streng von einer Beförderung zu trennen, die in der Regel ebenfalls mit einer Ausweitung der Kompetenzen einhergeht. Im Rahmen des Job-Enrichment wird vom Mitarbeiter der Einsatz eines breiteren Qualifikationsspektrums gefordert. Die schrittweise Umsetzung eines Job-Enrichment kann daher als ein effizientes Instrument der Personalentwicklung angesehen werden. Motivation und Verantwortung werden durch Job-Enrichment gestärkt.

Daneben kann Job-Enrichment als motivierender Faktor auch in Richtung Optimierung der Arbeitsqualität wirken. Über die qualitative Vergrößerung des individuellen Aufgabenfeldes wird die Arbeit des einzelnen Mitarbeiters interessanter, abwechslungsreicher gestaltet und ist damit auch befriedigender und motivierender.

### Ausflug in die Praxis: Mehr Verantwortung in der Pflegeheim Sonnenschein GmbH

Die Pflegeheim Sonnenschein GmbH will den Mitarbeitern durch Job-Enrichment mehr Verantwortung übertragen. Dies soll dadurch geschehen, dass die Mitarbeiter nicht nur ihre gewohnte Arbeit verrichten, sondern darüber hinaus auch lernen sollen, diese selbst zu kontrollieren und im Voraus zu planen. Im Rahmen des Job-Enrichment wird der Handlungs- und Dispositionsspielraum des einzelnen Mitarbeiters ausgedehnt. Zukünftig sollen die Mitarbeiter ihre Touren- und Urlaubsplanung untereinander aushandeln und damit zum Teil auch bestimmen, welche Patienten von welchem Mitarbeiter betreut werden. Oberstes Gebot bei der Organisation sind aber nicht die individuellen Wünsche des Mitarbeiters, sondern die Wünsche und Bedürfnisse des Patienten. Hildegard und Julius Meinolf sehen diesen Ansatz als motivierend an und versprechen sich davon eine Steigerung der betrieblichen Effizienz: «Schließlich müssen unsere Mitarbeiter am Besten wissen, wann sie wo sein können, welche Wege sich anbieten und welcher der kürzeste ist!», begründet Herr Meinolf seine Entscheidung. Nicht zuletzt wird seine Entscheidung zur Verantwortungsübertragung zudem aus dem vorhandenen Vertrauen in seine Mitarbeiter gestärkt. Dennoch überlässt Herr Meinolf die Planung nicht völlig seinen Mitarbeitern. Getreu dem Motto «Vertrauen ist gut, Kontrolle ist besser» haben die Mitarbeiter den untereinander ausgehandelten Touren- und Urlaubsplan noch dem Chef vorzulegen, bevor dieser sein endgültiges «Ok» gibt.

### 4.1.4
## Job-Enlargement

Neben der Ausdehnung des Aufgabenspektrums in *vertikaler* Richtung bei dem zuvor beschriebenen Job-Enrichment, stellt sich das Job-Enlargement als Form der *horizontalen* Arbeits- bzw. Aufgabenerweiterung dar.

Im Rahmen des Job-Enlargement werden verschiedene, inhaltlich aber weitgehend zusammenhängende Teilaufgaben zu einem Aufgabenkomplex gebündelt. Dabei lassen sich die an einem Arbeitsplatz zusammenzufassenden Teilaufgaben in der Regel durch ein ähnliches Anforderungsniveau beschreiben.

Das Job-Enlargement stellt neben Job-Enrichment und Job-Rotation eine von mehreren Methoden dar, mit deren Hilfe der Arbeitsprozess für den Einzelnen abwechslungsreicher gestaltet werden kann. Beim Job-Enlargement wird der Aufgabenbereich des Mitarbeiters in horizontaler Richtung ausgedehnt: Während ursprünglich z. B. zwei Mitarbeiter für die Planung und Durchführung einer Pflegeleistung je eine Teilaufgabe erbringen mussten, übernimmt durch Job-Enlargement jeder Mitarbeiter beide Teilschritte nacheinander. Dadurch erhalten die Mitarbeiter Einblick in die vor- und nachgelagerten Arbeits- und Aufgabenbereiche. Dies beugt Monotonie und Betriebsblindheit vor und stärkt das Verantwortungsbewusstsein der Mitarbeiter. Analog zu den humanistischen Theorien der Arbeits- und Organisationspsychologie trägt Job-Enlargement damit auch dazu bei, das Bedürfnis des Individuums nach Eigenverantwortlichkeit und Selbstbestimmung zu befriedigen. Die Ausweitung der Arbeitsaufgaben dient damit auch der Humanisierung der Arbeitswelt.

**Ausflug in die Praxis: Job-Enlargement bei der Ambulante Hauskrankenpflege Vitalis GbR**

Die Ambulante Hauskrankenpflege Vitalis GbR will ihren Mitarbeitern und Angestellten weitaus mehr Freiraum und Verantwortung in ihrem Tätigkeitsbereich überlassen. Dadurch sollen das Arbeitsklima und das Selbstwertgefühl der Belegschaft gestärkt werden. Es wird dem einzelnen Mitarbeiter jetzt nicht nur Verantwortung für sein Arbeitsfeld, sondern zusätzlich auch die Zuständigkeit für die Organisation und Planung seines Bereichs übertragen. Der daraus erwachsende Vorteil ist, dass sich der betroffene Mitarbeiter am besten mit der Materie auskennt und so individuell beurteilen kann, was wo und wann gebraucht wird. Eventuelle Bedenken seitens der Unternehmensführung werden durch die jahrelange gute Erfahrung und das Vertrauen in die Belegschaft kompensiert.

### 4.1.5
## Job-Rotation

Der Begriff «Job-Rotation» lässt sich als «Arbeitsplatzwechsel» leicht verständlich erklären: Im Rahmen einer Job-Rotation wechseln die Mitarbeiter in einem vorher festgelegten Rhythmus regelmäßig den Arbeitsplatz, sie «rotieren» innerhalb des Unternehmens. Der Arbeitswechsel besteht konkret darin, dass mehrere Mitarbeiter ihren spezifischen Aufgabenbereich untereinander häufiger tauschen. Insofern ist Job-Rotation ein Konzept der Personalentwicklung mit dem Ziel, Mitarbeiter systematisch auf anderen Stellen zu beschäftigen. In der Regel erfolgt der «Arbeitsplatztausch» dabei auf gleicher hierarchischer Ebene (*horizontale Rotation*).

Neben den zuvor definierten PE-Maßnahmen des Job-Enrichment und des Job-Enlargement stellt die Job-Rotation ein weiteres Instrument der Personalentwicklung *on the job* dar. Es soll zur Humanisierung der Arbeitswelt beitragen, indem es die monotone Wiederholung von Arbeitsschritten durch einen permanenten Wechsel der Tätigkeiten und Aufgabenbereiche ersetzt. Ziel von *Job-Rotation-Programmen* ist es vor allem, Arbeitsplätze, die durch eine ständige Wiederkehr sehr einfacher Handlungsschritte gekennzeichnet sind, so umzustrukturieren, dass die jeweils betroffenen Mitarbeiter durch ein vielfältigeres, wechselndes Aufgabengebiet differenzierter gefordert und dadurch auch gefördert werden.

Ausgangsfrage ist bei der Job-Rotation also nicht, wer am besten zur Besetzung des Job-Rotation-Arbeitsplatzes geeignet ist, sondern wer dort am meisten lernen kann. Die Förderung erfolgt dabei schon durch den häufigeren Wechsel der Tätigkeiten, der den Einsatzbereich der Mitarbeiter erweitert. Im Grunde genommen entspricht dabei jeder Arbeitswechsel einer Qualifizierungsmaßnahme (Weidemann/Paschen, 2001: 107 ff.).

Vor dem Hintergrund einer humanistischen Arbeitspsychologie verspricht man sich von Job-Rotation, dass eine Differenzierung der zu bearbeitenden Aufgaben den Bedürfnissen des Mitarbeiters entgegenkommt. Eine vielfältigere Tätigkeit sollte sich im Gegensatz zu einer monotonen Tätigkeit positiv auf die Arbeitszufriedenheit und Arbeitsmotivation und letztlich damit auch auf die Arbeitsqualität auswirken. Für den Arbeitgeber ist ein weiterer Vorteil der Job-Rotation allerdings auch darin zu sehen, dass der systematische Arbeitsplatzwechsel mit einer permanenten Erweiterung der Qualifikation der Mitarbeiter einhergeht, gegen «Betriebsblindheit» und für Flexibilität wirkt und vor allem auch die fachliche Einsetzbarkeit der Mitarbeiter deutlich erhöht.

Bei den Überlegungen zur Job-Rotation sollte allerdings nicht unberücksichtigt bleiben, dass der ständige Arbeitsplatzwechsel auch hohe Anforderungen an den Mitarbeiter und dessen Anpassungsfähigkeit stellt. Dieser sieht sich stetig neuen sozialen und inhaltlichen Problemfeldern gegenübergestellt. Gerade ältere oder wenig qualifizierte Mitarbeiter fühlen sich damit häufig überfordert und schätzen die Sicherheit der Arbeitsroutine. Entsprechend sind die Höhe der beruflich-fachlichen Basis-Qualifikation, das Wollen und die Flexibilität der Mitarbeiter sowie die Durchführbarkeit innerhalb der Organisation als Grenzen von Job-Rotation anzusehen. Auf der unteren und mittleren Ebene der betrieblichen Hierarchie ist die systematische Job-Rotation daher doch eher die Ausnahme.

Neben der Anwendung zur Bekämpfung von Arbeitsmonotonie wird Job-Rotation in der Praxis häufig im Rahmen *der Förderung des Führungskräftenachwuchses* und zur *Weiterbildung von Führungskräften* durchgeführt. Hier bietet Job-Rotation gleich mehrere Vorteile. Durch den systematischen Arbeitsplatzwechsel erhalten die Mitarbeiter Einblick in die verschiedenen Bereiche des Unternehmens. Gleichzeitig werden sie durch die permanent wechselnden Aufgabenbereiche gefordert, sich schnell in neue Themenkomplexe und Problemstellungen einzuarbeiten. Damit schult Job-Rotation die Problemlöse- und Transferkompetenz der Mitarbeiter.

Überschneidungen zum Job-Enrichment ergeben sich, wenn der Mitarbeiter selbst bzw. in Absprache mit seiner Führungskraft entscheiden kann, wann und für welchen Zeitraum unterschiedliche Aufgaben bearbeitet werden. Darüber hinaus ist die Rotation der spezifischen Tätigkeiten in aller Regel auch ein Merkmal der Gruppenarbeit.

### Ausflug in die Praxis: Job-Rotation in der Pflegeheim Sonnenschein GmbH

Auch die Pflegeheim Sonnenschein GmbH passt sich den kulturellen und gesellschaftlichen Entwicklungen an. Frau Meinolf besucht deshalb selber regelmäßig Fortbildungen für Personalentwickler. Hier hat sie auch von der Möglichkeit einer Job-Rotation gehört, Vor- und Nachteile dieser Arbeitsform diskutiert. Nun hat sie sich entschlossen, das *Job-Rotation-Modell* in dem von ihr betreuten Bereich der Ausbildung anzuwenden. Nach altem System war jeder nur für einen Teilbereich zuständig, was letztlich zu Resignation und zu einer Gleichgültigkeit, was «nebenan» geschah, führte. Mit der Vergabe von verschiedenen Arbeitsfeldern an einen Azubi oder Praktikanten soll schon früh das Verantwortungsbewusstsein erhöht werden. Daneben erhofft sich Frau Meinolf auch, das Engagement der Mitarbeiter zu steigern. Als Folge, so die Überlegungen der Meinolfs, steigen Arbeitsqualifikation, Arbeitsmotivation und Arbeitszufriedenheit der Mitarbeiter. So werden die Mitarbeiter schon während der Ausbildungszeit stärker an das Unternehmen gebunden und können sich stärker mit ihrem Arbeitsbereich identifizieren. «Außerdem», erklärt Frau Meinolf ihrem Mann, «sind die Azubis für uns dann doch auch viel flexibler einsetzbar. Sie lernen das Unternehmen mit seinen verschiedenen Aufgabenbereichen ja quasi nebenbei kennen!»

### 4.1.6
## Job-Sharing

Der Begriff «Job-Sharing» bezieht sich streng genommen nicht direkt auf den Bereich der Personalentwicklung. Vielmehr ist Job-Sharing die englische Bezeichnung für eine Arbeitsplatzteilung als besondere Form des Teilzeitarbeitsverhältnisses. Gemeint ist mit dieser Formulierung, dass sich zwei oder mehr Mitarbeiter einen Arbeitsplatz «teilen». Der Mitarbeiter hat also mit dem Arbeitgeber einen Vertrag geschlossen, nach dem er sich mit weiteren Mitarbeitern dazu verpflichtet, Arbeitszeit, Aufgaben und Verantwortung eines «normalen Vollzeitarbeitsplatzes» stunden-, tage- oder wochenweise zu teilen. Als gesetzliche Grundlage dieser besonderen Form der Teilzeitarbeit dient das Beschäftigungsförderungsgesetz.

Die Vorteile für den Arbeitgeber liegen unter anderem darin, dass die Arbeitsstelle – anders als bei sonstigen Arten der Teilzeitbeschäftigung – während der üblichen Arbeitszeiten durchgehend besetzt ist. Der Arbeitnehmer hingegen profitiert durch die für ihn flexiblere Arbeitszeitgestaltung sowie durch die Möglichkeit, unmittelbar kooperativ zu arbeiten und die Verantwortung gemeinsam zu tragen.

In Deutschland ist Job-Sharing bisher nur wenig verbreitet. Zur Bekämpfung der derzeitig hohen Arbeitslosigkeit könnte es allerdings ein arbeitsmarktpolitisch wichtiges Instrument darstellen.

**Ausflug in die Praxis: Job-Sharing bei der Ambulante Hauskrankenpflege Vitalis GbR**

Das Modell des Job-Sharing soll bei der Ambulante Hauskrankenpflege Vitalis GbR eingeführt werden. Dazu haben sich die Inhaberinnen Uta Kramer und Susanne Chmielewski lange und ausführlich darüber informiert. Ein Arbeitsplatz soll zukünftig von mehreren Mitarbeitern besetzt werden. Dadurch bleibt eine vollständige Besetzung der Stelle aber trotzdem gewährleistet. Die Mitarbeiter können zwar selbst untereinander aushandeln, wer zu welcher Zeit die Arbeit übernimmt, und ihre Beschäftigung so individuell an ihre eigenen Lebensbedürfnisse anpassen. Dennoch müssen sie im Team dafür Sorge tragen, dass die jeweiligen Arbeitsplätze im Rahmen der neu eingeführten *Arbeitskernzeit* auch permanent besetzt sind. Der daraus erwachsende Vorteil ist die Teilung der Verantwortung für diese Stelle, das heißt, konkret liegt der Erfolg nicht in den Händen eines Einzelnen, sondern verteilt sich auf das Zusammenspiel dieser Gruppe. Dadurch wird der Erfolg nicht nur von der Situation einer Person abhängig gemacht. Vitalis verspricht sich neben der Erhöhung von Arbeitszufriedenheit und -motivation auch einen reibungslosen Ablauf der Arbeitsbesetzung und eine effizientere Arbeitsweise. Gleichzeitig weiß Frau Kramer, dass gerade in der Einführungsphase ein erhöhter Bedarf besteht, den Mitarbeitern begleitend über die Schulter zu schauen, damit Reibereien und Irritationen auf Kundenseite vermieden werden können.

## 4.1.7
## Projektarbeit

Der Begriff «Projekt(-management)» fällt in Unternehmen zunehmend häufiger, immer mehr Projekte werden auch in Einrichtungen des Sozial- und Gesundheitswesens durchgeführt. Neben der Tatsache, dass zunehmend mehr innovative Aufgaben gelöst werden müssen, für die sich Projektarbeit anbietet, ist dies sicherlich auch darauf zurückzuführen, dass der Begriff momentan «in» ist. Heutzutage werden daher selbst einfache Linienaufgaben als Projekt bezeichnet, wenn sich eine Führungskraft mit der Bezeichnung «Projektleiter» schmücken möchte. Kraus und Westermann (2002) empfehlen in diesem Zusammenhang eine Differenzierung zwischen Routinearbeiten, Sonderaufgaben und Projekten.

Projekte sind im Vergleich zu Routinearbeiten etwas Besonderes, sie haben eine gewisse Gewichtigkeit, da es in der Regel um Innovationen für das Unternehmen geht. Die Projektlösungen können weit reichende Konsequenzen haben. Bei Routinearbeiten handelt es sich dagegen um Linienaufgaben, die täglich wiederkehrend bearbeitet werden. Auch von den Sonderaufgaben unterscheiden sich Projekte deutlich. «Aufgaben sind Verpflichtungen zum Erreichen von Lösungen», schreiben Olfert und Steinbuch (2002: 14). Bei Projekten kann dagegen keine Verpflichtung erteilt werden, vielfach sind die Ergebnisse für das Unternehmen noch ungewiss und spekulativ. Diesen Überlegungen entsprechend können Projekte durch die folgenden fünf klassischen Merkmale gekennzeichnet werden (s. Olfert/Steinbuch, 2002; Kraus/Westermann, 2002):

- Neuartigkeit/Risiko
- zeitliche Begrenztheit
- Beteiligung mehrerer Stellen
- Komplexität
- Interdisziplinarität
- Konkurrenz um Ressourcen.

Auch in der viel zitierten DIN 69901 spiegeln sich die genannten klassischen Merkmale in der Definition des Begriffs «Projekt» wider. Ein Projekt wird hier als Vorhaben beschrieben, das:

> [...] im Wesentlichen durch Einmaligkeit der Bedingungen in ihrer Gesamtheit gekennzeichnet ist, wie z.B. Zielvorgabe; zeitliche, finanzielle, personelle oder andere Begrenzungen; Abgrenzung gegenüber anderen Vorhaben; projektspezifische Organisation. (DIN 69901)

Unter Projektmanagement sind in diesem Zusammenhang die Planung, Steuerung und Kontrolle eines Projekts zu verstehen. **Abbildung 4-1** verdeutlicht diesen Zusammenhang.

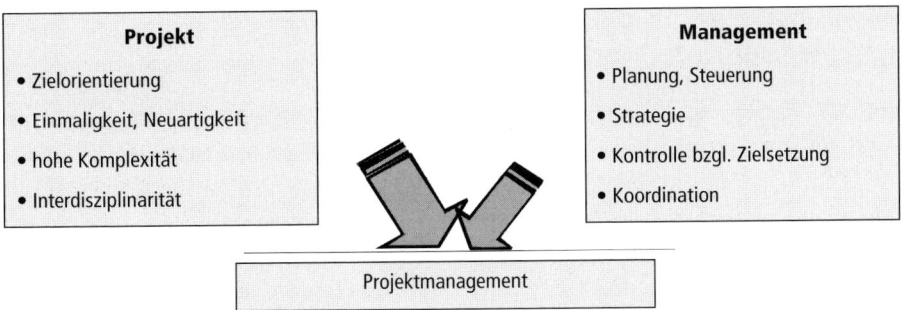

**Abbildung 4-1:** Projektmanagement

---

**Ausflug in die Praxis: Projektmanagement in der Pflegeheim Sonnenschein GmbH**

Die Pflegeheim Sonnenschein GmbH versucht sich in einem für sie völlig neuen Bereich der internen Unternehmenskommunikation: Es soll eine betriebsinterne Zeitung herausgebracht werden! Da es aber noch völlig ungewiss ist, ob sich diese spontane Idee von Frau Meinolf überhaupt langfristig umsetzen lässt, wird ein Projektteam gegründet. Projektleiterin wird Frau Mayer, eine Mitarbeiterin, die gerade ihre Ausbildung beendet hat und momentan nicht ausgelastet ist. Sie soll sich insbesondere um die Gestaltung, den Inhalt und die Druckkonfektionierung kümmern. Das Projekt «Sonnenschein News» ist für den Zeitraum von einem Jahr vorgesehen, das Projektbudget ist genehmigt. Es wird unter anderem vorgeschlagen, auf Grund der pflegetechnischen Hauptausrichtung des Unternehmens und der geringen journalistischen Kompetenz die Zeitung im Zeitraum von jeweils drei Monaten zu veröffentlichen. Weitere bisher vage Ideen sind, die Geschichte des Unternehmens darzustellen, die Mitarbeiter vorzustellen, durch Interviews oder sogar Berichte von und mit Gründern, Patienten oder Mitarbeitern die Identifikation mit dem Unternehmen zu erhöhen. Die Pflegeheim Sonnenschein GmbH verspricht sich durch das Projekt zudem eine verbesserte Kommunikation mit dem Kunden.

---

**4.1.8**
## Gruppenarbeit und gruppendynamische Trainings

Gruppenarbeit bezeichnet das Einsetzen einer systematischen und fest definierten Arbeitsgruppe in einem Unternehmen. Die Zunahme von Relevanz und Beliebtheit der verschiedenen Formen von Gruppenarbeit ist durch verschiedene Faktoren bedingt (s. Spieß/Winterstein, 1999):

- gestiegene Flexibilitätserfordernisse
- Erkenntnis der positiven Produktivitätseffekte bei Gruppenarbeit
- erhöhte Ansprüche an Arbeitsqualität und Arbeitszufriedenheit

- veränderte Einstellung der Mitarbeiter zu ihrer Arbeit
- Wertewandel in der Gesellschaft
- Einsatz neuer Technologien
- Konfrontation mit japanischen Arbeitsmodellen seit Ende der 70er-Jahre des 20. Jahrhunderts.

Der Arbeit in Gruppen kommt in der Personalentwicklung ein besonderer Stellenwert zu, da Gruppenarbeit neben der Vermittlung eines ganzheitlichen Arbeitserlebnisses auf ein *Lernen aller Teilnehmer voneinander* abzielt. Entsprechend wird durch die Zusammenfassung interdependenter Teilaufgaben ein größeres Ausmaß von Selbstregulation und sozialer Unterstützung ermöglicht.

Das *Team* stellt streng genommen eine Sonderform der Gruppenarbeit dar, bei der die *Aufgabenorientierung* überwiegt. Wie in der Arbeitsgruppe gibt es eine gemeinsame Zielsetzung, mit der sich jedes Teammitglied identifizieren kann. Darüber hinaus gibt es intensive wechselseitige Beziehungen, einen ausgeprägten Teamgeist und eine relativ starke Gruppenkohäsion.

In diesem Zusammenhang bezeichnet *gruppendynamisches Training* den Einsatz von Arbeitsgruppen, um diverse komplexe Aufgaben zu erledigen und Probleme zu lösen. Dabei steht nicht das Individuum im Vordergrund, sondern die Gruppen als *Team* an sich. Die persönlichen Fähigkeiten und Talente der Individuen werden dabei gezielt in der Absicht eingesetzt, die der Gruppe gestellte Aufgabe zu bewältigen. Dabei wird ganz nach dem Grundsatz vorgegangen: «Das Ganze ist leistungsfähiger als die Summe seiner Teile».

Dabei kommt es bei den Trainingseinheiten zu emotionalen Wirkungen, die Gruppe und Personen nachhaltig beeinflussen können. Inwieweit jedoch diese Erfahrungen die personellen Verhaltensweisen beeinflussen, zeigt Neuberger auf. Gruppenarbeit und Gruppendynamik zielen vielfach auf Selbsterfahrung und Sozialkompetenz. Der Einzelne muss sich dabei mit vielen Problemen konfrontieren. Er muss sich im Rahmen der *sozialen Interaktion* innerhalb der Gruppe mit Emotionen wie Angst, Ärger, Aggression und Vertrauen auseinander setzen, soll dabei andere Meinungen aufnehmen und versuchen, Konflikte zu lösen. Dabei arbeitet die Gruppe in der Regel auch auf sich allein gestellt, Unterstützung durch einen gruppenexternen Trainer wird nur gestellt, wenn die Gruppe selbst keine Lösung herbeiführen kann. Es wird also gleichzeitig geprüft, inwieweit die Gruppe sich selbstständig bewährt. Durch den Zusammenhalt in der Gruppe soll die Sozialfähigkeit der einzelnen Mitglieder gestärkt werden und ein Zusammengehörigkeitsgefühl entstehen. (Siehe Neuberger, 1994: 207 ff.).

Zur Kritik der *gruppendynamischen Trainings* muss angemerkt werden, dass die Zusammenarbeit der Gruppe häufig neue Problemfelder aufwirft. So kann es sein, dass sich bestimmte Aufgaben mit dem Arbeitskollegen gar nicht verwirklichen lassen. Zudem kann das in eine arbeitstechnische Extremsituation Ausgesetzt-Sein dazu führen, dass die Situation der Gruppenarbeit als Druckventil missbraucht wird. Dem ist natürlich vorzubeugen, um soziale Konflikte zu vermeiden. Sonst würden gerade aus dem Training, das der Erhöhung der Sozial- und Methodenkompetenz dienen soll, soziale Probleme der Mitarbeiter untereinander entstehen, die sich dann über das Training in die konkrete reale Arbeitssituation auswirkten.

### 4.1.9
## Zirkelarbeit

Eine weitere effektive Form der Personalentwicklung stellt die Zirkelarbeit dar (s. Dühring, 1998). Bei einem Zirkel handelt es sich um eine Kleingruppe von vier bis acht Personen, die innerhalb des eigenen Arbeitsbereichs Aktivitäten in Richtung Qualitätskontrolle, Gesundheitsförderung oder eines anderen für das Unternehmen relevanten Themas aufnimmt. Zirkel können unternehmensintern oder extern in Kooperation mit anderen Unternehmen durchgeführt werden. Die Gruppe in einem Zirkel sollte in eine unternehmensweite Strategie eingebunden werden. In diesem Fall sind die Ergebnisse des Zirkels häufig von maßgeblicher Bedeutung für die Steuerung der Prozesse im Unternehmen und für die Verbesserung am Arbeitsplatz. Selbstentfaltung und gegenseitige Entwicklung sind willkommene Begleiterscheinungen in einem Zirkel.

Zu den thematisch bekanntesten Zirkeln gehören zum einen *Qualitätszirkel* und zum anderen die Gesundheitszirkel. In einem Qualitätszirkel geht es inhaltlich um Qualitätskontrolle und -sicherung im weitesten Sinne. Insofern sind Qualitätszirkel temporär zusammenkommende Arbeitsgruppen, welche die Qualität der betrieblichen Leistungserstellung verbessern sollen. Qualitätszirkel, bei denen die Teilnahme in der Regel freiwillig ist, treffen sich regelmäßig ein bis zwei Mal pro Monat für ein bis zwei Stunden und arbeiten gemeinschaftlich an der Frage, wie betriebliche Optimierungen durchgeführt werden können. Um den Problemlöseprozess gezielt voranzutreiben, werden im Qualitätszirkel von der fachlichen Leitung auch inhaltliche und methodische Konzepte präsentiert und in der Gruppe weiterentwickelt.

Positiv am Qualitätszirkel ist, dass betriebliche Probleme nicht nur von Führungskräften und Experten verschiedenster Fachabteilungen diskutiert und gelöst werden, sondern sich auch Mitarbeiter der ausführenden Ebene aktiv und konstruktiv beteiligen können. Qualitätszirkel haben in der Praxis allerdings häufig nur eine *Beratungsfunktion*, das bedeutet, die Teilnehmer des Qualitätszirkels können Vorschläge einbringen; die Entscheidung über die Ausführung eines Vorschlags liegt beim Management.

Die Förderung der Gesundheit der Mitarbeiter sowie die Unfallprävention stehen im Mittelpunkt der *Gesundheitszirkel*. Der didaktische Rahmen ist bei Gesundheits- und Qualitätszirkeln identisch.

**Didaktischer Rahmen eines Zirkels**

| Ausgangspunkt: | unternehmensinternes Problem oder Ziel |
|---|---|
| Bearbeitung: | Ursachenanalyse<br>Suche nach Möglichkeiten zur Behebung des Problems bzw. Erreichung des Ziels<br>Entscheidung für eine Intervention<br>Ausarbeitung der notwendigen Maßnahmen |
| Abschluss: | Ökologie-Check (Prüfung der Umsetzbarkeit und Terminplanung sowie Aufgabenverteilung) |

Die Identifizierung bearbeitenswert erscheinender Probleme sowie die Zusammensetzung der Gruppe kann *top-down* oder *bottom-up* erfolgen. Bei der *Top-down-Vorgehensweise* werden Thema und Gruppenbildung von der obersten Leitung vorgegeben. Auswahl und Anzahl der Teilnehmer spiegeln meist die Proporzverhältnisse der jeweiligen Berufsgruppen in den Einrichtungen wider. Interdisziplinär und über die hierarchischen Grenzen hinweg werden Probleme bearbeitet. Im Rahmen des *Bottom-up-Konzepts* setzen sich die Gruppen dagegen themenorientiert aus den Vertretern der Berufsgruppen zusammen, die an der Fragestellung beteiligt sind. Es gibt keine feste Gruppe, vielmehr bilden sich die Gruppen ständig themenbezogen neu. Die Mitarbeiter bearbeiten ausschließlich ihre Themen, die sie vorher ausgesucht haben. Die Teilnahme an der Gruppe ist in diesem Fall freiwillig.

Der besondere Vorteil der Zirkelarbeit liegt in der direkten Verbindung zwischen den produzierten Arbeitsergebnissen und der Förderung der Potenziale der teilnehmenden Mitarbeiter. Daneben dient die aktive Zirkelarbeit auch dem fachübergreifenden Erfahrungsaustausch aller Teilnehmer. Im Zirkel findet ein *Erfahrungslernen* statt. Dadurch wird von den Mitarbeitern der bisherige Blickwinkel verlassen: Neue Perspektiven und Argumente eröffnen sich, Ideen werden ausgetauscht und gemeinsam aufgearbeitet. Für die Personalentwicklung stellt die Zirkelarbeit daher ein effizientes Instrument dar, Mitarbeiter problemlöseorientiert zu fördern. Zudem stärkt die Zirkelarbeit als besondere Form der Team- oder Gruppenarbeit außerdem die Sozial- und Methodenkompetenz der Mitarbeiter.

Damit diese Ziele erreicht werden, gilt es jedoch einige Grundregeln zu berücksichtigen:

- Alle Teilnehmer sind gleichberechtigt.
- Die Gruppe kennt Methoden der Qualitätszirkelarbeit (*Brainstorming* etc.).
- Die Ergebnisse des Zirkels finden Berücksichtigung bei der obersten Leitung.
- Entwickelte Lösungen werden geprüft und im Falle einer positiven Probephase auch weit reichend umgesetzt.
- Der Zirkel bekommt ausreichend Zeit zur Bearbeitung von Problemen.
- Die Mitglieder des Zirkels werden in ihrem eigentlichen Aufgabengebiet entlastet.

**Ausflug in die Praxis: Qualitätszirkel in der Ambulante Hauskrankenpflege Vitalis GbR**

Die Ambulante Hauskrankenpflege Vitalis GbR baut seit mehr als einem Jahr auf die Ergebnisse eines Qualitätszirkels. Entsprechend den Vorgaben des Pflegeversicherungsgesetzes wurde nicht nur ein Qualitätsmanagementbeauftragter (QMB) ernannt, sondern es wurden auch regelmäßige Qualitätszirkel einberufen. Diese werden vom QMB moderiert. Bislang konnten im Zirkel notwendige Standards entwickelt, ein Einarbeitungskonzept beschrieben und zahlreiche Verfahrensanweisungen beschlossen werden. Im Rahmen einer anlassbezogenen Überprüfung des Pflegedienstes durch den MDK wurde die Qualitätszirkelarbeit gelobt. Zukünftig soll der Qualitätszirkel den Pflegedienst auf die Zertifizierung vorbereiten.

Die häufigsten Probleme bei der Einführung und Durchführung der Zirkelarbeit sind die mangelnde Unterstützung durch das Management, fehlende Zeit für die aktive Teilnahme und eine zu lange Verzögerung bei der Rückmeldung von Verbesserungsvorschlägen und ihrer Umsetzung. Zirkelarbeit sollte deshalb in umfassendere Konzepte der Personal- und Organisationsentwicklung eingebunden werden (Bungard/Antoni, 1993).

### 4.1.10
### Hospitation/Trainee-Programm

Unternehmen, für die entsprechend ihrer Kultur und Leistungserbringung eine Vernetzung einzelner Abteilungen notwendig ist, nutzen als Personalentwicklungsmaßnahme gerne die *Hospitation*. Hospitation bedeutet in diesem Zusammenhang, dass ein Mitarbeiter für einen begrenzten Zeitraum in anderen Abteilungen eingesetzt wird. Hierbei handelt es sich nicht um eine Versetzung oder eine Job-Rotation, sondern um eine zeitlich begrenzte Tätigkeit in einem für den Mitarbeiter fremden Tätigkeitsfeld. Der Mitarbeiter bekommt dadurch die Chance, Kontakte zu knüpfen, die Tätigkeit anderer Abteilung kennen zu lernen und besser zu verstehen. Ziel der Hospitation ist es, die Fähigkeit zu abteilungs-

**Ausflug in die Praxis: Das Trainee-Programm der Provita Medical GmbH**

Die Provita Medical GmbH ist ein Anbieter internetgestützter Patienteninformationssysteme. Neue Mitarbeiter in diesem Unternehmen durchlaufen auf dem Weg zu einer verantwortungsvollen Aufgabe als Führungskraft ein einjähriges Trainee-Programm. Das *Trainee-Programm* stellt eine Kombination aus Einarbeitung und Training dar. Der neue Mitarbeiter durchläuft in vorbestimmtem Rhythmus alle Abteilungen vom Rechnungswesen über die Personalabteilung bis hin zu den medizinischen Abteilungen. Des Weiteren erfährt er in diesem Jahr zahlreiche Schulungen, die ihn auf seine zukünftige Tätigkeit vorbereiten. Das Unternehmen betrachtet die hohe Investition in ein solches Trainee-Programm als Investition in die erfolgreiche Ausübung einer verantwortungsvollen Aufgabe in diesem Unternehmen. Darüber hinaus kann während des Jahres sehr gut entschieden werden, wer für eine solche Tätigkeit geeignet erscheint und wer nicht.

übergreifendem Denken gezielt zu fördern. Wie bereits bei der Job-Rotation beschrieben, kann darin ein entscheidender Vorteil liegen, wenn man sich vor Augen führt, dass Bereichsegoismen den Erfolg zahlreicher Unternehmen hemmen. Weitere Vorteile aus der Perspektive der Personalentwicklung sind in der Steigerung der Flexibilität eines Mitarbeiters sowie in der geförderten Entwicklungsbereitschaft zu sehen.

In diesem Zusammenhang sei auch auf *Trainee-Programme* verwiesen. Hierbei durchläuft ein Mitarbeiter systematisch im Rahmen einer meist einjährigen Einarbeitung unterschiedliche Abteilungen – in der Regel auf der Basis einer Job-Rotation. Hintergrund für die Integration von Hospitation bzw. Trainee-Programmen ist die Erkenntnis, dass es für die Ausführung zahlreicher Aufgaben in einem Unternehmen zwingend erforderlich ist, dass ein neuer Mitarbeiter die Zusammenhänge in einem Unternehmen versteht. Dieses Verständnis kann am effizientesten durch eine Tätigkeit in eben diesen Abteilungen erreicht werden.

## 4.2
# Personalentwicklung *off the job*

Mit PE-Maßnahmen werden im herkömmlichen Sprachgebrauch in der Regel punktuelle Einmal-Veranstaltungen, wie Seminare, Weiterbildungskurse oder Trainings, assoziiert. Gemeint ist damit die Personalentwicklung *off the job,* bei der die Mitarbeiter aus dem Berufsalltag heraus für eine bestimmte Weiterqualifikation abgestellt werden. Bei Personalentwicklung *off the job* geht es also um die Verbesserung von Wissen und Fertigkeiten bei ausgewählten Mitarbeitern, die nicht im alltäglichen Arbeitsumfeld stattfindet. Die PE-Maßnahme erfolgt also losgelöst von der eigentlichen Arbeitsaufgabe, häufig auch außerhalb des Unternehmens und wird dann als *externe* PE-Maßnahme bezeichnet. Zum Einsatz bei der Personalentwicklung *off the job* kommen dennoch häufig sehr arbeitsnahe oder fallorientierte Lehrmittel, wie Fallstudien, Planspiele und Rollenspiele, die den Transfer in das eigentliche Arbeitsfeld sicherstellen sollen.

Zu den Personalentwicklungsmaßnahmen *off the job* zählen:

- Seminare
- Trainings
- Weiterbildungen
- Förder-Assessment-Center
- Supervision
- Coaching
- Mentoring.

Allesamt sollen sie dazu beitragen, die Leistungen des Mitarbeiters anzupassen oder zu verbessern. Über ausgewählte Personalentwicklungsmaßnahmen können Mitarbeiter auf die Übernahme zukünftiger Führungsaufgaben oder schwieriger Fachaufgaben vorbereitet werden. Auf diese Weise kann eine kompetente Leistungserbringung gewährleistet werden.

### 4.2.1
# Seminare und Trainings

Seminare und Trainings können als die «klassischen» Methoden der Personalentwicklung *off the job* bezeichnet werden. Gemeint ist mit dem Begriff «Seminar» die typische Schulsituation, in der die reine Wissensvermittlung im Vordergrund der Maßnahme steht. Entsprechend bestimmt ein traditionelles Verhältnis zwischen Lehrer und Schüler häufig auch die Rollenzuschreibung der Teilnehmer im Seminar. Das *Training* setzt dagegen einen etwas anderen Schwerpunkt. Hier geht es primär um die Aneignung von Verhaltensmustern und Handlungskompetenzen, die in der Maßnahme häufig praktisch trainiert werden. Trainings und Seminare bieten den Teilnehmern häufig eine Grundlagenqualifizierung im jeweiligen Themenbereich; die praktische Vertiefung erfolgt im Berufsalltag.

Erst mit dem erfolgreichen Transfer in den Arbeitsbereich des Mitarbeiters ist das Ziel der PE-Maßnahme erreicht. Insofern sollte ein besonderes Augenmerk darauf liegen, dass Seminar oder Training auf den Anteil der Vermittlung von für die Praxis erforderlichen Kompetenzen zu überprüfen. Ein zielorientiertes *Briefing* des jeweiligen Trainers bzw. Dozenten sollte Bestandteil jeder Personalentwicklungsplanung sein. Wichtig ist es insbesondere, klare Inhalte sowie Seminar- und Trainingsziele zu definieren.

Im Alltag der praktischen Personalentwicklung stellen Trainings und Seminare auch heute noch die wichtigsten Instrumente der Personalentwicklung dar (Weidemann/Paschen, 2001: 65).

## 4.2.2
# Assessment-Center und Development-Center

«Assessment-Center» ist die Bezeichnung für ein Gruppenauswahlverfahren, ursprünglich entwickelt zum Test und zur anschließenden Auswahl geeigneter Führungskräfte. Die ersten Assessment-Center wurden im militärischen Bereich eingesetzt, wo sie zur Auswahl von Offizieren dienten. In den 60er-Jahren des 20. Jahrhunderts wurde das Verfahren dann von amerikanischen Konzernen als Instrument der Personalauswahl weiterentwickelt und methodisch verfeinert. Heute gehört das Assessment-Center zu den Standardauswahlverfahren größerer, aber auch kleinerer Unternehmen.

Allgemein betrachtet ist das Assessment-Center ein Verfahren zur systematischen Beobachtung und Bewertung des Verhaltens bzw. der Sozial- und Methodenkompetenz der Teilnehmer. Die Bewerber oder Mitarbeiter müssen sich im Assessment-Center in unterschiedlichen, meist an die Praxis angelehnten Situationen beweisen. Häufig entsprechen die gestellten Anforderungen denen, die in Zukunft zu bewältigen sind. Allerdings stehen Sozial- und Methodenkompetenz im Fokus der Betrachtung, konkrete Fachkompetenz wird nur selten abgefragt.

Die Teilnehmerzahl liegt bei vier bis zwölf Kandidaten, außerdem nehmen noch einige Assessoren und Moderatoren teil. Jeder Kandidat wird von mehreren Beobachtern beurteilt, er muss dabei unterschiedliche Aufgaben erfüllen und Diskussionsbeiträge erbringen. Hier werden verschiedene eignungsdiagnostische Methoden sinnvoll miteinander kombiniert. Zielgruppe dieser Verfahren – die zwischen einem halben Tag und insgesamt drei Tagen dauern – sind meist Führungskräfte. Allerdings können auch Krankenpflegeschulen bei der Auswahl von Schülern große Erfolge mit diesem Verfahren erzielen. Zu den im Kontext der Assessment-Center häufig zum Einsatz kommenden Verfahren zählen Gruppendiskussionen, Postkorb-Übungen (eine größere Menge an Schriftstücken muss in einer vorgegebenen Zeit bearbeitet werden), Präsentationen, Fallstudien und Planspiele. Auch Einzelinterviews können zwischendurch geführt werden. In einem Schlussgespräch wird dem Bewerber dann die Entscheidung und zumeist die Begründung mitgeteilt. Assessment-Center ermöglichen eine effektivere und sicherere Personalauswahl.

Von der reinen Verwendung als Personalauswahlinstrument hat sich das Assessment-Center mittlerweile bis hin zur Potenzial- oder Entwicklungsanalyse, dem *Development-Center* (auch: Förder-Assesment-Center, Entwicklungsseminar, Förderseminar), entwickelt. Besonders das Development-Center wird in der

**Ausflug in die Praxis: Assessment-Center der Ambulante Hauskrankenpflege Vitalis GbR**

Frau Kramer und Frau Chmielewski sind entschlossen, drei neue Auszubildende einzustellen. Durch die Weiterentwicklung des Unternehmens und dem damit verbundenen Anschluss des Wellness-Bereichs suchen die Gründerinnen freundliche, lernfähige, offene, flexible und kundenorientierte Mitarbeiter. Um die Bewerber etwas gründlicher unter die Lupe zu nehmen, planen die beiden Inhaberinnen die Durchführung eines Assessment-Centers, in dem die Bewerber auf diese Kriterien geprüft werden sollen. Ganz praktisch wollen Frau Kramer und Frau Chmielewski unter anderem eine Gruppendiskussionsrunde zum Thema «Warum Wellness?» und eine Beratungssimulation durchführen, in der die Bewerber einen fiktiven Kunden beraten sollen. Im Assessment-Center müssen sich die Bewerber einer ungewohnten Situation stellen und mit dieser durch Improvisation und Kreativität fertig werden. «Super!», schwärmt Frau Kramer von den Ergebnissen der Runde, «Da können wir uns jetzt wirklich ein sehr genaues Bild von den Bewerbern machen. Das sollten wir auch für unsere Mitarbeiter im Bereich Personalentwicklung einführen!», ist sie überzeugt. So könnte die Ambulante Hauskrankenpflege Vitalis GbR systematisch überprüfen, welchen Erfolg Seminare für die Mitarbeiter haben, inwieweit diese sich konkret weiterentwickeln. «Probieren wir das doch einfach einmal aus», antwortet Frau Chmielewski.

Personalentwicklung häufig verwendet, um nach größeren Entwicklungsschritten den Erfolg der Maßnahmen zu überprüfen (**Abb. 4-2** auf S. 114).

Hinsichtlich des vorhersagbaren Berufserfolgs liegen zahlreiche positive Belege vor. Auf Grund des großen Aufwands bei der Konstruktion, Durchführung und Auswertung bleibt dieses Verfahren jedoch eher größeren Einrichtungen vorbehalten.

### 4.2.3
## Rollenspiele und Fallstudien

Der Begriff «Rollenspiel» bezeichnet eine Aufgabe für den Teilnehmer, bei der er eine vorher definierte Rolle annehmen und diese innerhalb eines vorgegebenen Bezugsrahmens situations- und handlungsgerecht spielerisch ausfüllen muss. Im Bereich der Personalentwicklung ist das Rollenspiel eine Methode, die darauf abzielt, die jeweiligen Lerninhalte erlebnisorientiert zu vermitteln und die erlernten Wissensinhalte und Erfahrungen durch Reden und Spielen darzustellen bzw. anzuwenden. Die Teilnehmer erhalten die Aufgabe, ihre Ergebnisse zum inhaltlichen Arbeitsauftrag in Form einer Szene darzustellen. Anschließend erfolgt eine Reflexion des Rollenverhaltens, indem Teilnehmer und Beobachter ihre Eindrücke darstellen.

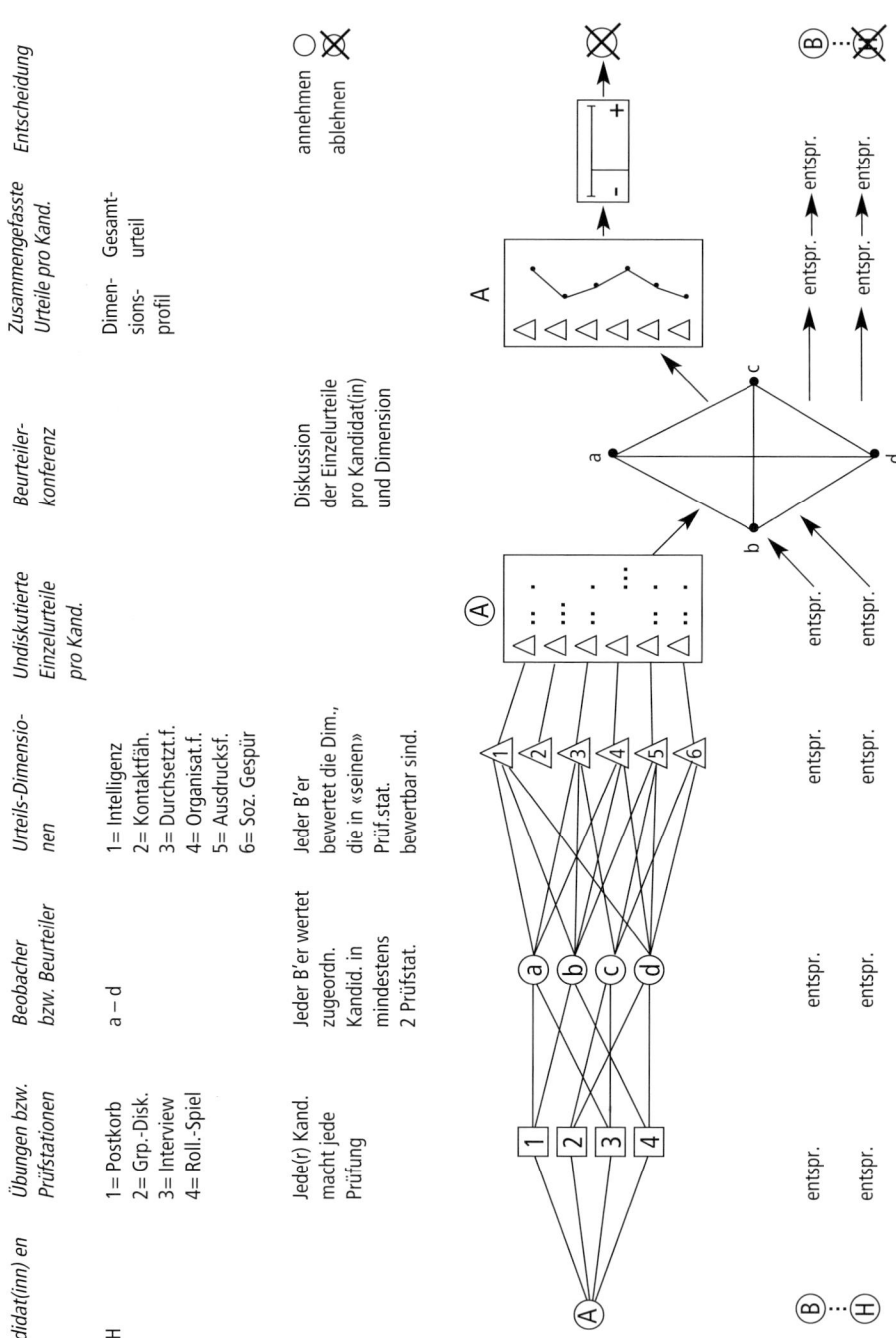

**Abbildung 4-2:** Typischer Ablauf eines Assessment-Center (Quelle: Neuberger, 1995: 75)

Das Rollenspiel zählt zu den *gruppendynamischen Maßnahmen der Personalentwicklung*. Als solche ermöglicht es dem Teilnehmer, sich von seiner eigenen sozialen Identität zu distanzieren und eröffnet darüber den Zugang zum kreativen Bereich der sozialen Interaktion und Interkommunikation. Durch das Einnehmen einer fremden Rolle erfährt sich der Teilnehmer aus einer anderen Perspektive. Dies führt beim Teilnehmer zu einer Erweiterung des Selbsterlebens; der Teilnehmer erlebt sich in bisher unbekannten Zusammenhängen und muss gleichzeitig seine Rollenidentität wahren. Exakt darin liegt die pädagogisch-didaktische Stärke des Rollenspiels: Der Teilnehmer wird gewissermaßen gezwungen, die Welt (und sich) mit anderen Augen zu sehen.

Rollenspiele erweisen sich daher als besonders gut geeignet, um routinierte Verhaltensweisen in Frage zu stellen und Betriebsblindheit zu überwinden. In der Praxis werden Rollenspiele häufig in Form von *Fallstudien* durchgeführt. In Fallstudien wird eine Modellsituation konzipiert, in die sich die Teilnehmer zunächst einarbeiten und hineinversetzen müssen. Hierbei erfolgt häufig eine Rollenübernahme. Die Modellsituation ist dabei so konzipiert, dass sich bereits aus der Ausgangslage eine bestimmte Fragestellung oder Problemsituation ergibt. Die Aufgabe der Teilnehmer besteht nun darin, die Aufgaben fallbezogen zu lösen und an ihnen das eben Gelernte einzubringen, etwa am Beispiel eines realen Unternehmens.

Fallstudien und Rollenspiele erleichtern den Praxistransfer, da das Gelernte in der Regel eine direkte Anwendung im Spiel oder in der Studie findet. Das Problem des *Transfers* des Gelernten in die Praxis ist daher als sehr gering einzustufen. Voraussetzung für den Lernerfolg ist natürlich, dass sowohl die Rolle als auch das konstruierte Fallbeispiel für den Teilnehmer einen hohen Wirklichkeitsbezug aufweisen. Außerdem setzen Rollenspiele in der Regel voraus, dass sich die Teilnehmer bereits kennen. Wichtiger jedoch ist, dass das Rollenspiel in einer positiven Atmosphäre stattfindet, in der die Teilnehmer sich gegenseitig vertrauen können und nicht befürchten müssen, für ihr Rollenspiel ausgelacht zu werden. Rollenspiele und Fallstudien sollten aus diesem Grund nicht ganz am Anfang einer Veranstaltung stehen und idealerweise nicht mit einer gerade neu zusammengesetzten Gruppe durchgeführt werden.

### 4.2.4
### Supervision

*Supervision* und *Coaching* sind eng miteinander verwandt. Meist entscheidet sich ein Unternehmen entweder für die Durchführung einer Supervision in einem Team oder für ein Coaching. Denkbar wäre jedoch auch eine Kombination. Je nach Thema und Zielgruppe werden Supervision bzw. Coaching angeboten. Supervision meint in ihrer klassischen Form eine problemorientierte Vorgehensweise in kleinen Gruppen, die von einem *Supervisor* geleitet werden. Im Vergleich zum Coaching liegt der Unterschied in der stärkeren Problemorientierung. Zwar

**Ausflug in die Praxis: Supervision in der Ambulante Hauskrankenpflege Vitalis GbR**

Die Ambulante Hauskrankenpflege Vitalis GbR hat sich für eine *Supervision* entschieden, um einen Konflikt zwischen drei Mitarbeiterinnen zu bewältigen. Uta Kramer und Susanne Chmielewski haben diese Form der Konfliktbewältigung gewählt, da sie sich selbst mit der Problematik überfordert fühlen und den Konflikt nicht im Unternehmen ausweiten wollten. Die Supervision ist notwendig geworden, da der Konflikt unter den Mitarbeiterinnen massive Auswirkungen auf die tägliche Arbeit im Pflegeteam hat. Die Mitarbeiterinnen sprachen lange Zeit nicht miteinander und verfielen häufig in einen öffentlichen Streit, der auch andere Mitarbeiter belastete. Bemühungen von Seiten der Kollegen und auch der Pflegedienstleitung schlugen fehl. Im Rahmen der Supervision konnte die Ursache für die Problematik mittlerweile identifiziert werden. Dies setzte jedoch zu Beginn die Bereitschaft der Mitarbeiterinnen voraus, überhaupt an dem Problem arbeiten zu wollen. Dies war sicherlich die größte zu überwindende Hürde. Laut Aussage des Supervisors soll innerhalb von fünf weiteren Sitzungen ein Punkt erreicht sein, der ein langfristiges miteinander Arbeiten ermöglicht. Erste Erfolge werden von allen im Pflegedienst beschäftigten Mitarbeitern rückgemeldet. Die Ursache des Konflikts kennt jedoch kein Mitarbeiter. Im Rahmen der Supervision wurde zugesichert, dass die hier besprochenen Themen nicht nach außen gelangen sollen.

können sowohl im Coaching als auch in der Supervision Probleme bearbeitet werden. Das Coaching lässt jedoch auch vielfältige Diskussionen über positive Erlebnisse zu. Ein weiterer Unterschied liegt in der notwendigen Qualifikation des Supervisors. Während auf Grund der starken individuellen Problemorientierung ein Supervisor unbedingt eine therapeutische Grundqualifikation besitzen sollte und darüber hinaus eine spezielle Ausbildung zum Supervisor absolviert haben muss, reicht dem Coach eine qualifizierte Ausbildung zum Coach, z. B. auf der Basis von NLP (Neurolinguistisches Programmieren). Voraussetzung hierfür ist jedoch, dass der Coach klar erkennt, wo die Grenzen eines Coachings erreicht werden. Die große Gefahr besteht darin, dass auch in einem Coaching Emotionen ausgelöst und tief verwurzelte Konflikte losgebrochen werden, die sich ohne therapeutischen Hintergrund nicht lösen lassen. Kennt der Coach seine Grenzen, so kann er eine Grenzüberschreitung vermeiden, oder er erkennt zumindest, wann er nicht mehr weiterhelfen kann.

### 4.2.5
## Coaching

Zum einen handelt es sich bei Coaching um «*eine innovative Form der Personalentwicklung für Menschen mit Managementfunktionen*» und zum anderen um «*eine Dialogform, bei der Freud und Leid im Beruf verhandelt werden*» (Schreyögg, 1999: 47). Ausgehend von diesen beiden Schwerpunkten lassen sich diverse

Anwendungsbereiche ableiten, die dieses Instrument für Führungskräfte in Krankenhäusern, Altenheimen und ambulanten Pflegediensten interessant macht. Dabei kommt Coaching sowohl der Unternehmensführung als auch dem Gecoachten selbst zugute. Coaching ermöglicht die Förderung einzelner Mitarbeiter in ganz besonderem Maße. Während in vielen Betrieben Mitarbeiter systematisch «dumm» gehalten werden, haben innovative Einrichtungen längst die Vorteile eines Coachings erkannt. Der Coach fördert gezielt die Entwicklung der Potenziale seines Coachees. Er motiviert und lädt dazu ein, Dinge auszuprobieren. Der Mitarbeiter entwickelt sich damit weiter, seine Kreativität wird gefördert, und er kann mehr in das Unternehmen einbringen. Im Gegensatz zum Training oder Mentoring werden beim Coaching keinerlei Vorgaben gemacht. Der Mitarbeiter kann sich hierbei frei entwickeln. Erst im Anschluss daran wird geprüft, wie diese Potenziale auch in die eigene Tätigkeit eingebunden werden können und damit auch dem Unternehmen zugute kommen. An dieser Stelle sei ein Verweis auf Maaß und Ritschl (1994) erlaubt, die den Unterschied zwischen dem Coach auf der einen Seite und dem Trainer auf der anderen Seiten sehr treffend über den jeweils damit verbundenen Prozess beschreiben.

**Training/Mentoring**
Der Trainer zielt darauf ab, die Fertigkeiten und Fähigkeiten und das Leistungsvermögen des Trainierenden zu steigern. Er analysiert die Aufgabe oder hat eine klare Auftragserteilung und setzt es praktisch um und sorgt dafür, dass Erfolg versprechende Programme gelernt und geübt werden. Dabei geht es darum, Stärken auszubauen und Schwächen zu vermeiden, Fehlverhalten möglichst auszumerzen. Es wird so lange trainiert und geübt, bis sich das Neue automatisiert. Der Trainer sorgt für vertrauensbildende Maßnahmen und Überzeugungen, das Neue anzuvisieren.

**Coaching**
Ein Coach zielt darauf ab, die Leistungsbereitschaft zu optimieren und die Eigenverantwortung zu fördern. Es wird gemeinsam das Problem besprochen, eine Entwicklung angestrebt, eine Strategie festgelegt, eine Intervention überlegt, eine Methode gewählt. Es geht darum, für Erfolg zu begeistern und eigene Programme zu entwerfen, die Potenziale zu entwickeln und sich seiner Schwächen bewusst zu werden.

Während Coaching sich in den 80er- und 90er-Jahren des 20. Jahrhunderts primär an Führungskräfte der oberen Leitungsebene richtete und von externen Coachs angeboten wurden, gibt es heute Coachings, die für jeden Mitarbeiter relevant sind. Sogar jede Führungskraft kann und sollte sich zu einem Coach entwickeln, der die Potenziale der Mitarbeiter fördert. Nach Goleman (2000) ist Coaching einer von sechs Führungsstilen, den er bei besonders erfolgreichen Führungskräften identifizieren konnte.

**Ausflug in die Praxis: Coaching in der Pflegeheim Sonnenschein GmbH**

In die Pflegeheim Sonnenschein GmbH kommt einmal pro Monat ein externer Coach, der mit den fünf Wohnbereichsleitungen zusammenarbeitet. In den Coachingsitzungen, die einen Umfang von jeweils 90 Minuten haben, werden aktuelle Themen aufgegriffen, die gemeinsam bearbeitet werden. In den vergangenen Coachingsitzungen haben sich die Wohnbereichsleitungen selbst zu Coachs ihrer Kollegen und Mitarbeiter weiterentwickeln können. Bei der Auseinandersetzung mit individuellen Problemen leitet der Coach die anderen regelmäßig dazu an, die Rolle des Coachs zu übernehmen. Untereinander herrscht ein breites Vertrauensverhältnis, das die Grundlage zur Bearbeitung von individuellen Problemen darstellt. Mittlerweile existiert nicht nur in den einzelnen Sitzungen ein vertrauensvolles Verhältnis, das von Förderung und Unterstützung getragen wird. Die Heimleitung und Pflegedienstleitung erleben, dass die Coachings zu einem veränderten Verständnis der eigenen Tätigkeit beigetragen haben. Probleme in den Wohnbereichen sollen mittlerweile zeitnäher gelöst werden. Auch die Zufriedenheit der Mitarbeiter sowie das Verhältnis zwischen Mitarbeitern und Führungskräften soll sich insgesamt verbessert haben.

Wer sich zu einem Coach weiterentwickeln möchte, findet vielfältige Trainingsmöglichkeiten und Hilfestellungen im Buch Coaching in der Pflege von Loffing (2003 b).

### 4.2.6
## Mentoring

Ein Mentor ist ein väterlicher Freund oder persönlicher Ratgeber. Entsprechend bezeichnet das Mentoring vereinfacht gesagt die Weitergabe von Wissen und Erfahrung einer Respekts- oder Fachperson an jemanden, der einen Rat benötigt. Auf den Bereich der Personalentwicklung konkretisiert bedeutet Mentoring, das auch unter dem Begriff «Mentorkonzept» gefasst wird, die Beratung eines meist jüngeren Mitarbeiters durch einen erfahrenen älteren Kollegen. Mentoring wird in der Praxis vor allem im Bereich der Führungskräfteentwicklung genutzt. Zur gezielten *Aufstiegsentwicklung* übernehmen erfahrene Führungskräfte die Funktion von Förderern und Beratern der Nachwuchsführungskräfte. Mentoren vermitteln betriebsinterne und -externe Kontakte, geben Hinweise und verweisen auf die formellen und informellen Normen der Unternehmenskultur. Als wichtigster Aspekt einer Mentor-Schüler-Beziehung gilt das persönliche Verhältnis. Besonders im Bereich Frauenförderung setzen einige Unternehmen gezielt auf Mentorenprogramme, um so bisherige Benachteiligungen von Frauen auszugleichen. Mentoring kann, auch wenn es nicht bewusst, sondern eher informell durchgeführt wird, als wichtiger Bestandteil einer Unternehmenskultur betrachtet werden (**Abb.** 4-3).

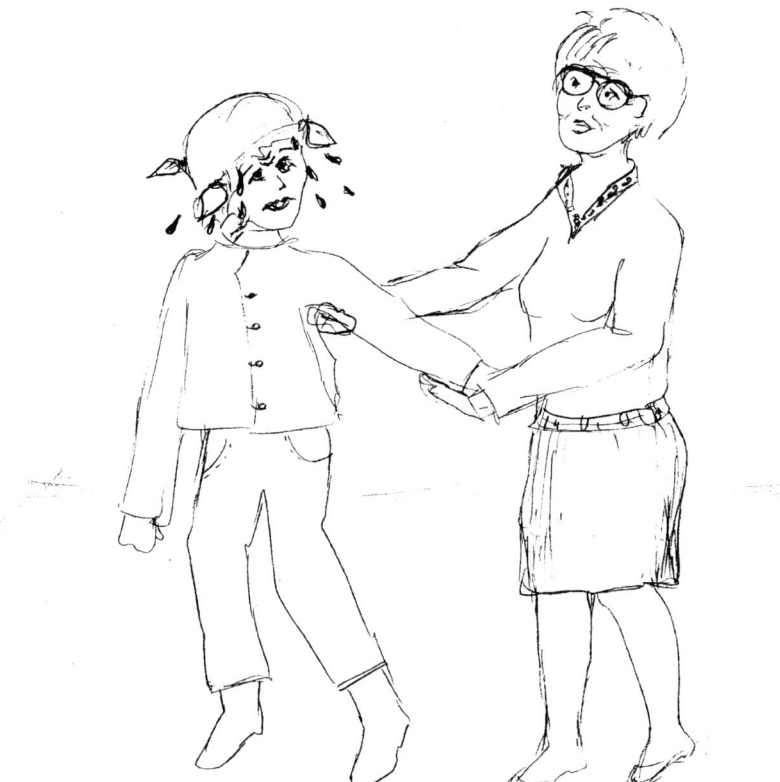

**Abbildung 4-3:** Mentoring (gezeichnet von Bärbel Teiking, 2004)

### Ausflug in die Praxis: Mentoring bei der Ambulante Hauskrankenpflege Vitalis GbR

Durch ihre langjährige Praxiserfahrung und ihre kommunikative und offene Art ist die Mitarbeiterin Elisabeth Fröhlich zu einer beliebten Ansprechpartnerin ihrer Kollegen und vor allem auch neuer Mitarbeiter geworden. Frau Fröhlich steht ihren Kollegen gerne bei Fragen und Problemen zur Verfügung und teilt ihr Wissen mit Anderen. Dabei unterstützt sie ihre Kollegen aber nicht nur mit Fachkenntnissen, sondern auch mit ihrem informellen Wissen und ihrem Gespür für Patienten und deren Bedürfnisse. Uta Kramer und Susanne Chmielewski haben erkannt, dass Frau Fröhlich damit im Unternehmen die informelle Position eines Mentors innehat. Um dies offiziell ein wenig zu unterstützen und ihre Anerkennung zu bekunden schlägt Frau Kramer vor, die inoffizielle Funktion von Frau Fröhlich als Mentor auszuweiten. Dazu wird ein Mentorabend eingerichtet, der einmal im Monat stattfinden soll, indem die Mitarbeiter in einer Diskussionsrunde über ihre Probleme, Belange und Fragen sprechen können. Das Unternehmen verspricht sich davon ein harmonischeres Arbeitsklima und eine bessere soziale Kommunikation.

# Kapitel 5
# Moderne Instrumente
# für die Praxis

Menschen mit einer neuen Idee
gelten so lange als Spinner,
bis sich die Sache durchgesetzt hat.

(Mark Twain)

# 5.
# Neuere Maßnahmen und Instrumente der Personalentwicklung

## 5.1
## Trends im Bereich Personalentwicklung

Kürzere Innovationszyklen von Produkten und Dienstleistungen, ein erhöhter Technisierungsgrad von Produktionsanlagen sowie die geringe Halbwertszeit von Wissen in Unternehmen führen in der heutigen Arbeitswelt zu einer beschleunigten Veränderung der beruflichen Anforderungsprofile. Im Bereich der Personalentwicklung sind hierbei vor allem zwei Entwicklungen auffallend: ein immer größer werdendes Bedürfnis nach Veränderung einerseits und Anpassung an den technischen Fortschritt andererseits.

Wunderer und Dick beschreiben in ihrem Werk «Personalmanagement – Quo Vadis?» Trends, die sich herauskristallisiert haben (Wunderer/Dick, 2000: 134 f.). In diese Trends werden sowohl auf Unternehmensseite als auch auf Seiten der Bildungsinstitutionen große Hoffnung gesetzt:

1. *Selbstentwicklung wird zur Normalität*, das heißt, Mitarbeiter werden in Zukunft erheblich mehr Verantwortung für ihre eigene (Personal-)Entwicklung übernehmen müssen. Die «Mitarbeiter der Zukunft» werden selbstständig und eigenverantwortlich adäquat auf individualisierte Arbeitsinhalte reagieren müssen.

2. *On-the-job-Entwicklungen* rücken immer mehr in den Vordergrund. Mitarbeiter können so immer mehr eigenständig Lerninhalte und Informationsfluss direkt an ihrem Arbeitsplatz beziehen.

3. Auch *strukturelle Personalentwicklungen* gewinnen an Relevanz. Es entwickelt sich eine lern- und motivationsfördernde Arbeitssituation auf Grund steigender Ansprüche seitens der Mitarbeiter einerseits und steigenden Anforderungen der Unternehmen andererseits.

4. Durch zunehmend komplexere Arbeitsinhalte besteht eine *Nachfrage nach Führungskräften*, die dann auch die Funktion als Personalentwickler überneh-

men werden. Sie sollen verschiedene Instrumente, wie z. B. die interaktive *Förderung der Lernmotivation*, einsetzen.

5. Zusätzlich wird versucht, begrenzter «Outsourcing» zu betreiben und sich verstärkt auf die *Kernkompetenzen* des Unternehmens zu konzentrieren.


## 5.2
# Distance-Learning

Der Begriff «Distance-Learning» bedeutet wörtlich übersetzt «Lernen auf Distanz». Entsprechend definieren Hofmann und Regnet: «Allgemein meint Distance-Learning das Lernen an unterschiedlichen Örtlichkeiten» (Hofmann/Regnet, 2003: 237).

Ein wichtiger Teilbereich dabei ist das *E-Learning*, das den Focus auf das Lern- und Lehrmedium Computer richtet. Distance-Learning fokussiert dagegen die «Entfernung». Dabei löst man sich insbesondere von dem traditionellen *Face-to-Face-Unterricht* und geht zu individuell auf den Lernenden zugeschnittenen Inhalten über, da ihm dies einen erheblichen Mehrwert bringt.

Grundsätzlich lässt sich Distance-Learning unterscheiden in *Computer-Based-Training* (CBT) und *Web-Based-Training* (WBT). Der Begriff «Computer-Based-Training» bezeichnet Lernanwendungen, die über CD-ROM oder das Internet zum Anwender transportiert werden. Die Lerninhalte werden hierbei in der Regel *multimedial* aufbereitet. Hierbei werden Texte, Abbildungen, Tonaufzeichnungen und Videosequenzen miteinander verknüpft, sodass der Anwender die Lerninhalte mit verschiedenen Sinnen aufnehmen kann. In der Praxis beruhen viele Distance-Learning-Anwendungen jedoch auf einfachen didaktischen Konzepten, die das Interesse der Nutzer schnell verlieren.

Ein weiterer Nachteil vieler aktueller Lösungen ist zudem, dass die Inhalte in einer festgelegten Reihenfolge nacheinander ablaufen, wobei der Nutzer häufig keine Möglichkeit hat, die vorgesehene Abfolge zu umgehen. Ein exploratives, d. h. entdeckendes Lernen ist somit kaum möglich. Der Nutzer kann nur das Tempo selbst bestimmen, Inhalte und Vermittlungsstrategie sind vorgegeben. Daneben findet kein Austausch mit anderen Lernenden statt.

Eine neuere Form des Distance-Learning ist das *Web-Based-Training* (WBT). Hierbei macht man sich die Tatsache zu Nutze, dass das Internet ein einzigartiges virtuelles Forum darstellt, mit dem Wissen auch über große Entfernungen leicht vernetzt und ausgetauscht werden kann. Mit dem WBT bedient sich Distance-Learning virtueller Klassenzimmer ebenso wie elektronischer Seminare, wo die Teilnehmer per E-Mail oder Chat miteinander in Verbindung stehen. Lerneinheiten werden entweder öffentlich im Internet oder nur zur firmeninternen Nutzung im *Intranet* zur Verfügung gestellt. Bei dieser Lernform an vernetzten Computern können sich die Teilnehmer in Diskussionsgruppen und Chats austauschen.

Web-Based-Trainings bestehen häufig aus flexibel gestalteten Webseiten. Diese ermöglichen es dem Teilnehmer, sämtliche Fortbildungsinhalte aus dem Internet auf den Büro-PC herunterzuladen und dann individuell zu bearbeiten. Die Teilnehmer bearbeiten die zur Verfügung gestellten Unterrichtsmaterialien eigenverantwortlich und überprüfen ihren Lernerfolg durch einen im Programm integrierten Test, etwa mit Multiple-Choice-Fragen. Ein virtueller Studienplan ermöglicht den Überblick über das Pensum und zeigt den optimalen Lernweg auf. Häufig lässt sich hier auch ein Vergleich mit anderen Teilnehmern und ihrem Lernstand einrichten.

Oft werden die Nutzer der Seminareinheiten bei ihren Lerneinheiten von einem *Teletutor*, einem speziell ausgebildete Lehrer für die Ausbildung an multimedialen Lerneinheiten auf Distanz, begleitet und unterstützt. In diesem Fall spricht man auch von *Telelearning*. In virtuellen Klassenzimmern oder Sprechstunden «trifft» sich der Trainer mit seiner Lerngruppe im Internet. Bei den technisch höherwertigen Angeboten ist auch ein gemeinsamer Zugriff von Tutor und Schüler auf eine Anwendung möglich. Konkrete Probleme oder Lernschwierigkeiten können durch den gegenseitigen Austausch schnell und effizient geklärt werden. Zudem besteht permanent die Möglichkeit, Erfahrungen oder Inhalte mit anderen Teilnehmern auszutauschen.

Distance-Learning hält mittlerweile Einzug in die verschiedensten Sparten und Bereiche des Arbeitslebens und der Personalentwicklung. Dieser Trend wird sich sicherlich noch stärker durchsetzen. Für die meisten Schüler und Studierenden ist es heutzutage bereits völlig selbstverständlich, im Internet nach Informationen zu suchen. Zahlreiche interaktive Bildungsportale stehen bereits zur Verfügung, die neben dem Abrufen von Informationen und Wissen auch virtuelle Diskussionsforen (*Chatrooms*) zur Verfügung stellen, in denen ein Wissensaustausch mit Experten und anderen Teilnehmern erfolgt. Eine umfassende Plattform des Distance-Learning wurde von DaimlerChrysler bereits vor einigen Jahren aufgebaut. Unter Einsatz virtueller Bildungseinrichtungen wurden bereits über 7000 Führungskräfte des deutsch-amerikanischen Automobilherstellers weitergebildet. Bei DaimlerChrysler hat das Projekt *Distance-Learning* bereits unternehmensstrategische Bedeutung.

Als nächster Entwicklungsschritt im Distance-Learning bleibt zu erwarten, dass Weiterbildungsveranstaltungen in Zukunft per Video-Livestream im Internet übertragen werden. Zur Teilnahme an diesen virtuellen Live-Seminaren müssten jedoch alle Teilnehmer über einen Breitband-Internetanschluss verfügen. Auch hier schreitet die Informationstechnologie mit ihren technischen Möglichkeiten voran: In den USA ist diese Vision bereits akademischer Alltag.

Die Homepage http://www.pflege-kurse.de bietet dem Anwender einen internetbasierten Reanimationskurs aus sechs Probelektionen, die viereinhalb klassischen Unterrichtsstunden entsprechen. Zusätzlich werden dem Anwender Foren mit Pflegestandards und Examensfragen zu Verfügung gestellt. Der Reanimationskurs wird durch Video, Animation und Kontrollfragen multimedial gestaltet. Dabei stellt diese Homepage ein interessantes E-Learning-Angebot dar, dem weitere folgen werden.

## 5.3
# E-Learning

Wird der Computer nach der Arbeitswelt nun auch die Lernwelt revolutionieren? Glaubt man neuesten Prognosen, so steht mit den kommenden Jahren der weltweite Durchbruch des «elektronischen Lernens», des E-Learning, bevor. Bei vielen Unternehmen und Weiterbildungseinrichtungen gilt E-Learning als Antwort auf lebenslanges Lernen. Während der nationale E-Learning-Markt im Jahr 2000 einen Umsatz in Höhe von etwa 24 Millionen Euro verzeichnen konnte, rechnen zahlreiche Marktanalysten mit einem drastischen Anstieg. Bis ins Jahr 2004 soll der Umsatz der E-Learning-Branche bereits bei über 550 Millionen Euro liegen. Tatsächlich verfügt das computer- oder webbasierte Lernen über Potenzial, das auch für die Aus- und Weiterbildung in der Pflege interessante Perspektiven eröffnet.

Das Schlagwort «E-Learning» ist gleich bedeutend mit online- oder webbasiertem Lernen (Hoffmann, 2003: 321). Damit stellt E-Learning eine Lernmethode dar, die auf einer Kombination aus selbst gesteuertem Lernen vor dem Computer und der Einbeziehung der vielfältigen Möglichkeiten des Internets sowie der Hilfe der Telekommunikation basiert. E-Learning kann vom Benutzer, dem *User,* entweder alleine und eigenverantwortlich oder gemeinsam in der Gruppe im Rahmen eines Seminars genutzt werden.

## 5.3.1
### Seminare mit E-Learning

E-Learning-Seminare werden häufig von so genannten *Teletutoren* geleitet. Teletutoren sind speziell ausgebildete Lehrer für die Ausbildung an multimedialen Lerneinheiten (s. o., auch *Telelearning*). Die Teletutoren sollen den Teilnehmern, wenn nötig, Hilfestellung leisten und sie bei ihren Lerneinheiten betreuen. Sie sollen die Teilnehmer durch die Lektionen führen und bei Problemen zu Rate stehen. Findet das Seminar nicht räumlich zusammen, sondern als *Distance-Learning* statt, beschränkt sich die Arbeit der Teletutoren in der Praxis weitgehend auf Kommunikation über die einzelnen Systeme mit den Teilnehmern. Den Teilnehmern stehen im Allgemeinen diverse Funktionalitäten des Internets, E-Mail, Chat, Videokonferenzen, virtuelle Bibliotheken, Video-Streaming und Newsgroups zur Verfügung.

Beim *Video-Streaming* werden Bild- und Videosequenzen über das Internet über-tragen. Dies hat den Vorteil, dass trotz der Distanz der Teilnehmer voneinander jeder gleichzeitig Informationen mittels visueller Wege erhält. Zudem vereinfa-chen Bild- und Videodaten das Lernen erheblich, da das Wissen auf diese Weise «greifbarer» und verständlicher wird.

*Newsgroups* stellen einen virtuellen Wissenspool an Informationen dar, die von verschiedenen Benutzern dort «eingelagert» und somit zur Verfügung gestellt werden. Im Gegenzug kann man sich dieser Informationen jederzeit bedienen, wenn sie benötigt werden. Dies erspart vor allem Zeit, sich die Informationen selbst zu besorgen. Die signifikanteste Differenz zum *Chat* besteht darin, dass es sich bei den Newsgroups nicht um einen live-, *Face-to-face-Austausch* von Daten handelt, sondern diese Form des Lernens zeitlich unabhängig und unbegrenzt ist.

Neben dem Erfahrungsaustausch in Newsgroups oder Chatforen, können Teil-nehmer auch virtuell eigene Gruppenarbeitsräume erstellen und so die Vorteile der virtuellen Gruppenarbeit nutzen. Eigene Lernanforderungen können damit selbst definiert, und der Lernerfolg kann eigenständig überprüft werden. Daneben sollen die Teilnehmer die Systeme auch dazu nutzen, um mit anderen Teilneh-mern in Kontakt zu treten. Dadurch sollen soziale Kontakte gefördert werden.

### 5.3.2
## Individuelles Lernen mit E-Learning

Nach einer individualisierten Betrachtungsweise des E-Learning liegt ein ent-scheidender Vorteil darin, ortsunabhängig und zu jeder Zeit lernen zu können. Dadurch lässt sich Lernen situationsabhängig ganz individuell den Bedürfnissen des Nutzers anpassen. Er kann sich beispielsweise aussuchen, ob er die Informa-tionen nun direkt vom Arbeitsplatz, von zu Hause oder aus einem Internetcafe einholt. Im Idealfall ergibt sich eine erhebliche Verbesserung der Aufnahmefähig-keit und des Lernerfolgs des Benutzers, da er sich auch keinem psychischen Stress, wie in einem traditionellen Seminar, aussetzen muss. Jedoch muss in dieser Hin-sicht sehr stark an die Eigenverantwortlichkeit und Bereitschaft des Benutzers appelliert werden. Es wird ihm ein hohes Maß an Selbstdisziplin abverlangt. Vor allem besteht die Gefahr der Vernachlässigung von Arbeits- und Lerninhalten, da es letztlich an einer treibenden Kraft, einem Motivator fehlt, sich hinzusetzen und zu lernen. Vor allem bei Unternehmen ist dieser Gefahr ein hoher Stellenwert bei-zumessen, da es ein großes Vertrauen der Unternehmensführung in die Mitarbei-ter voraussetzt. Es wird sozusagen dem Unternehmen ein Stück Kontrolle entzo-gen und in die Freiverantwortlichkeit der Mitarbeiter gesetzt. Dies kann unter Umständen eine entscheidende Risikokomponente darstellen, die bei Nachlässig-keit der Mitarbeiter fatale Folgen für das Unternehmen hat.

### 5.3.3
### E-Learning in der Diskussion

Für den Benutzer ergibt sich aus dem E-Learning eine Reihe positiver Aspekte, von denen einige im Folgenden diskutiert werden. Zunächst wird das *Lernen selbstbestimmt*, das heißt, konservative Lernprozesse wandeln sich in ein vom Benutzer selbst organisiertes Lernmilieu um. Der Teilnehmer bestimmt selber, wann und vor allem wo er lernt. Dadurch erhält er die Möglichkeit, Aufgaben, Lerngeschwindigkeit und Lernpensum seinen persönlichen Bedürfnissen anzupassen. Insofern trägt E-Learning dazu bei, *Lernen zu individualisieren.* Der Forderung nach einem höheren Fokus auf die individuellen Bedürfnisse versucht E-Learning aber noch durch einen weiteren Punkt gerecht zu werden: Durch die Möglichkeiten diverser ergänzender Anwendungen, wie E-Mail, Chat, Newsgroup oder Internet, können die Teilnehmer in eine soziale Interaktion treten, in der sie bedürfnisgerecht Erfahrungen und Lerninhalte austauschen können. Durch die vielfältige Nutzung verschiedener Plattformen werden Kreativität, Motivation und Eigeninitiative gefördert (Hoffmann: 2003). Damit wirkt sich E-Learning gleichzeitig positiv auf das Gesamtergebnis und auf die betriebliche Leistungsfähigkeit aus. Zudem werden Methodenkompetenz und der Umgang mit neuen Medien im Lernprozess spielerisch gefördert.

E-Learning-Programme sind in der Regel *multimedial* aufbereitet. Durch die Nutzung eines breiten Spektrums an technischen Möglichkeiten werden Lerninhalte anschaulich und für den Teilnehmer interessant aufbereitet. Unterrichtsmaterialen müssen nicht erst mühsam besorgt werden, sondern lassen sich durch einen einfachen Mausklick anschaulich darstellen. Die Einbindung von Bild-, Video- und Audiomaterial macht auch pädagogisch-didaktisch Sinn: Abstrakte Lerninhalte lassen sich durch eine Kombination aus Bild, Text und Animation konkreter verstehen und leichter erlernen. Durch die vernetzte Ansprache verschiedener Sinne (z. B. Hören und Sehen), wird eine höhere kognitive Verarbeitungsrate und damit in der Regel auch ein höherer Lerneffekt erzielt. Ein weiterer didaktischer Vorteil des E-Learning besteht darin, dass gleichzeitig zeitabhängige *synchrone* sowie zeitunabhängige *asynchrone* Lernfelder bearbeitet und genutzt werden können. Somit kann sich der Benutzer die Zeit zum Lernen «nehmen», wann und wo immer er möchte.

Elektronische Lernsysteme funktionieren ausschließlich faktenbasiert und sind damit *werteneutral.* Bei der Kontrolle des Lernerfolgs werden soziale Kriterien vollkommen außer Acht gelassen, nur das effektive Lernergebnis wird bewertet (Hofmann/Regnet: 2003). Zahlreiche Studien belegen, dass in konservativen Lernumgebungen und Prüfungssituationen die soziale Interaktion der Teilnehmer und Lehrer enorme Verzerrungen von Leistungsergebnis und Leistungsbewertung bewirkt. Die Ausschaltung derartiger Verzerrungsmechanismen hilft dem Benutzer insoweit, als dass er exakt feststellen kann, welche Fortschritte er tatsächlich gemacht hat. Ungerechtigkeiten werden vermieden.

Andererseits wirkt ein persönlich ausgesprochenes Lob im sozialen Kontext als einer der stärksten psychischen Motivatoren. Somit besteht die größte Chance von E-Learning nicht in der stupiden isolierten Benutzung, sondern gerade in der Kombination mit sozialen Gesichtspunkten. Der erste Ansatzpunkt ist der *Teletutor*, der die Teilnehmer in jeder Hinsicht unterstützen soll. Nur darf dies lediglich als Ansatzpunkt einer sozial gerechten Ausgestaltung des Lernkonzepts betrachtet werden. Es muss vielmehr durch Einsatz z. B. von Kontrolleuren die Arbeit der Teilnehmer eventuell durch Prüfungen auf die Probe gestellt werden. Somit erhalten die Teilnehmer auch menschliches Feedback über ihren Lernerfolg, das – wie oben angesprochen – wesentlich motivierender ist. Zusätzlich kann das E-Learning um traditionelle Lernmethoden, wie das einmalige Treffen der Teilnehmer, um sich untereinander auszutauschen und die soziale Struktur des Lerninhalts zu stärken, erweitert werden. Man vernachlässigt zwar so gerade die Methodik des E-Learning, sich über das Internet und andere Plattformen auszutauschen, jedoch wird dadurch der Lernerfolg verbessert. Denn letztlich kann kein Medium dieser Welt den Mensch und seine soziale Kompetenz ersetzen.

Die Nutzung von E-Learning-Angeboten bietet auch dem Unternehmen vielfältige Vorteile. Die Weiterbildung der Mitarbeiter geschieht auf dem Level des *Just-in-Time-Lernens*, das heißt, es werden Weiterbildungsangebote nur dann genutzt, wenn sie auch der konkreten Verwendung dienen. E-Learning kann sowohl *on the job* als auch *off the job*, etwa zu Hause beim Mitarbeiter, erfolgen. Durch E-Learning kann damit vermieden werden, ganze Betriebsprozesse einzuschränken, weil die Mitarbeiter auf wochenlangen Kursen sind. Vielmehr kann sich der Mitarbeiter die Kenntnis im Idealfall vor Ort am Arbeitsplatz aneignen und verinnerlichen. Nötige Voraussetzung für die Anwendung von E-Learning ist die Bereitstellung der zu nutzenden Medien.

Ein weiterer Vorteil ergibt sich gegenüber den Kunden. Durch die schnelle Erfassung von Neuerungen durch die Mitarbeiter wird eine immer aktuelle und somit verbesserte Beratung des Kunden gewährleistet. Durch die wachsende Flexibilität der Mitarbeiter müssen Schulungen auch nur besucht werden, wenn konkreter Bedarf entsteht: Die Phase der Planung konkreter Personalentwicklung wird dadurch erheblich verkürzt. Gleichzeitig können die einzelnen Mitarbeiter aus dem Angebot der Schulungsinhalte diejenigen selektieren, die sie auch wirklich benötigen. Zeit sparend ist vor allem die Tatsache, dass gleichzeitig schnell informiert und ein großer Teilnehmerkreis erreicht werden kann. So wird z. B. im Bereich einer Produkteinführung innerhalb kürzester Zeit die komplette Belegschaft zielgerichtet auf den neuesten Stand gebracht. Es entfallen auch zeit- und kostenintensive Kommunikationswege. Durch die Interaktivität können Netzwerke innerhalb und außerhalb des Unternehmens geknüpft, und so kann ein konstanter Informationsfluss garantiert werden.

Allerdings müssen auch die kritischen Punkte des E-Learnings genau betrachtet werden. Das Unternehmen benötigt bei der Einführung des Lernkonzepts eine Infrastruktur, die leistungsstark genug ist, um moderne Kommunikationsmittel zu übertragen. Es muss auch ein Appell an die Mitarbeiter, die ja letztendlich die «Hauptkonsumenten» des neuen Konzepts sind, erfolgen, damit diese dem neuen Medium eine Chance geben. Da E-Learning sehr stark selbstbestimmt und eigenverantwortlich erfolgt, bietet es sich als Weiterbildungslösung nur an, wenn das Unternehmen Vertrauen in die Leistungsfähigkeit und Motivation der Mitarbeiter setzt. E-Learning erfordert ein hohes Maß an Selbstdisziplin und Engagement seitens der Nutzer, damit diese sich aktiv und selbstständig neue Kenntnisse aneignen. Trotz Integration interaktiver und kontrollierender Elemente erfordert E-Learning mehr Selbstdisziplin als ein regulärer Schulungsunterricht. E-Learning-Angebote sind daher nicht für alle Mitarbeiter bzw. Unternehmen gleichermaßen geeignet. Wie überall, zählt auch hier die Berücksichtigung der Bedürfnisse der Zielgruppe.

Unabhängig von der Motivation der Mitarbeiter ist es auch themenabhängig, ob und inwieweit Online-Lernen überhaupt genutzt werden kann. Nicht jeder Lernstoff ist für E-Learning geeignet. Zum Training von komplexen Themen oder Bereichen, die stark mit sozialen Kompetenzen verknüpft sind (etwa der Verkauf sozialer Dienstleistungen), ist Lernen am PC nicht geeignet (Hofmann/Regnet, 2003: 240 f.). Bemängelt werden muss an zahlreichen *E-Learning-Programmen*, dass die Praxisnähe zu kurz kommt, da primär virtuell gelernt wird.

Kritisch zu hinterfragen ist in diesem Kontext vor allem auch die inhaltliche und didaktische Qualität des Lernangebots. Ein Online-Seminar über Internet anzubieten, ist relativ leicht, jedoch ist hier zu prüfen, inwieweit die Qualität der Inhalte gesichert bleibt. Zudem besteht die Gefahr, dass die Bereiche des *sozialen Lernens* und der *sozialen Interaktion* der Teilnehmer vernachlässigt werden. Die zu nutzenden Medien wie Computer und Internet eignen sich nur bedingt dazu, soziale Kompetenzen zu schulen. Dies kann letztlich nur durch Eigeninitiative der Benutzer kompensiert werden. Eine offene Frage ergibt sich also daraus, inwiefern sich der eher tradierte Passivnutzer des alltäglichen Medien-Unterhaltungsangebots selbstständig zu einem aktiven Lerner mit entsprechenden Medien wandelt. Insbesondere bei älteren Mitarbeitern, die eine konservative Einstellung zum Lernen haben, sind hier Probleme wahrscheinlich. Die Gefahr der Ablehnung gilt tendenziell auch für diejenigen Mitarbeiter, die technischen Neuerungen kritisch gegenüber stehen oder sich von «elektronischen Spielereien» distanzieren

Sehr nachhaltig zu prüfen sind auch die entstehenden Kosten. Vorausgesetzt wird für einen reibungslosen und erfolgreichen Ablauf des Lernkonzepts ein Inventar, das auf dem neuesten Stand ist. Gemeint sind damit vor allem Computersysteme, die Aktualität der Software und zur Verfügung stehende Medienplattformen. Sind die Computer im Unternehmen nicht auf geeignetem Stand, verursacht die Aktualisierung oft erhebliche Kosten. Muss die *Hardware* nicht extra beschafft werden, verfügen elektronische Trainings damit über ein erhebliches Einsparpotenzial: Ein virtueller Kurs übers Internet oder direkt am Arbeitsplatz spart die Mietkosten eines Veranstaltungsraums, die Fahrt- und Verpflegungskosten für die Mitarbeiter, und in der Regel sind die Kursgebühren pro Mitarbeiter wesentlich geringer. An Stelle eines teuren Weiterbildungsinstituts kümmert sich ein qualifiziertes Teletutoren-Team darum, dass das Lernen funktioniert. Außerdem werden neue Daten schnell aktualisiert, und es entfallen lange Wartezeiten für Aktualisierungen.

### 5.3.4
### E-Learning im sozialen Kontext

Wie schon angesprochen, erweist sich der fehlende soziale Aspekt als größtes Defizit des E-Learnings. Gleichzeitig besteht in der Überwindung dieser Problematik jedoch auch die größte Chance für Unternehmen und Mitarbeiter. Dem stets gebrachten Argument der «Vereinsammung» beim *Computer-Based-Training* (CBT) kann die Unternehmensrealität nur begegnen, indem E-Learning nicht als isoliertes Modul zur Steigerung der Effizienz des eigenen Betriebswerts gesehen wird. Vielmehr wird die zentrale Herausforderung darin liegen, durch den integralen Einsatz sozialer Kompetenzen eine Symbiose aus traditionellen Seminaren und multimedialem Lernen zu schaffen. Hier hat das E-Learning-Konzept schon selbst einen Ansatzpunkt hervorgebracht, nämlich den Einsatz von *Teletutoren*, die die Teilnehmer durch die Lehrgänge steuern und «supporten» sollen. Eine weiterführende Herausforderung wäre hier die Schaffung einer sozialeren Atmosphäre, z. B. durch Lernen in großen Gruppen einschließlich verbalen und virtuellen Austauschs untereinander. Hier bietet sich das *Blended-Learning* als Mischung traditioneller Lernformen mit Elementen des E-Learning an, um Lernmethodiken inhaltsspezifisch einzusetzen. Blended-Learning verbindet dabei die Effektivität und Flexibilität der elektronisch unterstützten Qualifizierung mit den sozialen Aspekten des gemeinsamen Lernens (Janson, 2003).

Dennoch ist der Computer als Kommunikations- und Lernmedium schon heute kaum wegzudenken. In der gegenwärtigen «Informationsgesellschaft» ist es selbstverständlich geworden, sich per E-Mail oder Chat zu verständigen und auszutauschen. Der Prozess der Informatisierung stellt schlicht eine stetig fortschreitende Entwicklung dar, zur der E-Learning als zentraler Bestandteil zählt. So wird denn auch laut einer Prognose der renommierten Rating-Agentur J. P. Morgan der E-Learning-Markt europaweit innerhalb der nächsten drei Jahre bereits über 80 Prozent wachsen.

### Ausflug in die Praxis: E-Learning in der Pflegeheim Sonnenschein GmbH

Die Pflegeheim Sonnenschein GmbH in Remscheid verfolgt momentan das Ziel, die Möglichkeiten des E-Learnings für sich zu nutzen (**Abb. 5-1**). Ehepaar Meinolf plant die Erstellung eines betriebsinternen Netzwerks, um so Kommunikationsvorteile wie etwa einen schnelleren Informationsfluss zu nutzen und die Effizienz des Unternehmens zu stärken. Gewährleistet wird dies durch die Anpassung des technischen Inventars an die neueste Entwicklung. In einem so genannten *working-room* können die Mitarbeiter sich nun selbstständig oder in Teamarbeit mit anderen Pflegeeinrichtungen austauschen und so neue Erkenntnisse im Pflegebereich erhalten.

Um die Kontinuität des Vorhabens zu sichern, steht am Anfang ein *Teletutor* für das Pflegeheim bereit, der offene Fragen klärt und die Mitarbeiter in die Arbeitstechniken einweist. So bezieht sich der zentrale Leitsatz des Heims – «Im Mittelpunkt der Mensch» – nicht nur auf den Patienten, der immer noch erste Priorität hat, sondern gliedert vor allem auch die Mitarbeiter durch das neue Projekt stärker ein. Die Meinolfs versprechen sich durch ihre zukunftsweisende und pionierartige Vorgehensweise in der Pflegebranche vor allem die dadurch verbesserte Leistung und Pflege am Patienten. Sie sind sich sicher, dass ihrem Projekt noch viele andere Unternehmen in der Pflegebranche folgen und so in Kürze ein großes Netzwerk aus angegliederten Unternehmen zum Erfahrungsaustausch bereit steht.

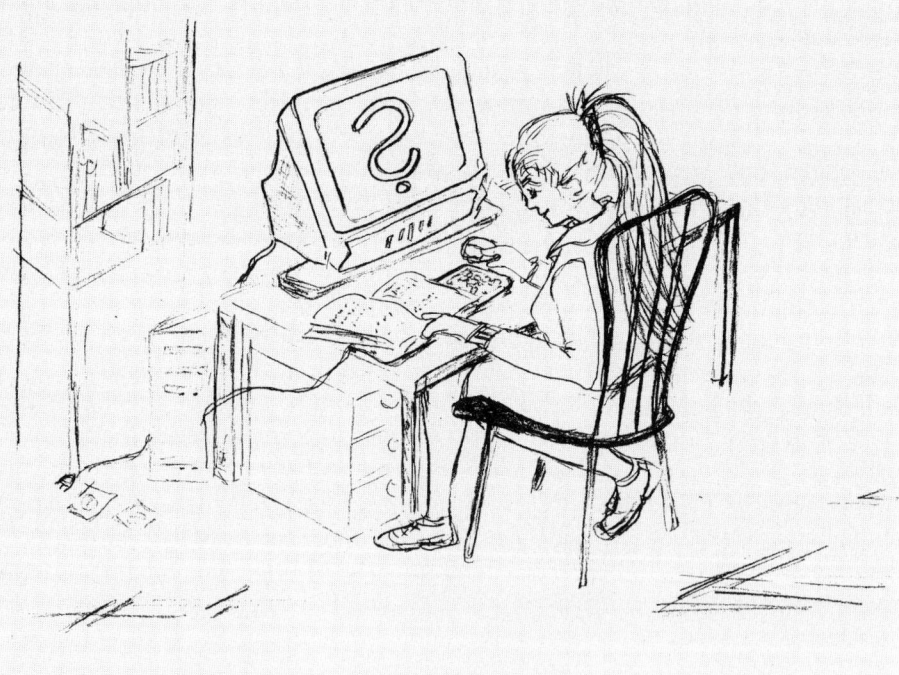

**Abbildung 5-1:** E-Learning bei der Pflegeheim Sonnenschein GmbH (gezeichnet von Bärbel Teiking, 2004)

## 5.4
# Erlebnispädagogik, Edutainment und Infotainment

Erlebnispädagogik bezeichnet ein sehr stark auf das Erleben zielendes, reformpädagogisches und ganzheitliches Lern- und Lehrkonzept. Zentrale Elemente der Erlebnispädagogik sind Erlebnis, Gemeinschaft, Unmittelbarkeit, Natur, Einfachheit und körperliche Betätigung (Heckmair/Michl, 1994). Zielsetzung von Maßnahmen im Bereich *erlebnispädagogische Personalentwicklung* ist es, durch aktiv gestaltete Trainings, konkrete Projekte, abwechslungsreiche Unterrichtseinheiten oder realitätsnahe Fallstudien einen ganzheitlichen Lernprozess zu fördern und den Transfer in die Praxis zu erleichtern. Daneben sollen Engagement, Motivation und Durchhaltevermögen ebenso gefördert werden wie soziale und methodische Kompetenzen. Je nach Training stehen außerdem Entscheidungsfähigkeit, Ausdauer, Kreativität, Verantwortungsbewusstsein und Risikoabwägung im Fokus der Veranstaltung. *Erlebnispädagogische PE-Maßnahmen* eignen sich im Bereich der Erwachsenenbildung vor allem auch deshalb, weil die Mitarbeiter im Umgang mit traditionellen Lernformen häufig nicht mehr geübt sind und durch das unmittelbare Erlebnis spielerischer mit den Lerninhalten umgehen können. In den letzten Jahren wurden erlebnispädagogische Konzepte daher zunehmend in der Erwachsenenpädagogik und in der betrieblichen Personalentwicklung umgesetzt.

Auch der große Bereich des *Electronic-Learning* und des *Distance-Learning* bedient sich vielfach erlebnispädagogischer Grundsätze. Wenn Wissensvermittlung durch Lernen mit multimedialen Produkten kombiniert wird, entsteht durch Visualisierung und Musikuntermalung (*Multimedia*) ein erlebnisorientiertes Lernumfeld. So werden zur anschaulichen Vermittlung theorielastiger Inhalte häufig Filmsequenzen eingesetzt, die die Lektionen optisch begleiten sollen. Daraus entstanden ist das so genannte *Edutainment*. Der Begriff «Edutainment» ist ein Kunstwort, das aus den Begriffen *Edu*cation und Enter*tainment* zusammengesetzt ist. Wörtlich übersetzt bedeutet Edutainment so viel wie «Bildung durch Unterhaltung». So erhebt Edutainment als Sonderbereich des *computer-based learning* denn auch den Anspruch, Wissensvermittlung und Unterhaltung zu verbinden.

Die Abgrenzung zwischen Edutainment und Infotainment ist dabei fließend; der Schwerpunkt liegt beim Edutainment eher auf dem spielerischen Vermitteln und Erlernen von Fähigkeiten bzw. Wissen, etwa im Fremdsprachenbereich oder für den Einsatz in Aus- und Weiterbildung. Beim *Infotainment* liegt der Fokus dagegen stärker auf dem Vermitteln spezifischer (Fach-)Informationen als auf dem Beibringen spezieller Kenntnisse oder Fähigkeiten. Streng genommen gehören zum Infotainment auch Nachrichtensendungen im Fernsehen, wenn diese mit ihren Inhalten, Formulierungen und Visualisierungen entsprechend unterhaltsam aufbereitet sind.

5.5
# «Kreative PE» – Kunst als Instrument innovativer Personalentwicklung

«Jeder Mensch ist ein Künstler» – mit dieser Aussage verweist Joseph Beuys, einer der provokantesten deutschen Künstler darauf, dass Kunst und Kreativität als gestalterische Kraftquelle jedem Menschen offen stehen. Es ging ihm dabei nicht um die Einbeziehung der Sonntagsmaler und Laienkunst («Kunst als Freiraum»), sondern um ein ästhetisches Konzept, das Leben und Wirken des Menschen als Gesamtkunstwerk auffasst, an dem jeder Mensch eigenverantwortlich mitwirkt. Kunst ist für Beuys damit ein Instrument zur «Verwirklichung von Freiheit». Beuys übertrug das Wirkungsfeld der Kunst auf alle menschlichen Tätigkeitsbereiche, besonders aber Gesellschaft, Kultur, Politik und Ökologie. Kunst wird damit zum Medium, zu einem Schlüssel zu Zufriedenheit, Motivation, Selbstbestimmung und Verantwortung. Insofern spielt Kunst die zentralen Bereiche der Personalentwicklung an. Wie aber lässt sich Kunst praxisnah und effektiv in die Personalentwicklung integrieren?

Gerade für den Bereich der Persönlichkeitsbildung erscheint Kunst als Medium der Personalentwicklung reizvoll. Konkret können Trainings durchgeführt werden, in denen es nicht um die simple Rezeption verbal vorbereiteter Inhalte ging, sondern – ganz im Sinne ganzheitlicher und erlebnisorientierter Personalentwicklung – um die intensive individuelle Begegnung mit kreativen Prozessen. Die Teilnehmer sind selbst Schöpfer im Prozess (Schwerdtfeger, 2003: 314). Kunst kann in Form einer Verarbeitung von Materialien wie Holz, Ton, Wachs, Gips, Fingerfarbe und Draht der Expressionen innerer Bedürfnisse und Emotionen dienen. Reflexiv betrachtet spiegelt der Prozess der Auseinandersetzung mit Kunst einen Teil der Persönlichkeit des Machers wieder. Dabei unterstreicht das Resultat den medialen Charakter von Kunst im Ergebnis und im kreativen Prozess. Gestalterische Arbeit fördert introspektive Reflexion, Offenheit, Empfänglichkeit und Kreativität.

All diese Eigenschaften der Beschäftigung mit Kunst sind leicht auf den Bereich Personalentwicklung übertragbar. Die üblichen Weiterbildungsseminare oder Fortbildungslehrgänge sind in der Regel als Vorlesung, Diskussionszirkel oder Gruppenarbeitsmaßnahmen organisiert. Kunst kann hier einen sinnvollen Beitrag leisten, diese herkömmlichen Schemata zu ändern und der gewohnten Weiterbildungspraxis etwas völlig Neues entgegenzusetzen. Der grundsätzliche Unterschied zu traditionellen Lehrmethoden besteht bereits darin, dass der Seminarteilnehmer nicht passiv im Tagungsraum sitzt und sich Vorträge anhört oder verbal aktiv in eine Diskussion integriert wird. Die Kursteilnehmer werden z. B. aufgefordert, ein Stück Ton auf der Drehscheibe zu bearbeiten, aus einem Holzblock etwas zu schnitzen, ein Bild zu malen oder aus Gips ein Objekt zu modellieren. Anfänglich ist beim Versuch, Mitarbeiter mit praktischer Kunst zu konfrontieren, Unverständnis oder Misstrauen zu erwarten. Im Arbeitsalltag erscheint es zunächst absurd, dass Kreativität und eigenes Schaffen in den Mittelpunkt gerückt werden. Nach kurzer Zeit wird «jeder Teilnehmer konzentriert und engagiert mit seinem Objekt beschäftigt» sein, prognostiziert Schwerdtfeger (2003: 313).

Kunst unterstützt im Rahmen des Managementtrainings die Anfertigung eines Persönlichkeitsprofils. Die selbstkonfrontierende Auseinandersetzung mit künstlerisch-kreativen Trainingsaufgaben dient dem Ausdruck und der Entwicklung der eigenen Persönlichkeit. Der Teilnehmer verarbeitet Träume, Bilder, Erfahrungen und Gefühle durch den kreativen Prozess. Kunst bietet die Möglichkeit, eigene Probleme und Ängste zu verarbeiten und diese als neu gewonnene Erfahrung auf alltägliche Situationen zu übertragen. Kunst wird zu einem inneren Spiegel. Persönlichkeitsentwicklung bedeutet, sich selbst zu entdecken, in sich zu gehen und sich inspirieren zu lassen. Dazu gehören Mut und Vertrauen. Die Auseinandersetzung mit dem eigenen Ich ist die Konfrontation mit dem Unsichtbaren und Unbewussten. Kunst öffnet das Unterbewusstsein, appelliert an das Unbekannte und Versteckte, reflektiert Emotionen und Erfahrungen, die sich in Kreativität und Schöpfung niederschlagen.

Wichtigste Erfahrung ist die Konfrontation mit sich selbst auf völlig neue Weise. Der Kern der Sache liegt dabei in der Herauforderung. Sinn des Trainings ist es, die Teilnehmer zu fordern, die Auseinandersetzung mit einer Aufgabe, die wiederum eine kreative und selbstständige Lösung erfordert. Ängste und persönliche Barrieren müssen abgelegt werden, der Mitarbeiter muss einer Aufgabenstellung selbstständig und eigenverantwortlich begegnen und diese bearbeiten und lösen. In persönlichen Gesprächen nach dem Trainingsprogramm werden Eindrücke und Entdeckungen der Teilnehmer mit Therapeuten und Psychologen ausgewertet. Die neuen Erfahrungen müssen sinnvoll in die zukünftige Arbeits- und Lebenssituation integriert werden. «Kreativität, künstlerische Intervention und Bilderfahrung können mit ihren innere Prozesse stimulierenden Potenzialen aktive Wegweiser sein» (Schwerdtfeger, 2003: 321.) Nachdem die Teilnehmer ihr Arbeitsgerät beiseite gelegt haben, beginnt der eigentliche Prozess der Auswertung. Was habe ich da geschaffen? Wieso habe ich das denn gemacht? Irritation und Überraschung, aber auch Freude und Zufriedenheit stellen sich bei den Seminarteilnehmern ein.

Verantwortung, Kreativität, Selbstbestimmung und Entwicklung sind ebenso zentrale Inhalte und Ergebnisse des Kunsttrainings wie die Umsetzung des Erlernten in den Alltag. Neue Perspektiven und persönliche Entwicklungsansätze entstehen. Eigenständiges Arbeiten oder die Realisierung unterdrückter Vorhaben oder Wünsche nimmt den Mitarbeitern Ängste und öffnet innere Barrieren. Kunst befreit und fördert die Motivation der Mitarbeiter. Dies macht gerade dort Sinn, wo Mitarbeiter bei ihrer täglichen Arbeit regelmäßig mit großen psychischen Belastungen konfrontiert werden, menschlichem Leid, Schmerz und Trauer ausgesetzt sind. Besonders im Bereich der Pflege treten häufiger Situationen auf, die prägend, mitunter auch belastend sind. Der Tod des «Lieblingspatienten» oder der Schmerz des zu pflegenden krebskranken Kindes seien nur beispielhaft genannt. Auch missachtendes Verhalten von Angehörigen oder allzu große Unvernunft auf Patientenseite können einem Mitarbeiter «nahe» gehen. Auch bei langer Berufserfahrung und der Fähigkeit, Beruf und Privatleben sauber zu trennen, berühren einige Erfahrungen – und bleiben im hektischen Arbeitsalltag häufig unverarbeitet. Hier kann Kunst als Ausdrucksmittel eine Möglichkeit schaffen, sich selbst, den belastenden Situationen und den Kollegen neu zu begegnen. Dabei sollten die Kunstseminare allerdings nicht allzu psychologisch-ernst genommen werden, sondern durchaus ihren Erlebnis- und Spaßcharakter behalten. Eine praktikable und interessante Möglichkeit wäre so z. B. die Integration eines Kunstseminars in einen erlebnis- und aktionsorientierten Betriebsausflug.

Unter dem Aufhänger «Kunst im Unternehmen» würde es sich anbieten, die Mitarbeiter unvorbereitet auf einen Kunstkurs loszulassen. Betriebsausflug und Seminar werden hier kombiniert und unter Anleitung eines Künstlers und eines Trainers abgehalten. Die entstandenen Werke können im Unternehmen ausgestellt und mit dem Namen der «Künstler» versehen werden. Dies unterstreicht den Bereich Kunst und Kultur im Unternehmen und stellt eine besondere Bindung zwischen den Räumlichkeiten und den Mitarbeitern her, wenn ihre eigenen Kunstwerke ausgestellt werden.

### Ausflug in die Praxis: Kunst als Betriebsausflug bei der Pflegeheim Sonnenschein GmbH

Das Unternehmen plant schon seit einiger Zeit, seine Mitarbeiter in der aktiven Auseinandersetzung und bewussten Reflexion über belastende Arbeitssituationen zu unterstützen (**Abb. 5-2**). Psychischen Belastungen, die sie in Verbindung mit ihrer Arbeit als Pflegende aufbauen, sollen in der Gruppe artikuliert und damit besser verarbeitet werden. In diesem Zusammenhang hat Frau Meinolf von der Möglichkeit gehört, Kunst als Ausdrucksmittel auch im Rahmen der Personalentwicklung zu nutzen. Obwohl sie die Überlegungen plausibel und gut fand, muss sie sich eingestehen, dass die finanziellen Mittel fehlen, um eine derart groß angelegte betriebsinterne Maßnahme durchzuführen. Dennoch will sie die Idee nicht ganz fallen lassen. Daher überlegt Frau Meinolf mit ihrem Mann, ihre Mitarbeiter statt des anstehenden klassischen Betriebsausflugs auf den Hof von Bauer Josef zu einem zweitägigen Kunstworkshop einzuladen. Dabei sollen die Mitarbeiter nicht nur eine neue Teamerfahrung machen und viel Spaß haben, sie sollen auch ihre Eindrücke, Erfahrungen und Emotionen, die sie im Arbeitsalltag erleben, in Farbe und Form ausdrücken.

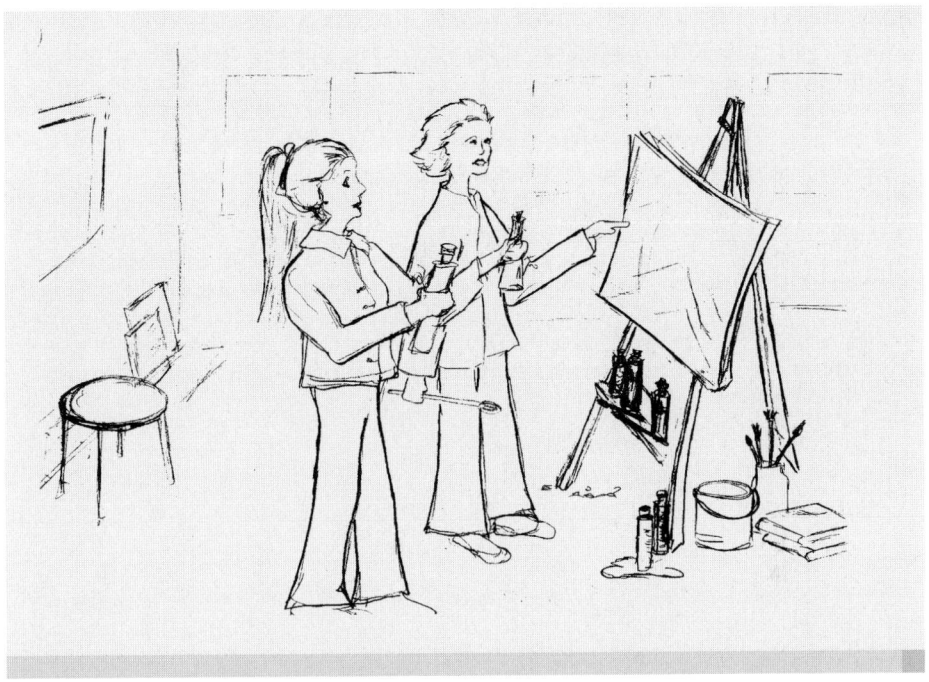

**Abbildung 5-2:** Kunstausflug bei der Pflegeheim Sonnenschein GmbH (gezeichnet von Bärbel Teiking, 2004)

## 5.6
# «Erlebnisorientierte PE» – Teamentwicklung durch Outdoor-Training

Mit der Bezeichnung «Outdoor-Training» sind in der Regel im Freien stattfindende Seminare und Gruppenübungen gemeint, die im Rahmen einer aktivsportlichen Betätigung auf die Förderung von Sozial- und Methodenkompetenz zielen. Besonders häufig angewandt wird Outdoor-Training mit dem Ziel, den Gruppenzusammenhalt sowie die Flexibilität, Risikoabwägung und Einsatzbereitschaft der Mitarbeiter zu stärken. Outdoor-Training basiert auf den Erkenntnissen und Konzepten von Erlebnispädagogik. Seit Mitte der 80er-Jahre des vergangenen Jahrhunderts zählt Outdoor-Training in Deutschland zu den zunehmend gefragten Maßnahmen der Personalentwicklung. Die steigende Beliebtheit ist wohl darauf zurückzuführen, dass Lernsituationen in gewohnter Umgebung von Schulungs- und Seminarräumen oft ausgereizt sind, innovative Weiterbildungsmethoden wie E-Learning dagegen noch zu wenig soziale Interaktion beinhalten. Dennoch bleibt aus Sicht der Personalentwicklung festzuhalten, dass ein Out-

**Ausflug in die Praxis: Outdoor-Erlebnis bei der Ambulante Hauskrankenpflege Vitalis GbR**

Die Ambulante Hauskrankenpflege Vitalis GbR will in einem ersten Versuch verschiedene Mitarbeiter unabhängig von ihrer Stellung im Unternehmen auf ein *Survivor-Weekend* in den Schwarzwald schicken (**Abb. 5-3**). Sie sollen dort drei Tage – nur mit dem Nötigsten ausgestattet – verschiedene Herausforderungen bewältigen. Dabei wird das Improvisationstalent der Zielpersonen geschult, das sie ihn ihrem Job umsetzen können. Zusätzlich werden versteckte Talente der Teilnehmer, wie Führungsqualitäten oder soziale Kompetenzen, sichtbar, was wiederum von der Unternehmensführung sinnvoll bei der Besetzung freier Stellen genutzt werden kann. Letztlich soll sich durch das gemeinsam überstandene Wochenende ein Zusammengehörigkeitsgefühl ergeben, um positonsübergreifend ein entspannteres Betriebsklima zu sichern.

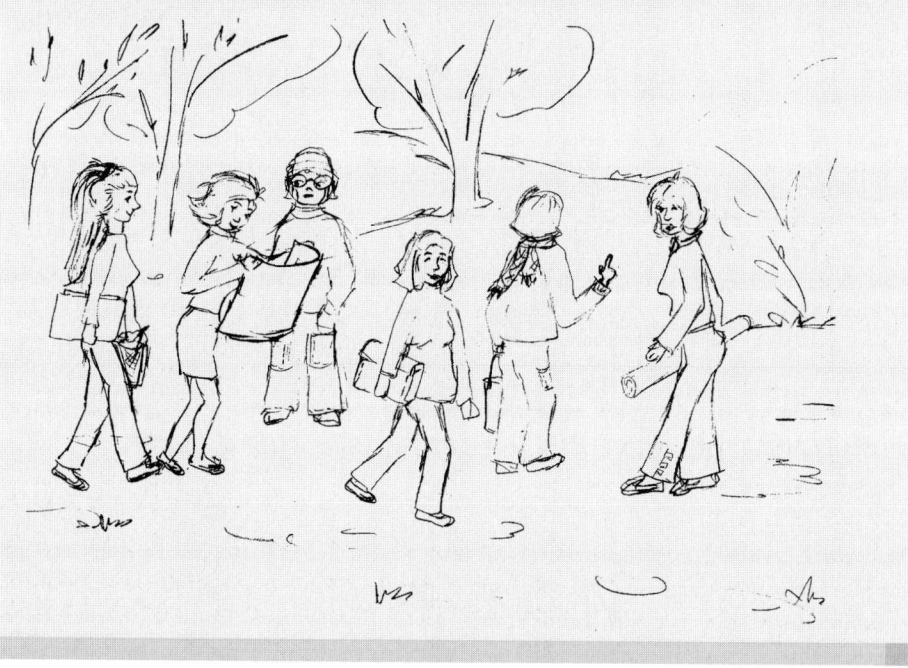

**Abbildung 5-3:** Outdoor-Training bei der Ambulante Hauskrankenpflege Vitalis GbR (gezeichnet von Bärbel Teiking, 2004)

door-Training Spaß machen soll, es sich bei den Übungen also nicht um eine reine Motivationsveranstaltung handelt.

In der konkreten *Outdoor-Situation* geht es für die Teilnehmer primär darum, entstehende, bisher nicht im Arbeitsalltag auftretende Problemfelder (etwa: Wie überlebe ich im Wald?) konstruktiv zu lösen. Durch die Bewältigung bisher unbekannter Aufgaben werden Selbstbewusstsein, Durchhaltevermögen und Verantwortungsbewusstsein gefördert. Häufig ist im Outdoor-Training zu beobachten, wie sich die einzelnen Charaktere abweichend von der Arbeitssituation entwickeln. Weitere Bereiche, die aus Mitarbeitersicht geschult werden, sind soziale Interaktion, Sammeln neuer Erfahrungen und Gewinn an Selbstvertrauen. Zudem werden die Teilnehmer oft genötigt, ihre eigenen Grenzen zu überwinden und so ihre Fähigkeiten zu verbessern. Aus Unternehmenssicht bedeutet die Verbesserung der Kooperation in der Gruppe auch eine implizite Verbesserung der Zusammenarbeit im Unternehmen und darüber die verbesserte Koordination von Gruppen. Verhaltensänderungen im Bereich Kommunikation, Kooperation, Gruppensteuerung und Entscheidungsfindung sind durchaus langfristig durch *Outdoor-Übungen* zu erzielen, wie erste Evaluationsstudien zeigen. Zudem kristallisieren sich beim Outdoor-Training oft unbekannte Charaktereigenschaften der Kollegen heraus. Das ist nützlich für die Entscheidung der Unternehmensführung, wenn es darum geht, neue Stellen zu besetzen (Hofman/Regnet, 2003: 280 ff.).

## 5.7
## «Interaktive PE» – Unternehmenstheater als Methode der Personalentwicklung

Bernhard Strobel hat vor zehn Jahren das erste Mal Merkmale des Theaters mit Kommunikatoren des Unternehmens zusammengeführt. Dabei schlüpfen die Mitarbeiter in unterschiedliche Rollen, die entweder fiktiv oder auch tradiert sind, wie etwa Kindermärchen. Die Mitarbeiter sollen frei nach ihrer eigenen Kreativität ihre Rolle so gut wie möglich auf ihre Art darstellen. So kommt es in diesem Kontext auch zur vollständigen Überlappung der Stellung der Mitarbeiter im Unternehmen. Eine Führungskraft kann beispielsweise die Rolle eines *Räubers* und ein normaler Mitarbeiter die Rolle des *Königs* übernehmen (**Abb.** 5-4 auf S.140). Es entsteht daraufhin eine völlig andere und neue Verteilung der Machtkompetenzen und der hierarchischen Stellung, als dies im Arbeitsalltag der Fall ist. Zudem können sich hier insbesondere die Teilnehmer durch ihre Rolle ausleben, ihre Gefühle auf eigene Weise zum Ausdruck bringen und so das Charisma schulen. Dabei entdecken die *Schauspieler* sich oft neu und erkennen in sich auch verborgene Talente und Fähigkeiten, die sie auch im Unternehmen einbringen können. Das wohl wichtigste Kriterium stellt jedoch die Abwechslung zum Arbeitsalltag dar. Denn bei dieser Aufführung werden auch eventuell bestehende Kommunikationsschwierigkeiten oder Barrieren überwunden. Zudem steht auch der Spaß im Vordergrund. Durch lustiges, ausgelassenes Schauspiel wird das Betriebsklima aufgelockert und die Sensibilität für die Kollegen verfeinert. Natürlich bietet das *Unternehmenstheater* auch die Möglichkeit, sich neben der Selbstentdeckung auch einmal in einem anderen Licht zu betrachten. Die Rollenträger

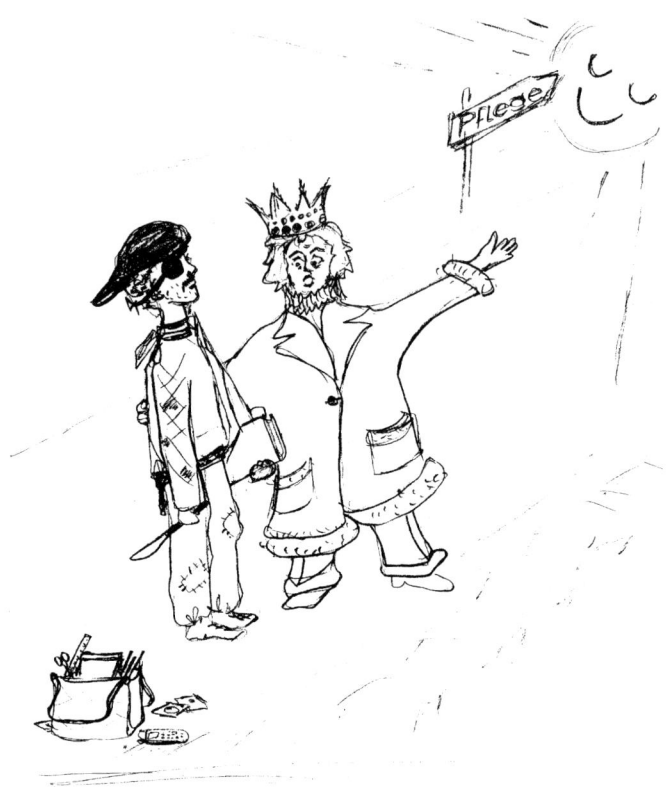

**Abbildung 5-4:** Unternehmenstheater bei der Ambulante Hauskrankenpflege Vitalis GbR (gezeichnet von Bärbel Teiking, 2004)

### Ausflug in die Praxis: Unternehmenstheater in der Ambulante Hauskrankenpflege Vitalis GbR

Das Unternehmen Ambulante Hauskrankenpflege Vitalis GbR will in erster Linie die Improvisationsfertigkeiten seiner Mitarbeiter erhöhen und das Arbeitsklima verbessern. Dazu wird eine Aufführung der Weihnachtsgeschichte inszeniert. Die Mitarbeiter schlüpfen alters-, rassen- und geschlechtsunabhängig in die Rollen von Maria oder der Heiligen drei Könige. Durch diese Inszenierung wird vor allem der Umgang mit anderen Menschen, insbesondere in einer anderen Machtposition, erforscht. Die Belegschaft lernt sich dadurch untereinander besser kennen, was – bedingt durch die amüsante Aufführung – das Arbeitsklima verbessert und eine willkommene Abwechslung darstellt. Außerdem lernen die Mitarbeiter eine für sie fremde Rolle zu improvisieren, was sich wiederum positiv auf ihre Arbeit im Alltag auswirkt.

lernen zu improvisieren und spontane Situationen zu meistern. Dies können sie anschließend auch in ihren Arbeitsprozess einbringen und schneller und effizienter auf Veränderungen reagieren. Zudem werden auch im Zusammenwirken spielerisch Berührungsängste, Vorurteile oder Aggressionen abgebaut. In der heutigen Spaßgesellschaft hat diese Methode im Bereich der Personalentwicklung und der Verbesserung der sozialen Kommunikation der Mitarbeiter untereinander einen signifikanten Stellenwert (Hofman/Regnet, 2003: 297 ff.).

# Kapitel 6
# Das Personalentwicklungs-
# procedere

Der Reichtum besteht nicht im
Besitz von Schätzen,
sondern in der Anwendung,
die man von ihnen zu machen
versteht.

(Napoleon I. Bonaparte)

# 6.
# Durchführung der Personalentwicklung

Die Durchführung von Maßnahmen der Personalentwicklung erfordert besondere Qualifikationen. Vor allem im Rahmen der Auswahl ist auf geeignete Trainer zu achten. Auf diese Weise kann zumindest Einfluss auf die *Strukturqualität* ausgeübt werden. Die *Prozessqualität* kann des Weiteren durch Planung der Intervention beeinflusst werden. Zur Messung der *Ergebnisqualität* bieten sich geeignete Evaluationsinstrumente an (Neuberger, 1994) (**Abb. 6-1** auf S. 146).

## 6.1
## Analyse des Personalentwicklungsbedarfs

Eine wichtige Voraussetzung für den Erfolg sämtlicher PE-Maßnahmen ist die Ermittlung des PE-Bedarfs. Grundlage bildet hier ein Soll-Ist-Vergleich. Im Einzelnen finden dabei in Übereinstimmung zahlreicher Autoren organisationale, tätigkeitsbezogene und personale Merkmale Berücksichtigung (Sonntag, 1999). Dabei ist grundsätzlich allen drei Bestandteilen gleiche Aufmerksamkeit zu schenken. Für die PE-Verantwortlichen bedeutet dies, unter anderem Daten zu den Unternehmenszielen, den Aufgabenanforderungen sowie der Eignung und Neigung der Mitarbeiter zusammenzutragen und zu vereinen.

Die Personalbedarfsermittlung ist der erste Baustein im Rahmen der Qualifizierung von Mitarbeitern in einem Unternehmen. Nicht nur aus monetärer Sicht ist die Ermittlung des Personalentwicklungsbedarfs vor der Durchführung von Personalentwicklungsmaßnahmen eine Notwendigkeit. Auch aus der Perspektive der Potenzialförderung sollte auf dem Weg zu einem maximalen Erfolg der Personalentwicklung zunächst der jeweilige Bedarf ermittelt werden.

Die Personalbedarfsermittlung beinhaltet mehrere Bausteine. Im Gesundheitswesen sind zunächst einmal gesetzliche Vorgaben zu berücksichtigen. So sollten z.B. regelmäßig Erste-Hilfe-Schulungen durchgeführt werden. Des Weiteren ergeben sich meist aus den Rahmenverträgen mit dem Kostenträger weitere

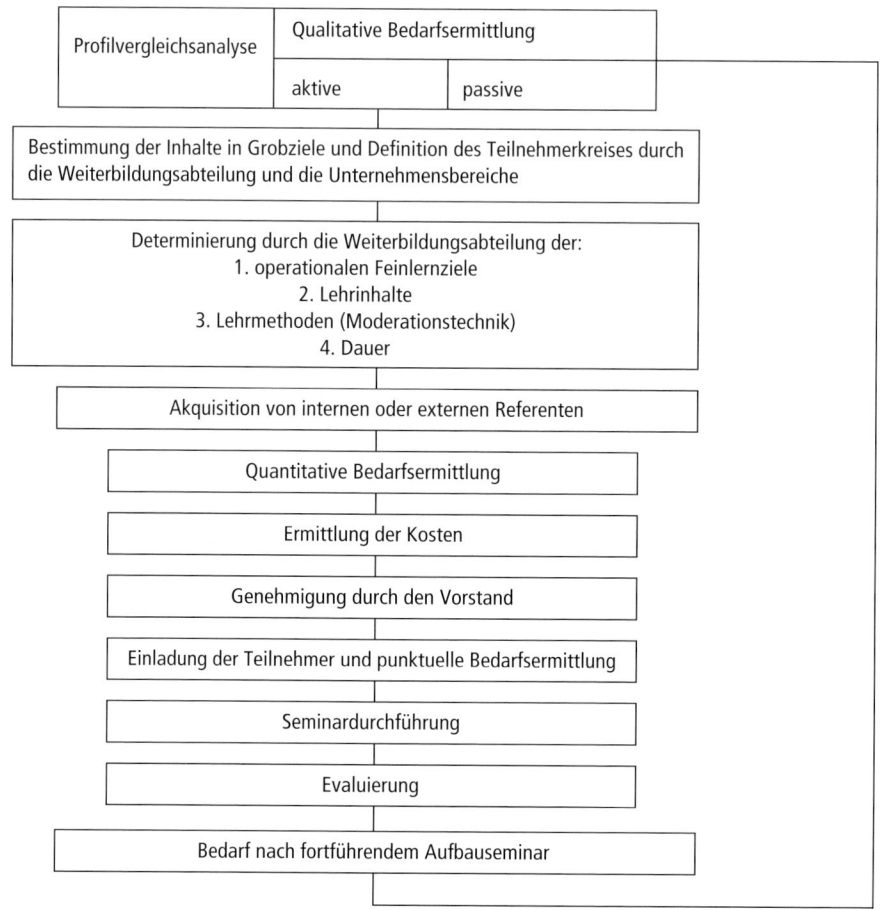

**Abbildung 6-1:** Durchführung der Personalentwicklung (Quelle: Olesch, 1992: 95)

inhaltliche oder zumindest stundenbezogene Verpflichtungen. Das Gesetz zur Modernisierung der gesetzlichen Krankenversicherung (GMG) sieht eine konkrete Verpflichtung der Einrichtungen vor, ihre Mitarbeiter regelmäßig zu schulen. Der Umfang wird in den Rahmenverträgen der Verbände und Kostenträger der einzelnen Länder vereinbart. Neben den gesetzlichen Vorgaben müssen natürlich auch die Wünsche der Mitarbeiter im Rahmen der Personalbedarfsermittlung einbezogen werden. Die Berücksichtigung dieser Wünsche lässt Potenziale weiter fördern und erhöht die Arbeitszufriedenheit. Ein geringerer Krankenstand sowie eine niedrige Fluktuation sind damit ebenfalls zu erwarten. Nicht vergessen werden darf schließlich der dritte entscheidende Baustein, der sich aus der Unternehmenspolitik bzw. Unternehmensstrategie ableiten lässt. Im Rahmen der Personalentwicklung sollten grundsätzlich Informationen aus der von der obersten Leitung verfolgten Unternehmensstrategie einfließen. Nur so kann ein langfristig erkennbarer Bedarf frühzeitig gedeckt werden. Dies sichert vor allem Unabhängigkeit vom Arbeitsmarkt und bietet Mitarbeitern weitere Chancen, interessante Positionen zu erreichen.

Eine enge Zusammenarbeit mit den Mitarbeitern der innerbetrieblichen Fortbildung (IBF) erscheint hier erforderlich. Abhängig von der Größe des Unternehmens und den Erfahrungen der PE-Verantwortlichen in der Anwendung spezieller Methoden der Datenerhebung sollte bereits hier ein externer Experte zur Unterstützung herangezogen werden. Aus den Ergebnissen der Datenerhebung resultiert schließlich ein spezieller Trainingsbedarf, mit dessen Konzeption und Umsetzung geeignete Trainer beauftragt werden können. Kostenersparnispotenziale liegen hier z. B. in der Kooperation mit anderen Einrichtungen. Zu erwähnen wären Gemeinschaftsveranstaltungen oder der Austausch interner Trainer. Der Erfolg der Maßnahme sollte schließlich anhand der Kriterien *Reaktion* (Bewertung des Trainings), *Lernen* (Lernerfolg), *Verhalten* (Umsetzung in der Praxis) sowie der *Resultate* (z. B. ökonomische Größen) festgemacht werden (Neuberger, 1994).

Aus dem Flussdiagramm zur Ermittlung des Personalentwicklungsbedarfs (**Abb. 6-2** auf S. 148) kann entnommen werden, dass zwischen einem Brutto-Personalentwicklungsbedarf und einem bereinigten Personalentwicklungsbedarf differenziert wird. Der Brutto-Personalentwicklungsbedarf stellt dabei die Verbindung aller Wünsche und Vorgaben hinsichtlich der Personalentwicklung dar. Nicht alle Maßnahmen können jedoch sofort durchgeführt werden. Auch nicht allen Wünschen der Mitarbeiter kann gefolgt werden. Auf dem Weg zum bereinigten Personalentwicklungsbedarf müssen Prioritäten gesetzt werden, die oft von einem monetären Faktor bestimmt werden. Das meist enge Personalentwicklungsbudget zwingt zu einer besonders kritischen Prüfung des Brutto-Personalentwicklungsbedarfs. Auch bei den gesetzlichen Vorgaben muss geprüft werden, bis wann diese wirklich umgesetzt werden müssen. Gleiches gilt für die aus der Unternehmensstrategie abgeleiteten Inhalte für zukünftige Fort- und Weiterbildungen. Hinsichtlich der Wünsche der Mitarbeiter sollte beachtet werden, dass nicht jeder Mitarbeiter Wünsche äußert, denen von Seiten des Unternehmens bzw. der Personalentwicklung gefolgt werden kann.

Meist wird der Personalentwicklungsbedarf über Gespräche mit den Führungskräften bzw. Fragebögen an die Mitarbeiter ermittelt. Ein ausführliches Beispiel mitsamt einer Verfahrensanweisung und allen Fragebögen zur Ermittlung des Personalentwicklungsbedarfs kann dem Anhang entnommen werden.

| Übersicht Ermittlung des Bildungsbedarfs | 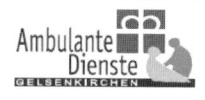 |
|---|---|
| Personalentwicklungskonzept | Reg.-Nr. AD-F-XX-03 |

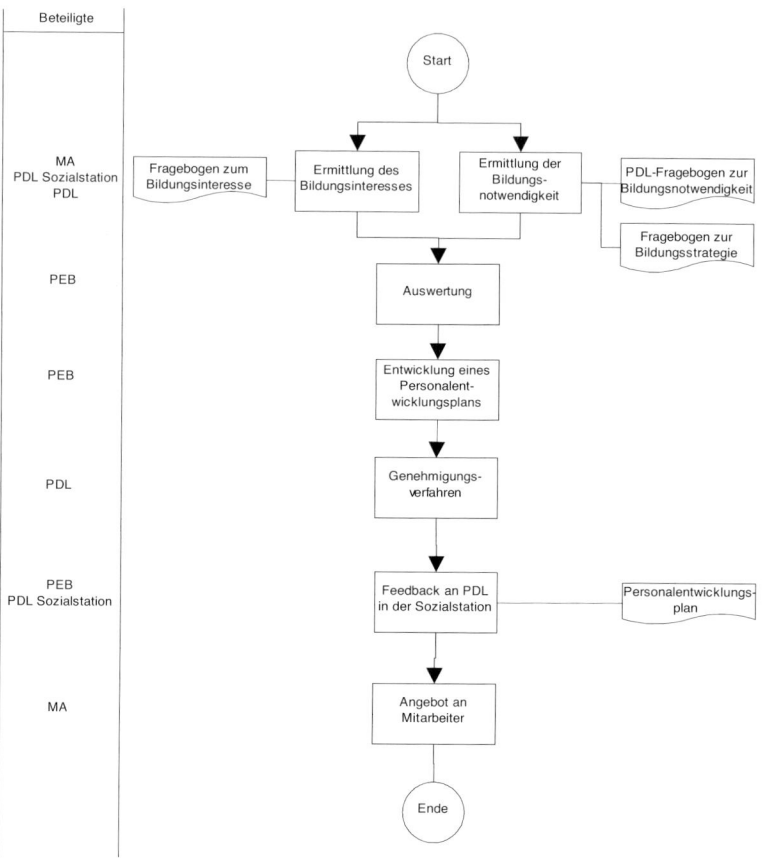

### Formulare

| | |
|---|---|
| Reg.-Nr. AD-F-01-03 | Fragebogen zur Ermittlung des Bildungsinteresses |
| Reg.-Nr. AD-F-02-03 | PDL-Fragebogen zur Ermittlung der Bildungsnotwendigkeit |
| Reg.-Nr. AD-F-03-03 | Fragebogen zur Ermittlung der Bildungsstrategie |
| Reg.-Nr. AD-F-04-03 | Formular geplante/durchgeführte Personalentwicklungsmaßnahmen |

### Verfahrensanweisung

| | |
|---|---|
| Reg.-Nr. AD-VA-01-03 | Verfahrensanweisung zur Ermittlung des Bildungsbedarfs |

| Verteiler | PDL, PEB PDL Sozialstation | | | |
|---|---|---|---|---|
| **Bearbeitung** | **Freigabe** | **Datum** | **Änderungsstand** | |
| Loffing | ./. | 18.01.04 | 1. Entwurf | Seite 1/1 |

**Abbildung 6-2:** Ermittlung des Personalentwicklungsbedarfs bei der Ambulante Pflegedienste Gelsenkirchen gGmbH

**Ausflug in die Praxis: Ermittlung des Personalentwicklungsbedarfs in der Pflegeheim Sonnenschein GmbH**

Im Rahmen der Ermittlung des Personalentwicklungsbedarfs in der Pflegeheim Sonnenschein GmbH hat ein Mitarbeiter den Wunsch geäußert, an einem VHS-Kurs mit dem Titel «Sanfte Partnermassage» teilnehmen zu wollen. Die Ermittlung der Wünsche der Mitarbeiter erfolgt im Pflegeheim Sonnenschein anonym über einen Fragebogen. Vermutlich handelt es sich bei dem Wunsch um den Witz eines Mitarbeiters und nicht um ein ernst gemeintes Anliegen. Diesem Anliegen kann jedenfalls nicht entsprochen werden, da ein solcher Wunsch nichts mit dem Arbeitsbereich eines Mitarbeiters bzw. mit der Unternehmensstrategie zu tun hat und auch nicht in den Bereich der allgemeinen berufsbezogenen Erweiterung der Handlungs-, Sozial- oder Methodenkompetenz fällt.

## 6.2
# Planung der Personalentwicklung

Im Anschluss an die Ermittlung des Personalentwicklungsbedarfs und noch vor der Durchführung entsprechender Maßnahmen steht die Planung der Personalentwicklung. Hier geht es also nicht mehr um die Frage nach dem «Was», sondern um die Frage nach dem «Wie». Der monetäre Faktor spielt auch hier eine nicht unerhebliche Rolle. Dieser beeinflusst den absoluten Umfang der Maßnahmen sowie die Frage nach den jeweiligen Referenten.

Fertig gestellt sein sollte der Personalentwicklungsplan spätestens zum Ende eines Jahres. Dies deckt sich mit dem Zeitpunkt der Budgetverhandlung zum Jahresende für das folgende Jahr. Auch einer Forderung des MDK nach einem prospektiven Personalentwicklungsplan kann damit entsprochen werden.

Der fertig gestellte und genehmigte Personalentwicklungsplan enthält mindestens folgende Angaben, die für die Mitarbeiter relevant sind:

- Maßnahmen (Titel des Seminars, der Fortbildung, der Weiterbildung)
- Zeitpunkt (geplanter Zeitpunkt und Dauer der Maßnahme, wirklich durchgeführter Zeitpunkt)
- Ort (Inhouse-Veranstaltung oder Maßnahme bei einem Bildungsträger)
- Teilnehmer (verpflichtend oder freiwillig)
- Anmeldung (Anmeldung erforderlich, Zeitpunkt der Anmeldung).

Nach Fertigstellung wird der Personalentwicklungsplan für Mitarbeiter sichtbar ausgehängt. Die Durchführung der Maßnahmen wird auf dem Plan gekennzeichnet. In diesem Fall ist für den MDK nicht nur erkennbar, dass Maßnahmen geplant wurden, sondern dass sie auch realisiert wurden.

Um Kosten zu sparen, wird im Rahmen der Personalentwicklungsplanung häufig darüber nachgedacht, ausgewählte Seminare durch eigene Mitarbeiter oder Führungskräfte durchführen zu lassen. Dies ist jedoch nicht immer sinnvoll. Der Erfolg eines Seminars kann im Rahmen der Durchführung durch einen externen Referenten deutlich höher sein, sodass sich die höheren Kosten durchaus rechnen. Des Weiteren sollte in diesem Zusammenhang auch an Referenten (z. B. von Pharmafirmen) gedacht werden, die entgeltfrei oder für einen geringen Tagessatz qualifizierte Schulungen anbieten.

Im Rahmen der Entscheidung für die Durchführung eines Seminars durch einen Dozenten sollten folgende Fragen beantwortet werden:

■ Kann das Thema qualifiziert durch einen eigenen Mitarbeiter abgedeckt werden?
■ Erfordert der Abschluss besondere Qualifikationen eines Referenten?
■ Ist es sinnvoller, das Thema durch einen externen Referenten abzudecken?
■ Welche externen Referenten stehen für das Thema zur Verfügung?

Nicht unberücksichtigt bleiben darf der Umfang einzelner Maßnahmen. Auch in diesem Zusammenhang sollen einige Fragen dazu beitragen, die richtige Entscheidung für einen entsprechenden Umfang zu fällen:

■ Welcher Umfang lässt sich aus der Bedarfsermittlung ableiten?
■ Wie groß sind die Defizite der Mitarbeiter?
■ Wie umfangreich müssen die Maßnahmen sein, um anerkannt zu werden?
■ Deckt der Umfang aller Maßnahmen die Vereinbarungen im Rahmenvertrag?

Ein Beispiel eines Personalentwicklungsplans kann dem Anhang entnommen werden.

Auch die Personalentwicklungsplanung wird aus der Personaleinsatzplanung abgeleitet. Hilfreich und sogar notwendig ist hier eine Zusammenarbeit mit den Mitarbeitern in einem Unternehmen. Ebenso notwendig sind Erkenntnisse über zukünftige Strategien des Unternehmens. Ausgangspunkt und unabdingbare Voraussetzung für die Durchführung der Personalentwicklung ist eine *Leistungsbeurteilung*. Hierdurch wird eine effiziente Bildung in der Einrichtung erst ermöglicht. Es werden die Mitarbeiter gefördert, die für die vorgesehenen Aufgaben am besten geeignet erscheinen. *Personalentwicklungsgespräche* tragen ebenfalls zur Potenzialeinschätzung und damit auch zur Förderungsentscheidung und -planung bei. Zahlreiche Unternehmen führen sogar so genannte Personalentwicklungs-Assessment-Center durch, über die die jeweils geeignetsten Kandidaten identifiziert werden sollen.

Im Rahmen der Weiterbildungsplanung ist man dazu besonders auf die Unterstützung der Mitarbeiter und Führungskräfte angewiesen. Mit geeigneten Instrumenten, wie z. B. standardisierten Fragebögen, kann das Personalentwicklungsin-

**Ausflug in die Praxis: Potenzialermittlung in der Ambulante Hauskrankenpflege Vitalis GbR**

Uta Kramer und Susanne Chmielewski wollen das Angebotsspektrum in ihrem Pflegedienst erweitern und zukünftig auch eine qualifizierte Ayurveda-Behandlung anbieten. Bei der Analyse der Mitarbeiterqualifikationen stellte sich heraus, dass zwei Mitarbeiterinnen bereits Grundkenntnisse über fernöstliche Therapiemethoden besitzen. Derzeit überlegen die Geschäftsinhaberinnen, ob eine dieser Mitarbeiterinnen bei Interesse zu einem weiterführenden Lehrgang in der Ayurveda-Therapie geschickt werden soll.

teresse auf der einen Seite und der notwendige Personalentwicklungsbedarf auf der anderen Seite ermittelt werden. Checklisten und Standards helfen gezielt bei der internen Förderung der Qualifikation der Mitarbeiter sowie im Rahmen der Einarbeitung neuer Mitarbeiter (Olesch, 1992; Neuberger, 1994). Vorteilhaft kann auch das Outsourcen der gesamten Personalentwicklung sein. Zahlreiche Bildungseinrichtungen bieten entsprechende Dienstleistungen an. Hier hat man den Vorteil, mit einem Partner zusammenarbeiten zu können, der seine Stärken im Bereich der Personalentwicklung hat.

## 6.3
# Auswahl von Bildungsmaßnahmen

Eine nahezu unglaubliche Vielfalt an Qualifizierungsmöglichkeiten steht den Interessierten mittlerweile zur Verfügung. Differenzierungen in unterschiedlichen Tätigkeitsbereichen innerhalb und außerhalb der eigentlichen pflegerischen Arbeit sind zu finden. Diese Vielfalt und Differenzierung bietet zahlreiche Chancen. Pflege geht heute weit über das hinaus, was man zunächst damit assoziiert.

Die Unübersichtlichkeit des Bildungsmarktes in der Pflege gebietet jedoch auch Achtsamkeit. Inhalte und Umfang von Qualifizierungen unterscheiden sich häufig voneinander. So reicht der Umfang unterschiedlicher Mentoren-Lehrgänge von nur 16 bis zu maximal 440 Stunden (s. Quernheim, 1997). Unterschiede hinsichtlich des Inhalts sind hier selbstverständlich zu erwarten. Auch hinsichtlich der Qualität der Bildungsangebote sind deutliche Unterschiede zu erkennen. Jüngst war insbesondere in der ambulanten Pflege ein Boom im Bereich der Qualifizierungen zur Pflegedienstleitung nach § 80 SGB XI zu erkennen. Eine Vereinbarung der Spitzenverbände der Krankenkassen forcierte diese Entwicklung. Auf der Grundlage der spärlichen Vorgaben, die die Spitzenverbände machten (Umfang: mindestens 460 Stunden; Inhalt: wenig konkrete Angaben), entstanden zahlreiche Lehrgänge. Neue Bildungsunternehmen ohne Erfahrungen im

Gesundheitswesen und in der Pflege entstanden. Die Qualität vieler Angebote war fraglich. Beispiele, die dies belegen: Von den geforderten Stunden wurde in einigen Lehrgängen zum Teil bis zu ein Drittel gar nicht angeboten. Anwesenheiten wurden bei Trägern nicht kontrolliert. Unerfahrene und branchenfremde Dozentinnen wurden eingesetzt. Curricula lagen in vielen Fällen nicht vor. Der Effekt im Sinne einer notwendigen Weiterentwicklung der Pflegedienstleitungen in ambulanten Diensten wurde damit vielfach nicht erzielt. Bildung im Gesundheitswesen benötigt eine strengere Berücksichtigung vorhandener Gesetze und Richtlinien bzw. Empfehlungen (BBiG, SGB, DKG, IHK, Landesbestimmungen etc.). Aus der Sicht der Bildungswilligen ist eine vorherige Prüfung des Angebotes auf dem Bildungsmarkt unter bestimmten Voraussetzungen zwingend notwendig geworden.

**Checkliste 1: Auswahl eines geeigneten Bildungsunternehmens**

1. Was verspricht die Ausschreibung zur Weiterbildung?
   - Gibt es Hinweise auf ein Curriculum? Werden die Teilnehmer an der Detaillierung des Curriculums beteiligt?
   - Basiert das Weiterbildungsangebot auf irgendeiner Empfehlung/Richtlinie bzw. auf einem Gesetz?
   - Gibt es Hinweise auf eine Anerkennung der Weiterbildung, z.B. bei den Kostenträgern?
   - Gibt es Hinweise zu den Dozenten? Welche Qualifikationen haben sie?
   - Gibt es Hinweise auf eine fachliche, wissenschaftliche, organisatorische Kursleitung?
   - Stimmen die veranschlagten Stunden mit der Summe der Stunden der einzelnen Termine überein?
   - Gibt es Leistungsüberprüfungen?
   - Zu welchen weiteren Leistungen verpflichtet sich der Träger?
   - Gibt es die Möglichkeit des Rücktritts von einer solchen Maßnahme?
   - Wie groß sind die Teilnehmergruppen?
   - Wie werden die Lern- und Lehrqualität gesichert?
   - Wird unterschiedliches Vorwissen der Teilnehmer berücksichtigt? Wenn ja, wie geschieht dies?
   - Gibt es eine Abstimmung der Dozenten untereinander? Wenn ja, wie geschieht dies?
   - Wird das Zertifikat bei entsprechenden Institutionen anerkannt?
2. Wie kompetent sind die Ansprechpartner am Telefon?
   - Gibt man bereitwillig Auskünfte?
   - Können offen gebliebenen Fragen kompetent geklärt werden?
3. Welche Referenzen kann das Bildungsunternehmen vorweisen?
   - Arbeitet das Unternehmen mit großen Einrichtungen des Gesundheitswesens zusammen?
   - Gibt es Hinweise auf ehemalige Teilnehmer, die hier bereits einen Lehrgang besucht haben?
   - Wie lange bietet das Unternehmen bereits einen solchen Lehrgang an?
4. Kann das Unternehmen ein Qualitätssicherungskonzept vorweisen?
   - Gütesiegel: z.B. der Weiterbildung Hamburg e. V.

- Qualitätspreise: z.B. der Europäische Qualitätspreis der EFQM Zertifikate nach DIN EN ISO
5. Ist die Hospitation in einem der laufenden Lehrgänge möglich?
   - Hier kann man sich einen guten Einblick in die Maßnahme und den Träger verschaffen.
   - Befragt werden sollten hier vor allem die Teilnehmer des Lehrgangs.

### 6.3.1
### Externe Durchführung

Weiterbildung kann entweder als innerbetriebliche bzw. *interne Weiterbildung* im Unternehmen selbst erfolgen oder als *externe Weiterbildung* von Instituten, Trägern oder Dozenten übernommen werden, die nicht direkt dem Unternehmen angehören. Häufig werden Weiterbildungen bzw. Berufsfortbildungen im Unternehmen selbst angeboten: In Kursen, Seminaren oder berufsbegleitenden Trainingsprogrammen können berufsbezogene Kenntnisse und Fertigkeiten unternehmensintern vertieft und erweitert werden.

Gerade für kleinere Unternehmen bzw. kleinere Teilnehmerzahlen bietet sich allerdings an, auf externe Weiterbildungsträger zurückzugreifen. Zwar kann das Unternehmen hierbei in der Regel keinen unmittelbaren Einfluss auf die Gestaltung der Weiterbildungsmaßnahme nehmen. Verantwortung, Zielsetzung und Inhalt sowie Planung und Durchführung liegen beim externen Anbieter. Dafür ist die Teilnahme gerade für kleinere und mit Personalentwicklung noch unerfahrene Unternehmen häufig kostengünstiger. Zudem nimmt der externe Bildungsträger die mühsame Organisation der Veranstaltung ab und garantiert – bei sorgfältiger Auswahl – die inhaltliche Qualität der Veranstaltung. Viele externe Anbieter arbeiten sehr professionell und verstehen sich vielfach besser darauf, unternehmens- oder branchenunabhängiges Fachwissen zu vermitteln. Externe Trainer sind zudem häufig pädagogisch geschult und verfügen in der Regel über aktuelle Fach- und Methodenkompetenz.

Auch ein weiterer Punkt spricht für eine externe Weiterbildung als so genanntes *training off the job* (Training außerhalb des Berufs): Die Mitarbeiter können sich hier oft freier bewegen und sich stärker auf den Lernstoff einstellen, als dies im eigenen Betrieb der Fall wäre. Fernab von betrieblichen Organisationsabläufen und internen Hierarchien ist eine intensivere Auseinandersetzung mit den Seminarinhalten möglich. Zudem treffen die Teilnehmer hier auf bisher unbekannte weitere Teilnehmer, was häufig zu gegenseitigen Anregungen und Wissensaustauschprozessen führt, von denen auch das eigene Unternehmen profitieren kann.

Dabei darf allerdings nicht vergessen werden, dass ein *Outsourcing*, also eine Auslagerung der Weiterbildungsmaßnahmen, auch bedeutet, dass die Mitarbeiter in einer bisher unbekannten Umgebung mit einer bisher unbekannten Gruppe konfrontiert werden. Eine gewisse Anpassungsleistung an die heterogene Teilnehmergruppe wird also von den Mitarbeitern erwartet. Gerade bei älteren Teilnehmern können mit der Auslagerung der Weiterbildungsmaßnahmen daher gewisse Vorbehalte verbunden sein. Hier bietet es sich an, diese in einem offenen Gespräch anzusprechen, um Ängste zu nehmen.

### 6.3.2
### Interne Durchführung

Soll die Verantwortung für Zielsetzung, Planung, Inhalt und Durchführung dagegen beim Unternehmen selbst liegen, bietet sich die interne Weiterbildung an. Interne Weiterbildungen liegen meistens beim Training *on the job* vor, bei dem die Weiterqualifikation direkt am Arbeitsplatz erfolgt. Das Training *on the job* hat für das Unternehmen den Vorteil, dass der Mitarbeiter direkt bei der Verrichtung seiner alltäglichen Aufgaben weitergebildet wird. Dies ermöglicht einerseits einen direkten *Praxistransfer*. Der Mitarbeiter kann das Gelernte sofort in seine tägliche Arbeit umsetzen. Zudem ist das Training *on the job* für das Unternehmen auch deshalb interessant, da es sehr kurzfristig angesetzt werden kann und der Mitarbeiter neben der Lernleistung noch Arbeitsleistung erbringen kann.

### 6.3.3
### Auswahl externer Bildungsträger

Die Auswahl externer Bildungsträger fällt vielen Unternehmen zunächst schwer, da es bis heute an der notwendigen Markttransparenz mangelt (Bröckermann, 1997: 350). Tatsächlich steht mittlerweile eine nahezu unglaubliche Vielfalt an Qualifizierungsmöglichkeiten im Bereich Gesundheitswesen zur Verfügung. Die Unübersichtlichkeit des Bildungsmarktes gebietet allerdings Vorsicht. Inhalte und Umfang von Qualifizierungen unterscheiden sich häufig gravierend voneinander.

**Checkliste 2: Auswahl eines externen Bildungsträgers**

1. Qualifikation des Anbieters:
   - ■ Wer ist der Anbieter der externen Qualifizierungsmaßnahme?
   - ■ Welche Erfahrungen gibt es mit dem Anbieter?
   - ■ Über welche Räumlichkeiten und Einrichtungen verfügt er?
   - ■ Welche Kapazitäten hat er?
   - ■ Welche Referenzen kann er vorweisen?
   - ■ Existieren eindeutige Lernziele?
   - ■ Welche Lernziele werden mit den angebotenen Qualifizierungsmaßnahmen verfolgt?
   - ■ Ermöglicht die Qualifizierung eine Lösung der anstehenden Probleme?

2. Anpassung an die Zielgruppe:
   - Welche Zielgruppe wird angesprochen?
   - Mit welchem Teilnehmerkreis muss man rechnen?
   - Welche Vorbildung und Berufserfahrung wird vorausgesetzt?
   - Wie setzt sich der Teilnehmerkreis zusammen?
   - Welche Teilnehmerzahl ist geplant?
   - Kommt der Anbieter zu einem Kontaktbesuch, um sich Betriebskenntnisse zu verschaffen?

3. Organisation der Veranstaltung:
   - Wann findet die Veranstaltung statt, und wie lange dauert sie?
   - Ist der Termin vertretbar?
   - Wo findet die Veranstaltung statt?
   - Gibt es ausreichende Verpflegung?
   - Ist die Dauer stimmig?
   - Werden Fehlstunden nachgehalten?

4. Qualifikation der Referenten:
   - Was kann von den eingesetzten Referenten erwartet werden?
   - Wer sind die Referenten?
   - Verfügen sie über praktische Berufserfahrung?
   - Verfügen sie über Branchenkenntnisse?
   - Verfügen sie über genügend Einfühlungsvermögen?
   - Verfügen sie über ausreichende pädagogische Erfahrung?

5. Konzept der Veranstaltung:
   - Welche Lernmethoden oder Medien werden eingesetzt?
   - Ist eine Vor- oder Nachbereitung vorgesehen?
   - Welche Kontrollmaßnahmen zur Überprüfung der Lerninhalte sind vorgesehen?
   - Wird geprüft, ob die Teilnehmer die Lernziele erreichen?
   - Ist eine Dozentenbeurteilung vorgesehen?
   - Kann ein Repräsentant des Unternehmens probeweise teilnehmen?
   - Welche Möglichkeiten einer Fortsetzung bestehen?
   - Gibt es Folgeveranstaltungen?
   - Ist ein Erfahrungsaustausch vorgesehen?

6. Kosten der Veranstaltung:
   - Welche Kosten, d.h. welche Gebühren und Honorare entstehen?
   - Werden die wichtigsten Modalitäten schriftlich festgelegt?
   - Welche Kosten entstehen über die Gebühren und Honorare hinaus?
   - Wie verhalten sich die Kosten zum erwarteten Nutzen?
   - Gibt es Alternativen?
   - Welche zusätzlichen betrieblichen Leistungen sind über die Kosten hinaus erforderlich, z.B. Bereitstellung von Informationen aus dem Betrieb, Bereitstellung betrieblicher Betreuer, Organisationsaufwand oder Sachleistungen?

## 6.4
# Kontrolle der Personalentwicklung

Im Zuge einer kontinuierlichen Verbesserung auch der Personalentwicklung erscheint eine Kontrolle ebendieser ausgesprochen sinnvoll. Dabei können zwei Bereiche der Kontrolle differenziert werden:

1. Kostenkontrolle
2. Erfolgskontrolle.

In der Praxis des Sozial- und Gesundheitswesens findet oft nur eine Kontrolle der Kosten Berücksichtigung. Der Erfolg wird nur sporadisch anhand eines Evaluationsbogens am Ende eines Seminars erfasst, und eine Rentabilitätsrechnung findet sich in kaum einem Unternehmen. Die Konsequenzen sind leicht ableitbar. Trotz augenscheinlich hoher Ausgaben für Personalentwicklung müssen viele Unternehmen realisieren, dass die eigentlichen Personalentwicklungsziele nicht erreicht werden.

Aus dem Beispiel der Pflegeheim Sonnenschein GmbH wird deutlich, dass eine Kontrolle der Personalentwicklung auf diese Weise nicht sinnvoll erscheint. Hier ist keine Verbindung zwischen den aufgewendeten Kosten und einem Erfolg herzustellen. Auf dem Papier wird man damit eventuell den Anforderungen des Gesetzgebers und Kostenträgers gerecht, ob die vermittelten Kenntnisse jedoch wirklich einen Nutzen für die Einrichtung mit sich bringen, ist dagegen fraglich.

**Ausflug in die Praxis: Personalentwicklungsbudget in der Pflegeheim Sonnenschein GmbH**

In der Pflegeheim Sonnenschein GmbH wird jährlich ein Personalentwicklungsbudget für das darauf folgende Jahr vereinbart. Als Richtwert gilt hier 1 % des Gesamtumsatzes der Einrichtung. Dieser Wert wurde bereits mit der Gründung des Pflegeheims vereinbart und bislang nicht angepasst. Der Betrag richtet sich nicht nach dem tatsächlichen Personalentwicklungsbedarf, er lässt sich jedoch einfach ermitteln. Eine Erfolgskontrolle der Personalentwicklung findet lediglich über den Einsatz eines Evaluationsbogens statt, der jedoch nicht systematisch ausgewertet wird.

### 6.4.1
## Kostenkontrolle

Auf Grund der geringen Gewinnmargen ist eine Kontrolle der Kosten, die für Personalentwicklung aufgewendet werden müssen, unbedingt notwendig. Allerdings muss an dieser Stelle angemerkt werden, dass eine Entscheidung für bestimmte Personalentwicklungsmaßnahmen nicht ausschließlich kostenorientiert erfolgen darf. Eine Kostenentscheidung und -kontrolle muss unbedingt parallel zur Erfolgskontrolle vorgenommen werden und darf auch die vor allem inhaltlichen Vorgaben nicht außer Acht lassen. Letzteres ist insbesondere aus der Perspektive des Gesetzes zur Modernisierung der gesetzlichen Krankenversicherung (GMG) von entscheidender Bedeutung. Der Kostenträger kann empfindliche finanzielle Streichungen vornehmen, wenn den in den Verträgen vereinbarten Forderungen nicht gefolgt wird.

Widmen wir uns jedoch zunächst der Kostenkontrolle, bei der alle anfallenden Kosten berücksichtigt werden müssen. In diesem Fall bietet sich eine Vollkostenrechnung an.

---

**Ermittlung der Kosten für eine Inhouse-Schulung**

Durchführungskosten (Einzellohnkosten + Lohngemeinkosten für Teilnehmer und Dozenten)

+ Materialkosten (Einzelmaterialkosten + Materialgemeinkosten)
+ Verwaltungskosten
+ Kosten für Raum
+ sonstige Kosten
= Gesamtkosten für eine Inhouse-Schulung.

---

Um die kumulierten Gesamtkosten der Personalentwicklung pro Jahr zu erfassen, müssen die Kosten für alle geplanten internen und externen Schulungen zuzüglich der Kosten der Praxisanleiter und aller weiteren Trainings *on the job* addiert werden.

Eine Kostenvergleichsrechnung als Basis einer endgültigen Entscheidung für das Personalentwicklungsbudget wird meist in zwei Richtungen vorgenommen:

■ Kostenvergleich mit dem Vorjahr
■ Kostenvergleich interne versus externe Durchführung.

Bei einem Kostenvergleich mit dem Vorjahr und daraus resultierender Entscheidung wird meist ein Korrekturfaktor integriert. Konkret bedeutet dies, dass das Budget des vergangenen Jahres um einen Faktor X erhöht wird. Denkbar ist jedoch auch, dass im Zuge der Rationalisierung und Einsparung das Personalentwicklungsbudget des vergangenen Jahres um den Faktor X verringert wird.

Der Kostenvergleich zwischen interner und externer Durchführung muss nicht unabhängig von dem Kostenvergleich mit dem Vorjahr gesehen werden. Die oben aufgeschlüsselte Vollkostenrechnung dient der Ermittlung der Kosten für eine Inhouse-Veranstaltung. Diese Kosten lassen sich leicht mit den Kosten vergleichen, die anfallen, wenn die gleiche Veranstaltung extern bei einem Bildungsträger durchgeführt wird.

In diesem Zusammenhang sei auf eine weitere Möglichkeit der Kostenkontrolle verwiesen, die zahlreiche zusätzliche Vorteile bietet. Zunehmend mehr Einrichtungen gestalten die Personalentwicklung nicht selbst, sondern sourcen diesen Bereich aus. Hierbei wird die gesamte Personalentwicklung ausgelagert und an einen externen Dienstleister abgegeben, der sich der gesamten Personalentwicklung von der Bedarfsermittlung über die Personalentwicklungsplanung bis hin zur Durchführung und Evaluation widmet.

## 6.4.2
## Erfolgskontrolle

Der Erfolg der Personalentwicklungsmaßnahme sollte schließlich festgemacht werden anhand der Kriterien:

- Reaktion (Bewertung des Trainings)
- Lernen (Lernerfolg)
- Verhalten (Umsetzung in der Praxis) sowie
- Resultate (z. B. ökonomische Größen).

Eine einfache Evaluation eines Seminars genügt diesem Anspruch nicht. Eine ganzheitliche Erfolgskontrolle entsprechend der genannten Kriterien sollte wie folgt vorgenommen werden:

- Reaktion
  - Bewertung der Maßnahme durch die Teilnehmer
  - Maßnahmen der Kontrolle (Befragung, Evaluationsbogen)
  - Zeitpunkte der Bewertung (während der Maßnahme, am Ende, ein halbes Jahr später)
- Lernen
  - Überprüfung des Wissens/der erlernten Fähigkeiten durch die Führungskraft
  - Maßnahmen der Kontrolle (Test, Fallstudie, Befragung)
  - Zeitpunkte der Überprüfung (am Ende der Maßnahme, ein halbes Jahr später)

■ Verhalten
  – Umsetzung der erlernten Inhalte in der Praxis
  – Maßnahmen der Kontrolle (Fallstudie, Beobachtung am Arbeitsplatz, Feedback der Führungskraft)
  – Zeitpunkte der Kontrolle (während der Maßnahme, drei Monate nach der Maßnahme, ein halbes Jahr nach der Maßnahme)
■ Resultate
  – Überprüfung unterschiedlicher Faktoren entsprechend der Zielsetzung (Umsatzgewinn, Rückgang der Beschwerden, Zunahme der Zufriedenheit etc.)
  – Maßnahmen der Kontrolle (Befragung, Begutachtung von Dokumenten)
  – Zeitpunkte der Kontrolle (drei Monate nach der Maßnahme, ein halbes Jahr nach der Maßnahme).

Die Überprüfung dieser Kriterien kann höhere Investitionen in die Personalentwicklung rechtfertigen und hilft erfolgreiche von nicht erfolgreichen Personalentwicklungsmaßnahmen zu trennen. Mit dieser ganzheitlichen Überprüfung kann eine deutliche Effizienzsteigerung der Personalentwicklung erreicht werden. Wir empfehlen in diesem Zusammenhang einen Plan zur Erfolgskontrolle zu entwickeln. Die zuvor genannten Kriterien können hierbei eine Hilfestellung bieten.

## 6.5
# Optimierung von Maßnahmen der Personalentwicklung

Fort- und Weiterbildungsmaßnahmen sind ein notwendiges «Muss» innerhalb der Personalentwicklung eines Unternehmens. Je nach Zielsetzung, Inhalt und Zielgruppe resultieren jedoch unterschiedliche Anforderungen an Lehren und Lernen. Um diese zu optimieren, muss die Personalentwicklung sinnvoll auf die Mitarbeiter abgestimmt werden. Schulungsmaßnahmen, Inhalte und Anforderungen müssen für den Weiterbildungsteilnehmer zumutbar und förderlich sein, ohne ihn dabei zu verunsichern oder gar zu überfordern.

Die Art und Weise des Lehrens und Lernens ist für den Erfolg der Förderungsmaßnahme ausschlaggebend. So ist z. B. die *intrinsische Motivation* einer Person ein wichtiger Faktor für den Erfolg der Weiterbildung. Als intrinsische Motivation wird der innere Beweggrund bezeichnet, aus dem eine Person handelt. Konkret auf den Bereich Personalentwicklung bezogen meint intrinsische Motivation den Wunsch oder das Interesse des Mitarbeiters zur Fortbildung und nicht die äußeren Einflüsse, wie finanzielle Zuwendungen oder der Erhalt von Sonderurlaub (*extrinsische Motivation*).

Die Entwicklung der Motivation wird dabei wesentlich von den Entscheidungsmöglichkeiten beeinflusst, die dem Kandidaten über Umstände und Inhalte der Fortbildungsmaßnahmen eingeräumt werden. Dabei bleibt jedoch zu beachten, dass die Weiterbildungsmaßnahme die unterschiedlichen Lernvoraussetzungen berücksichtigen muss. Die individuellen Anforderungen der Teilnehmer sind also zu ermitteln und in die jeweils angemessene Unterrichtsstrategie zu integrieren.

In der wissenschaftlich angeleiteten Praxis dürfen nicht nur einseitig Theorie und Methode vermittelt werden. Innerhalb des Ausbildungskonzepts muss die Erkenntnisvermittlung kreativ und effektiv optimiert werden, um die individuelle Förderung im Rahmen der Personalentwicklung zu gewährleisten. Dabei muss eine Reihe für den Lernerfolg relevanter Faktoren berücksichtigt werden (Rosenstiel, 1999: 84 ff.).

Zunächst einmal folgen Lernen und Wissenserwerb eigenen Prinzipien. Zur dauerhaften Speicherung des Erlernten muss das menschliche Gehirn komplexe kognitive Verarbeitungsprozesse durchlaufen, die durch entsprechende Lehrmethoden angeregt werden können. Einfache Grundregeln, wie z. B. die Verknüpfung neu erlernter Elemente mit bereits vorhandenem Wissen, das durch den Einbau der Erfahrungen der Teilnehmer erreicht werden kann, leisten hier bereits einen wertvollen Beitrag.

Als Nächstes sollte die Gestaltung optimaler Lernsituationen und Lernmodelle auf dem Prüfstein stehen. Gerade in der Erwachsenenbildung besteht ein gehobenes Bedürfnis an Selbststeuerung der Lernprozesse. Deshalb sind die Auswahl für die jeweilige Zielgruppe angemessener Methoden der Wissensvermittlung und die Steuerung des Lehr-Lern-Geschehens unabdingbar. Dabei ist das formale Lernen von Wissen nicht ausreichend. Vor allem muss:

- Wissen kooperativ verwendet werden
- nicht nur kognitiv, sondern praktisch mit Datenbanken, Werkzeug oder Maschinen agiert werden
- die Praxis, das Lernen und Denken an einen realen Kontext gebunden sein
- situationsspezifische Kompetenz eingesetzt werden.

Im nächsten Schritt ist das neu erworbene Wissen auf die gegebenen Arbeitsprozesse im Unternehmen zu übertragen. Im Grad der Transferierbarkeit zeichnet sich der Erfolg der Weiterbildung aus. Deshalb gelten praxisorientierte Lernformen, die auf die speziellen Tätigkeitsbereiche und Interessen der Teilnehmer bezogen werden, als besonders effektiv.

Ein bedeutender Faktor der Weiterbildung ist die persönliche Bereitschaft und Fähigkeit, das individuelle Lernen eigenverantwortlich zu organisieren. Dieser persönlichen Motivation liegt die Orientierung an übergeordneten individuellen Zielen und Wertvorstellungen zu Grunde. Im Rahmen der Personalentwicklung müssen daher auch Schlüsselqualifikationen wie Selbstständigkeit und Eigeninitiative der Mitarbeiter gefördert werden, z. B. durch das Angebot von Fachseminaren über Führen, Verkaufen, Präsentieren und ähnlichen Angebote, die die allgemeine Handlungskompetenz des Mitarbeiters erhöhen.

Zudem sollten auch berufliche Fort- und Weiterbildungsangebote bereits in der Konzeption die Mitwirkung der Lernenden bei der Festlegung der Ziele und Inhalte umfassen. Das Einräumen von Kooperation und Mitbestimmung führen nicht nur zur Verbesserung der Entscheidungsqualität, sondern steigern zugleich die Qualifikation aller Mitwirkenden. Mitwirkungs- und Selbstbestimmungs-chancen im Lernprozess festigen und fördern Eigeninitiative und selbstständiges Handeln. Zudem steigern sie die Motivation der Mitarbeiter. Die Steigerung der Motivation wiederum steht im Vordergrund des betrieblichen Interesses, da die genutzten Mitwirkungsmöglichkeiten die Motivation zur qualifizierten Arbeit und damit den Lernerfolg erhöht.

Entsprechende kooperative Bildungsprogramme wirken bereits bei Personen niedriger fachlicher Qualifikation mit wenig Erfahrung produktiv. Entscheidend für den Erfolg ist die Einbindung der Teilnehmer in ein *soziales Netz*. Die Gruppe wirkt stabilisierend, und unter Anleitung eines erfahrenen Moderators können eigene Interessen und Gedanken artikuliert und in die Praxis umgesetzt werden. Das daraus resultierende gemeinsame Erfolgserlebnis unterstützt eigenverant-wortliches Handeln und fördert das Selbstvertrauen. Aus der Gruppenarbeit erge-ben sich Verbesserungsvorschläge für das Unternehmen und die Qualifikation der einzelnen Teilnehmer zu selbstständig beruflichem Handeln. Hoch qualifizierte Teilnehmer können z. B. innerhalb der Projekte Kleingruppenarbeit moderieren oder Ergebnisse im Plenum präsentieren.

# Kapitel 7
# Ein vollständiges Personal-
# entwicklungsbeispiel

Es ist nicht genug zu wissen,
man muss auch anwenden.

(Johann Wolfgang von Goethe)

# 7.
# Praxis der Personalentwicklung – Ein Projektbericht

## 7.1
## Entwicklung und Einführung eines strategieorientierten Personalentwicklungskonzepts

Im Winter des Jahres 2003/2004 haben die Autoren in Zusammenarbeit mit den Verantwortlichen der Ambulante Dienste Gelsenkirchen gGmbH (Gelsenkirchen) ein *strategieorientiertes Personalentwicklungssystem* für insgesamt fünf Diakoniestationen entwickelt und eingeführt. Es entstand ein wirksames Instrument, mit dem den zukünftig steigenden Anforderungen an ambulante Pflegedienste begegnet werden kann. Willkür und punktuelle Personalentwicklung sollten durch eine objektive und an den Bedürfnissen orientierte effiziente Personalentwicklung ersetzt werden.

In diesem Bericht wird der vollständige Ablauf des Projekts von der Akquisition des Kunden bis zur Umsetzung und Evaluation skizziert. Der interessierte Leser

**Definition: Strategieorientierte Personalentwicklung**

Unter *strategieorientierter Personalentwicklung* wird ein an der Unternehmensstrategie und den Bedürfnissen der Mitarbeiter orientiertes Personalentwicklungssystem verstanden. Wesentliche Kennzeichen sind:

- *prospektive Planung* der Personalentwicklung
- regelmäßige *Ermittlung des Personalentwicklungsbedarfs* aus der Perspektive der Unternehmensführung sowie anhand der Wünsche der Mitarbeiter
- *bedarfsorientierte Personalentwicklungsbudget-Vereinbarung*
- standardisierte und objektive Personalentwicklung durch *verbindliche Regelungen.*

ist eingeladen, Anleihen zu nehmen. Auf alle im Rahmen des Projekts entstandenen Verfahrensanweisungen, Checklisten und Fragebögen wird im Text verwiesen. Die Dokumente sind allesamt dem Anhang beigefügt. Als Herausgeber dieses Buches wünschen wir dem Leser viel Freude an der Umsetzung einer strategieorientierten Personalentwicklung im eigenen Unternehmen.

## 7.2
# Das Unternehmen

Die Ambulante Dienste Gelsenkirchen gGmbH wurde im Jahre 2000 gegründet und versorgt pflegebedürftige Personen von insgesamt fünf Standorten in und um Gelsenkirchen. In den Diakoniestationen in Buer-Nord, Gelsenkirchen-Süd, -Ost, -West und -Mitte ist qualifiziertes Personal (examinierte Altenpflegerinnen, examinierte Krankenpflegerinnen, Altenpflegehelferinnen, Krankenpflegehelferinnen, Arzthelferinnen) für die Dienstleistungserbringung verantwortlich. Jede Diakoniestation wird von einer ausgebildeten Pflegedienstleitung und deren Stellvertretung geführt. Alle Teams verfügen über langjährige Berufserfahrung in der Alten- und Krankenpflege. Geboten wird «Qualität vor Quantität», eine optimale Versorgung der Patienten unter Einbeziehung der Angehörigen in dem ihnen vertrauten Umfeld soll erreicht werden. Eine umfassende Kundenbefragung im Jahre 2002 bestätigte die Verantwortlichen in ihren Bemühungen in Sachen «Qualität vor Quantität». Insgesamt beschäftigt das Unternehmen ca. 100 Mitarbeiter. Diese versorgen in Gelsenkirchen und Umgebung ca. 700 pflegebedürftige Personen mit folgenden Dienstleistungen:

- Grundpflege (z. B. Waschen, An- und Ausziehen)
- Beratungsgespräch zur Feststellung des Leistungsumfangs
- Behandlungspflege (z. B. Verbandwechsel, Medikamentenvergabe)
- parenterale Ernährung/Port-Versorgung
- Begleitung bei Arztbesuchen
- ambulante Schmerztherapie
- hauswirtschaftliche Versorgung (z. B. Reinigung der Wohnung)
- Gesprächskreis für pflegende Angehörige
- Durchführung von Pflegekursen für pflegende Angehörige
- Fahrdienst
- Einkaufs- und Getränkedienst

Tagesdienst, Wochenenddienst und eine 24-stündige Rufbereitschaft werden ebenso gewährleistet wie zahlreiche Zusatzdienstleistungen der Kooperationspartner des Unternehmens (Vermittlung von Fußpflege, Frisör etc.).

Neben den Diakoniestationen gehören auch eine Tagespflege sowie Essen auf Rädern zum Unternehmen. Ein besonders enger Kontakt wird auf Grund der unternehmerischen Verbundenheit zu den Evangelischen Kliniken in Gelsenkirchen gepflegt. Aber auch zu anderen Krankenhäusern sowie Ärzten, Apotheken oder Sanitätshäusern existieren Kontakte, die dem Patienten zu Gute kommen.

Der Anspruch des Unternehmens und die Verbundenheit gegenüber christlichen Werten kann einem Textauszug zu den Herausforderungen des Unternehmens im folgenden Kasten entnommen werden.

---

**Ambulante Dienste Gelsenkirchen gGmbH: Unsere Herausforderung**

Die ambulante Pflege alter, kranker oder gebrechlicher Menschen gewinnt immer mehr an Bedeutung. Sie schenkt den Betroffenen Lebensqualität, da sie ihnen den Aufenthalt in der vertrauten häuslichen Umgebung ermöglicht. Und sie trägt dazu bei, die Kosten im Gesundheitswesen auf ein tragbares Niveau zu senken. Aber ambulante Pflege ist eine sehr anspruchsvolle Aufgabe, die Ärzte und Pflegepersonal in höchstem Maße fordert:

- Sie umfasst ein breites Leistungsspektrum – von der postoperativen Betreuung über die Verabreichung von Spritzen, Infusionen und Medikamenten bis hin zu Blutdruck- und Blutzuckerkontrollen, dem fachgerechten Betten und Lagern, sorgfältiger Körperpflege und vielen anderen Dienstleistungen.
- Sie setzt eine perfekte Organisation, ständige Erreichbarkeit und Einsatzbereitschaft voraus, denn Hilfsbedürftigkeit verlangt Engagement auch an Sonn- und Feiertagen und zu jeder Tageszeit.

Und sie erfordert neben Fachkompetenz und Erfahrung besondere Qualitäten, wie Zuverlässigkeit, Verantwortungsbewusstsein und menschliches Einfühlungsvermögen, mithin Eigenschaften, die in Kirche und Diakonie traditionell einen hohen Stellenwert besitzen. Denn hier steht der hilfsbedürftige Mensch im Mittelpunkt des Denkens und Handelns, gewinnt der Dienst am Nächsten als Ausdruck christlicher Gesinnung einen besonderen Gehalt.
Was liegt also näher, als die Kräfte von Kirche und Diakonie zu bündeln und mit der Einrichtung der Ambulanten Dienste Gelsenkirchen eine neue Dimension der umfassenden ambulanten Pflege zu eröffnen, die allen Anforderungen der kommenden Jahrzehnte gerecht wird! Die Symbiose von personellen Kapazitäten, medizinischer und pflegerischer Kompetenz und den besonderen menschlichen Qualifikationen unserer erfahrenen Mitarbeiterinnen und Mitarbeiter kommt allen, die unsere Hilfe suchen, auf vielfältige Weise zugute: in perfekter Versorgung, umfassender Betreuung und liebevoller menschlicher Zuwendung. (http://www.evk-ge.de/innernet/amb/amb.html)

---

## 7.3
# Projektakquisition

Auslöser für dieses Projekt war das Bestreben der Ambulante Dienste Gelsenkirchen gGmbH, die bisherigen Aktivitäten in Sachen Personalentwicklung zu professionalisieren. Die Verantwortlichen wollten nicht mehr ausschließlich punktuelle Personalentwicklung betreiben, sondern ein System nutzen, mit dem die Potenziale des Humankapitals im Sinne der Ziele des Unternehmens Gewinn bringend eingebracht werden können. Aus diesem Grund führte der Pflegedienstleiter, Knut Jahndorf, als Mitglied der obersten Leitung ein erstes informatives Telefonat mit Christian Loffing (Organisationsberater) bezüglich der Realisierbarkeit der neuen Ideen. Herr Jahndorf und Herr Loffing pflegen einen langjährigen Kontakt und haben bereits mehrere Projekte in der Ambulante Dienste Gelsenkirchen gGmbH durchgeführt. Im Vordergrund stand die Frage, ob die Ziele der Einrichtung in Sachen Personalentwicklung überhaupt zu realisieren seien. Nachdem einige Eckpunkte telefonisch thematisiert wurden und Lösungsansätze für damit verbundene Schwierigkeiten gefunden werden konnten, entschloss man sich zu einem persönlichen Treffen. Der Start eines Projekts, in dem es um die Entwicklung eines strategieorientierten Personalentwicklungssystems ging, war damit beschlossen. Im Rahmen des ersten persönlichen Treffens sollten weitere Details diskutiert und in einen Projektplan eingeflochten werden. Im Rahmen des ersten Telefonats wurden der Termin sowie die Gruppe der teilnehmenden Personen bestimmt. Letztere wird nachfolgend kurz skizziert. Des Weiteren wurden von Seiten des Auftraggebers bereits zahlreiche Unterlagen zusammengestellt, die für die Entwicklung des Personalentwicklungskonzepts benötigt wurden.

## 7.4
# Die Verantwortlichen im Projekt

Für die Durchführung des Projekts wurde ein Projektteam zusammengestellt. Dies bestand auf Seiten der Ambulante Dienste Gelsenkirchen gGmbH aus folgenden verantwortlichen Personen:

- Knut Jahndorf (Pflegedienstleiter, Vertreter der obersten Leitung)
- Ulrich Deutsch (stellv. Pflegedienstleiter)
- Ricarda Reiter (Pflegedienstleiterin einer Diakoniestation und zukünftige Personalentwicklungsbeauftragte).

Herr Jahndorf sollte als Vertreter des Top-Managements über alle Projektschritte informiert werden. Herr Deutsch galt als Ansprechpartner mit Entscheidungsbefugnis und Vermittler zwischen den Vertretern der Organisationsberatung und dem Top-Management. Frau Reiter wurde in die inhaltliche Entwicklung des strategieorientierten Personalentwicklungskonzepts eingebunden. Sie konnte alle internen Aspekte und Besonderheiten einbinden und die Kommunikation nach innen zu den Pflegedienstleitern der Diakoniestationen wahren.

**Vorteile der Zusammensetzung des Projektteams**

Die Zusammensetzung des Projektteams wurde bewusst so gewählt. Durch den Kontakt zum Top-Management sollten Schwierigkeiten hinsichtlich der Erreichbarkeit von Entscheidungsträgern vermieden werden. Die Integration der zukünftigen Personalentwicklungsbeauftragten sollte gewährleisten, dass alle intern zu berücksichtigenden Aspekte bereits in der Entwicklungsphase eingebunden werden konnten und gleichzeitig die zukünftig Hauptverantwortliche in der Umsetzung des Konzepts geschult wurde. Diese Person diente auch der Kommunikation des Projekts nach innen. Im Kreise der Pflegedienstleiter der einzelnen Diakoniestationen berichtete sie über den jeweiligen Projektstand, erfragte Wünsche, klärte Fragen und beseitigte Befürchtungen.

Von Seiten der Organisationsberatung wurden zwei Personen mit der Entwicklung des Personalentwicklungssystems beauftragt:

■ Christian Loffing (Organisationsberater)
■ Sandra Budnik (Praktikantin im Projekt).

Die Einbindung einer Projektpraktikantin (cand. Dipl.-Päd. im gehobenen Semester) hatte zum Ziel, Kosten zu sparen. Durch die Auswahl einer in ähnlichen Projekten erfahrenen Studentin und deren Einbindung bereits zu Beginn des Projekts konnten einige Recherche- und Entwicklungsaufgaben delegiert werden. Eine Kontrolle der von ihr entwickelten Dokumente erfolgte durch Herrn Loffing, die Umsetzbarkeit prüfte Frau Reiter.

## 7.5
# Projektstart

Am 16. Oktober 2003 fand schließlich das erste «konspirative» Treffen im Büro von Herrn Jahndorf statt. Die Eckdaten des Projekts wurden hierbei bestimmt. Ein Projektplan konnte anschließend entwickelt werden.

**Auszug aus dem Protokoll der ersten Sitzung**
**Protokoll**

Datum:          16. Oktober 2003
Zeit:           11.00 Uhr – 14.00 Uhr
Teilnehmer:     ■ Knut Jahndorf (Pflegedienstleiter beim Auftraggeber)
                ■ Ulrich Deutsch (stellv. Pflegedienstleiter beim Auftraggeber)

- Ricarda Reiter (Pflegedienstleiterin einer Diakoniestation und zukünftige Personalentwicklungsbeauftragte beim Auftraggeber)
- Christian Loffing (Organisationsberater)
- Sandra Budnik (Projektpraktikantin)

Themen und
Beschlüsse:

- TOP 1: Begrüßung, Smalltalk
  - Alle Anwesenden stellten sich vor und lernten sich untereinander kennen.
  - Die Einrichtung (Größe, Philosophie etc.) wurde vorgestellt.
- TOP 2: Anliegen in Sachen Personalentwicklung
  - Die Ziele wurden von Seiten der Verantwortlichen des Auftraggebers angesprochen.
  - Die Chancen der Realisierung wurden von dem Organisationsberater als hoch eingeschätzt.
- TOP 3: Eckdaten
  - Das Budget für das Projekt wurde verbindlich vereinbart.
  - Der Termin für den Abschluss wurde verbindlich vereinbart.
  - Die Termine für Zwischenbesprechungen wurden verbindlich vereinbart.
  - Die Ansprechpartner wurden festgelegt.
- TOP 4: Next things to do
  - Die Entwicklung eines detaillierten Projektplans (Zeitplan) wurde vereinbart.
  - Eine Liste mit benötigten Unterlagen sollte erstellt und in der kommenden Woche eingereicht werden.
- TOP 5: Abschluss
  - Wichtige Telefonnummern wurden ausgetauscht.
  - Offene Fragen wurden geklärt.
  - Relevante Unterlagen wurden übergeben.
  - Verabschiedung.

## 7.6
# Projektziele – Soll-Zustand

Im Vordergrund standen die Optimierung der bisherigen Bemühungen in Sachen Personalentwicklung und der Aufbau eines strategieorientierten Personalentwicklungssystems. Selbstverständlich wurde in der Einrichtung auch vor dem Projektstart Personalentwicklung betrieben. Allerdings erfolgte dies nur punktuell und ohne einen direkten Bezug zu den strategischen Entscheidungen des Managements (s. u.).

Konkret ließen sich folgende Teilziele identifizieren:

- Regelungen zur rechtzeitigen Erfassung des Personalentwicklungsbedarfs müssen vorliegen.

■ Kriterien zur Festlegung eines Personalentwicklungsbudgets müssen vorhanden sein.

■ Wünsche der Mitarbeiter sowie der Personalentwicklungsbedarf aus Sicht des mittleren Managements und der Forderungen der obersten Leitung müssen regelmäßig erfasst werden.

■ Eine einheitliche Dokumentation durchgeführter Veranstaltungen muss vorliegen.

■ Eine einheitliche Vorgehensweise bei der Ermittlung des Personalentwicklungsbedarfs muss vorliegen.

■ Eine einheitliche Vorgehensweise muss auch bei der Durchführung von Schulungen vorhanden sein.

■ Vereinfachungen für die Durchführung von Schulungen müssen gefunden werden.

## 7.7
# Projektausgangspunkt – Ist-Zustand

Wie geschildert, wurde auch vor diesem Projekt Personalentwicklung im Unternehmen betrieben. Alle gesetzlichen Forderungen konnten regelmäßig erfüllt werden. Allerdings verliefen die Qualifizierungsbemühungen weitgehend unkoordiniert und wenig aufeinander abgestimmt. Es mangelte an einheitlichen Regelungen, Wirtschaftlichkeitspotenziale wurden in der Personalentwicklungsarbeit vermutet.

Als besonders kritisch wurde von Seiten der Pflegedienstleiter der Diakoniestationen betrachtet, dass kein transparentes Personalentwicklungsbudget vorhanden sei. Jede einzelne Schulung musste beantragt und genehmigt werden. Der Aufwand hierfür wurde als unverhältnismäßig und nicht zeitgemäß angesehen. Des Weiteren wurde mehr Selbstständigkeit im Rahmen der Personalentwicklungsarbeit eingefordert.

## 7.8
# Projektbudget

Das Budget für die Durchführung dieses Projekts war ausgesprochen knapp bemessen. Neben der allgemein angespannten monetären Situation im Gesundheitswesen kam zu diesem Projekt noch der ungünstige Zeitpunkt. Zum Ende des Jahres sind viele Budgets aufgebraucht bzw. verplant. «Neue Töpfe» sind zum Ende des Jahres schwer zu finden.

Im Rahmen der schwierigen Vertragsverhandlungen konnte dennoch eine Lösung gefunden werden. Mehrere Faktoren konnten kostenminimierend ver-

**Tipp zur Kostenminimierung**

Traditionell sind die Budgets für Projekte im Sozial- und Gesundheitswesen im Vergleich zu anderen Branchen eher knapp bemessen. Die Integration von Studenten im Rahmen eines Praktikums bzw. von Studenten im Rahmen einer Haus- oder Projektarbeit bewährt sich in vielen Fällen auf Grund der entstehenden Win-Win-Situation. Während der Projektstudent an einem guten Zeugnis oder einer guten Hausarbeit interessiert ist, wünscht sich das Unternehmen professionelle und gleichzeitig finanzierbare Unterstützung. Mit klaren Absprachen, einer vorausgehenden sehr genauen Auswahl des Projektstudenten, der notwendigen Unterstützung und einer etwaigen Begleitung durch einen Hochschullehrer als Betreuer des Studenten können positive und gleichzeitig finanzierbare Ergebnisse erzielt werden. In größeren Projekten sollte die Projektleitung jedoch auf jeden Fall ein erfahrener Organisationsberater übernehmen.

Die Aufnahme persönlicher Kontakte zu einer Fachhochschule oder Universität und Aushänge an einem schwarzen Brett führen meist zeitnah zu einer Gewinn bringenden Kooperation. Es empfiehlt sich, die geplanten Projekte rechtzeitig an eine Hochschule in der Nähe der Einrichtung weiterzugeben.

bucht werden. Zum einen konnten die Kosten der Organisationsberatung durch die Einbindung einer erfahrenen Projektpraktikantin stark reduziert werden. Herrn Loffing kam als Projektleiter mehr die Aufgabe der Delegation und anschließenden Kontrolle zu. Die bereits längere Zusammenarbeit mit der Projektpraktikantin sorgte dafür, dass es zu keinerlei Irritationen und Abstimmungsschwierigkeiten kam. Zum anderen wirkte sich positiv auf die Kostensituation aus, dass Herr Loffing zu Projektbeginn nicht nur die Einrichtung und ihre Besonderheiten bereits seit mehreren Jahren kannte, sondern auch alle am Projekt beteiligten Personen sowie die Pflegedienstleiter der Diakoniestationen. Damit mussten keine weiteren Workshops zum Kennenlernen durchgeführt werden. Ausreichend Felderfahrung im Umgang mit ambulanten Pflegediensten war auf Grund der Vielzahl bereits durchgeführter Projekte in solchen Einrichtungen ebenfalls vorhanden. Des Weiteren hatte die Erfahrung von Herrn Loffing mit ähnlichen Projekten einen positiven Effekt. Vielfach konnten Anleihen in vergleichbaren Projekten genommen werden.

## 7.9
# Projektzeitplan

Für die Darstellung des Projektzeitplans wurde ein Balkendiagramm gewählt (**Abb. 7-1**). Im Vergleich zu einem Netzplan ist das Balkendiagramm leichter zu erstellen und für Personen mit geringer Projekterfahrung leichter nachzuvollzie-

| | | KALENDERWOCHEN 2003 | | | | | | | | | | | | | | |
|---|---|---|---|---|---|---|---|---|---|---|---|---|---|---|---|---|
| | **Projektphasen** | **42.** | **43.** | **44.** | **45.** | **46.** | **47.** | **48.** | **49.** | **50.** | **51.** | **1.** | **2.** | **3.** | **Maßnahme** | **Beteiligte** |
| **1.** | **Kick-off** | | | | | | | | | | | Puffer | | | Gespräch | Jahndorf, Deutsch, Reiter, Loffing, Budnik |
| **2.** | **Informationssammlung** | | | | | | | | | | | | | | Recherche/Telefonate | Deutsch, Loffing, Budnik |
| | Unternehmen | | | | | | | | | | | | | | Telefonat | Deutsch, Loffing |
| | – Unternehmensstruktur | | | | | | | | | | | | | | Telefonat | Deutsch, Loffing |
| | – Vorhandene Unterlagen | | | | | | | | | | | | | | Telefonat | Deutsch, Loffing |
| | Gesetzliche Grundlagen | | | | | | | | | | | | | | Telefonat | Deutsch, Loffing, Budnik |
| | – Regelmäßige Seminare | | | | | | | | | | | | | | Recherche | Budnik |
| | – Grundlegende Qualifikationen | | | | | | | | | | | | | | Recherche | Budnik |
| **3.** | **Entwicklungsphase** | | | | | | | | | | | | | | Erstellen | Loffing, Budnik |
| | – Entwicklung der Verfahrensanweisungen | | | | | | | | | | | | | | Erstellen | Loffing, Budnik |
| | – Entwicklung der Checklisten | | | | | | | | | | | | | | Erstellen | Loffing, Budnik |
| | – Entwicklung der Fragebögen | | | | | | | | | | | | | | Erstellen | Loffing, Budnik |
| **4.** | **Abschlussphase** | | | | | | | | | | | | | | Gespräch/Korrektur | Jahndorf, Deutsch, Reiter, Loffing, Budnik |
| | – Präsentation der Ergebnisse | | | | | | | | | | | | | | Gespräch | Jahndorf, Deutsch, Reiter, Loffing, Budnik |
| | – Korrektur | | | | | | | | | | | | | | Korrektur | Jahndorf |
| | – Nachbesserung | | | | | | | | | | | | | | Korrektur | Loffing |
| **5.** | **Schulungsphase** | | | | | | | | | | | | | | Schulung | Reiter, Loffing, Budnik, PDL´s, stellv. PDL´s |
| | – Schulung der PDL´s / stellv. PDL´s | | | | | | | | | | | | | | Schulung | Reiter, Loffing, Budnik, PDL´s, stellv. PDL´s |

Projektleitung: Christian Loffing
Projektassistenz: Sandra Budnik

**Abbildung 7-1:** Projektzeitplan (Gantt-Technik)

hen. Die Komplexität des Projekts machte es nicht erforderlich, einen Netzplan zu erstellen, der insbesondere bei großer Komplexität Vorteile bietet.

Das Projekt hatte einen zeitlichen Umfang von dreieinhalb Monaten. Hierbei handelt es sich um die reine Projektzeit, die Phase der Akquisition wurde nicht mit eingerechnet. Bei der Entscheidung für diesen vermeintlich langen Zeitraum konnte gewährleistet werden, dass alle Informationen gesammelt und integriert werden können. Eingeflossen ist auch, dass sich das Projekt über den Monat Dezember erstreckte. Für diesen Monat war absehbar, dass einzelne Verantwortliche nur schwer zu erreichen bzw. für Aufgaben im Rahmen des Projekts zu gewinnen seien. Im Monat Dezember finden traditionell in Unternehmen vielfältige Veranstaltungen statt. In jeder einzelnen Phase wurde ein Puffer von einer halben bis zu einer Woche eingebaut. Des Weiteren wurde ein zusätzlicher Puffer von zwei Wochen am Ende des Projekts eingebaut. Damit konnte gewährleistet werden, dass das Projekt auf jeden Fall im Monat Januar abgeschlossen werden kann.

---

**Exkurs: Das Balkendiagramm**

Das Balkendiagramm ist eine relativ einfache und übersichtliche Art, Ablauf und zeitliche Struktur eines Projekts darzustellen. Damit eignet es sich auch für eine Terminkontrolle während der Durchführungsphase. Hier werden die Vorgänge des Projekts über eine Zeitachse in Form von Balken entsprechend ihrer zeitlichen Dauer dargestellt. Beispiele hierfür sind die:

- *Gantt-Technik* (dabei werden die einzelnen Vorgänge entsprechend ihrer Dauer durch waagerechte Striche abgezeichnet) und
- *Plannet-Technik* (dabei werden zusätzlich die Abhängigkeiten der Vorgänge und ermittelten Pufferzeiten abgezeichnet).

---

**Tipp zur Festlegung des Projektzeitraums**

Die Festlegung des Projektzeitraums ist eine schwierige Aufgabe. Als externer Berater in einem Projekt ist man grundsätzlich auf die mehr oder weniger gute Unterstützung durch die Einrichtung angewiesen. Im Rahmen der Gewinnung von Informationen und beim Treffen von Entscheidungen kommt es vielfach zu Verzögerungen. Hierfür werden Pufferzeiten benötigt.
Eine wesentliche Maßnahme zur Vermeidung solcher Schwierigkeiten wurde bereits angesprochen: die Integration von Entscheidungsträgern. Als Grundregel für den Einbau von

Pufferzeiten sollte gelten: Ausgehend vom kritischen Pfad (der kürzeste Projektzeitraum) muss ein Drittel dieser Zeit als Pufferzeit eingeplant werden. Auf diese Weise können Verzögerungen aufgefangen werden, das Projektende ist damit nicht in Gefahr. Sollte sich herausstellen, dass das Projektende früher erreicht werden kann, so wird dies die Beteiligten eher erfreuen.

Das Projekt wurde in fünf inhaltlich sinnvolle Phasen unterteilt, die aufeinander aufbauen und sich teilweise überschneiden. Im Mittelpunkt des Projekts standen die Phasen 2 und 3. Hier ging es um die Informationssammlung und anschließende Entwicklung des strategieorientierten Personalentwicklungssystems. Folgende fünf Phasen umfasste das Projekt (s. Abb. 7-1):

- Phase 1 – Kick-Off
- Phase 2 – Informationssammlung
- Phase 3 – Entwicklungsphase
- Phase 4 – Abschlussphase
- Phase 5 – Schulungsphase.

## Phase 1 – Kick-Off

Das *Kick-Off-Meeting* war der eigentliche Start des Projekts, es fand im Büro des Pflegedienstleiters Jahndorf statt. Das Projektteam traf an diesem Tag zum ersten Mal vollständig zusammen und beschloss den Start. Erste wesentliche Inhalte wurden diskutiert, Aufgaben konnten verteilt werden, Unterlagen wurden übergeben, und ein erster grober Zeitplan wurde festgelegt.

Bereits hier wurde deutlich, dass alle Beteiligten großes Interesse an der Gestaltung des Projekts hatten. Das Verhältnis der Beteiligten untereinander war von Wertschätzung und Sympathie geprägt. Allen Personen waren die Ziele im Rahmen des Projekts klar, die auf breite Zustimmung stießen.

## Phase 2 – Informationssammlung

Trotz der guten Vorbereitung der Verantwortlichen der Ambulante Dienste Gelsenkirchen gGmbH für das Kick-Off-Meeting konnten nicht alle benötigten Unterlagen bis zu diesem Termin bereitgestellt werden. In der Phase der *Informationssammlung*, die einen Umfang von insgesamt drei Wochen umfasste, wurden schwerpunktartig zwei Informationsquellen benutzt:

1. Zum einen wurden relevante Informationen aus dem Unternehmen ermittelt (siehe Checkliste 1, Seite 176.).
2. Zum anderen wurde nach relevanten gesetzlichen Grundlagen geforscht, die im Rahmen des Aufbaus eines Personalentwicklungssystems zu berücksichtigen sind (siehe Checkliste 2, Seite 176.).

Zum Aufbau des strategieorientierten Personalentwicklungssystems mussten diese elementaren Informationen zusammengetragen werden. Nur unter Berücksichtigung dieser Informationen war eine erfolgreiche Entwicklung und Einführung des Systems zu erwarten.

Selbstverständlich wollte man mit dem Aufbau des neuen Personalentwicklungssystems auch den Anforderungen des Gesetzgebers bzw. Kostenträgers gerechtwerden. Es mussten also relevante gesetzliche Grundlagen ermittelt und integriert werden (siehe Checkliste 2).

Die Analyse der gesetzlichen Grundlagen entpuppte sich als ausgesprochen kompliziert auf Grund der Vielfalt der Quellen, die hier zu Sichten waren. Konkrete Hinweise auf Forderungen fanden sich im Rahmenvertrag, in der MDK-Prüfanleitung, in den Unterlagen ausgewählter Zertifizierer sowie in Verordnungen der Berufsgenossenschaft.

Die gewonnenen Informationen wurden gesichtet und für die Entwicklung des Personalentwicklungssystems aufbereitet.

---

**Checkliste 1: Relevante Unternehmensinformationen**

- Mitarbeiter
  - Anzahl der Mitarbeiter
  - Qualifikationen der Mitarbeiter
  - absolvierte Schulungen
- Unternehmen
  - Unternehmensleitbild
  - Unternehmenskultur
  - geplante oder bereits umgesetzte Zertifizierung
  - Aufbauorganisation
  - vertragliche Bindungen mit Fortbildungszentren bzw. Dozenten
  - bereits vorhandene Personalentwicklungsunterlagen
  - bereits geplante Personalentwicklungsmaßnahmen.

---

**Checkliste 2: Relevante gesetzliche Grundlagen**

- Pflichtfortbildungsstunden für Mitarbeiter pro Jahr
- Pflichtfortbildungsthemen für Mitarbeiter pro Jahr
- Anforderungen an Dozenten.

## Phase 3 – Entwicklungsphase

Noch während der Phase der Informationssammlung begann die Entwicklung des Personalentwicklungssystems. Für die Entwicklungsphase wurde ein Zeitraum von insgesamt fünf Wochen veranschlagt. Dieser Zeitraum wurde benötigt, da immer wieder Abstimmungsbedarf mit der Einrichtung entstand. Entwickelt wurden Verfahrensanweisungen, Checklisten, Fragebögen und weitere Vordrucke (Aushänge, Listen und Bescheinigungen). Diese wurden mit einer definierten, einheitlichen Kopf- und Fußzeile versehen. Die Form der Kopf- und Fußzeile entspricht den Forderungen der DIN EN ISO 9001:2000. Die Kopfzeile enthält neben dem Logo der Einrichtung auch den Titel des Dokuments sowie den Geltungsbereich und die Registriernummer. Die Fußzeile enthält Angaben über den Verteiler, den Ersteller, die Freigabe sowie das Erstellungsdatum, Änderungsstand und Seitenzahl.

Des Weiteren ist zu beachten, dass jedes Dokument mit einer Buchstaben-Zahlenkombination verschlüsselt ist. Eine bessere Auffindbarkeit und Zuordnung der einzelnen Dokumente kann auf diese Weise gewährleistet werden. Die Kombination AD-F-01-04 lässt sich von links nach rechts wie folgt aufschlüsseln:

- AD = Ambulante Dienste (es handelt sich also um ein Dokument für den ambulanten Bereich des Unternehmens)
- F = Formular (es handelt sich also um ein Formular und nicht um eine VA = Verfahrensanweisung)
- 01 = Dokument mit der Nr. 1 (es gibt mehrere Dokumente in einem Jahr, die jeweils andere Nummern haben)
- 04 = Dokument aus dem Jahre 2004 (dieses Dokument ist also bereits im Jahre 2004 entstanden).

Die Verschlüsselung der einzelnen Dokumente sollte langfristig eine bessere Auffindbarkeit und Zuordenbarkeit ermöglichen. Es sollte gewährleistet werden, dass nur freigegebene und jeweils aktuelle Dokumente benutzt werden.

Im strategieorientierten Personalentwicklungssystem wurden zwei inhaltliche Schwerpunkte behandelt:

1. die Ermittlung des Personalentwicklungsbedarfs (s. Abb. 7-2, Seite 179.)
2. die Organisation und Durchführung von Schulungen (s. Abb. 7-3, Seite 181.)

## 7.10
# Ermittlung des Personalentwicklungsbedarfs

**Abbildung** 7-2 verdeutlicht die Besonderheiten eines strategieorientierten Personalentwicklungssystems im Rahmen der Ermittlung des Personalentwicklungsbedarfs. Hier wird nicht nur die Notwendigkeit zu bestimmten Schulungen aus der Perspektive der Pflegedienstleiter berücksichtigt, sondern auch die Notwendigkeit aus der Perspektive des zentralen Pflegedienstleiters als Vertreter der Geschäftsführung, und nicht zuletzt werden die Wünsche der Mitarbeiter bei der Ermittlung des Personalentwicklungsbedarfs gegeneinander abgeglichen und in einem Personalentwicklungsplan vereint.

Das Flussdiagramm in Abbildung 7-2 zeigt, dass es zu diesem Vorgang mehrere geltende Dokumente gibt. Diese sind in der Übersicht tabellarisch an der Unterseite dargestellt. Der gesamte Ablauf der Ermittlung des Bildungsbedarfs wird im Folgenden kurz skizziert.

Im Rahmen der Ermittlung des Weiterbildungsbedarfs wurde fest vereinbart, dass die Mitarbeiter bis zum 15. Oktober jeden Jahres einen Fragebogen zum Weiterbildungsinteresse zu bearbeiten haben. Die Pflegedienstleiter der Diakoniestationen und der zentrale Pflegedienstleiter als Vertreter der Geschäftsführung haben bis zu diesem Termin jeweils einen Fragebogen zur Ermittlung der Weiterbildungsnotwendigkeit zu bearbeiten. Die drei verschiedenen Fragebögen sind als Originale in Anhang 8.1 bis 8.3 wiedergegeben. Eine Verfahrensanweisung zur Ermittlung des Weiterbildungsbedarfs (Anhang 8.4) regelt die Vorgehensweise vom Verteilen der Fragebögen bis zum Erstellen des Personalentwicklungsplans (Anhang 8.5).

Hieraus geht hervor, dass die Personalentwicklungsbeauftragte für die rechtzeitige Versendung der Fragebögen (Anfang Oktober) an die Mitarbeiter und Pflegedienstleiter verantwortlich ist. Bis zum 15. Oktober jeden Jahres müssen die Fragebögen wieder zurückgesandt werden, damit eine zentrale Auswertung vorgenommen werden kann. Die Personalentwicklungsbeauftragte entwickelt auf der Grundlage der Wünsche der Mitarbeiter sowie auf Grund der erkannten Notwendigkeit einen vorläufigen Personalentwicklungsplan für das nächste Jahr. Ebenso ermittelt sie die voraussichtlich anfallenden Kosten. Diese Unterlagen werden schließlich im Rahmen eines Genehmigungsverfahrens von der Geschäftsführung geprüft und, wenn nötig, zusammen mit der Personalentwicklungsbeauftragten angepasst.

Der modifizierte und genehmigte Personalentwicklungsplan wird schließlich an die Diakoniestationen versendet und von den dortigen Pflegedienstleitern bis spätestens Ende November ausgehangen. Geplante und tatsächlich realisierte Veranstaltungen werden in dieser Übersicht dokumentiert. Der Personalentwicklungsplan ist ein Angebot für die Mitarbeiter der Einrichtung. Die Veranstaltungen sind verpflichtend oder freiwillig und richten sich an unterschiedliche Zielgruppen

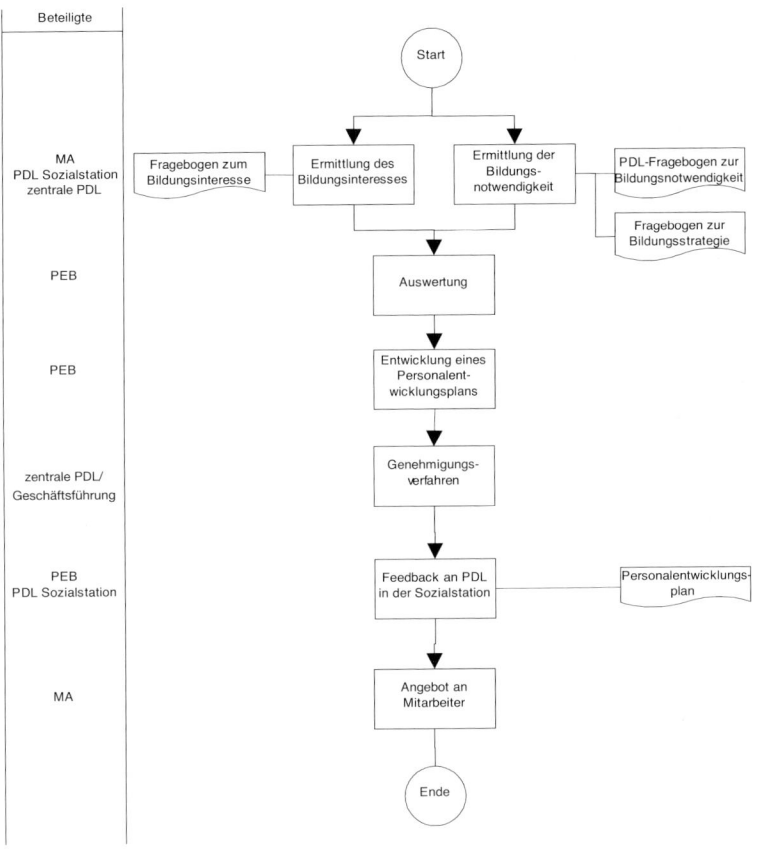

| **Übersicht** **Ermittlung des Bildungsbedarfs** | Ambulante Dienste GELSENKIRCHEN |
|---|---|
| Personalentwicklungskonzept | Reg.-Nr. AD-F-01-04 |

**Formulare**

| | |
|---|---|
| Reg.-Nr. AD-F-01-03 | Fragebogen zur Ermittlung des Bildungsinteresses |
| Reg.-Nr. AD-F-02-03 | PDL-Fragebogen zur Ermittlung der Bildungsnotwendigkeit |
| Reg.-Nr. AD-F-03-03 | Fragebogen zur Ermittlung der Bildungsstrategie |
| Reg.-Nr. AD-F-04-03 | Formular geplante / durchgeführte Personalentwicklungsmaßnahmen |

**Verfahrensanweisung**

| | |
|---|---|
| Reg.-Nr. AD-VA-01-03 | Verfahrensanweisung zur Ermittlung des Bildungsbedarfs |

| Verteiler | PDL, PEB PDL Sozialstation | | | |
|---|---|---|---|---|
| **Bearbeitung** | **Freigabe** | **Datum** | **Änderungsstand** | |
| Loffing | ./. | 18.01.04 | 1. Entwurf | Seite 1/1 |

**Abbildung 7-2:** Ermittlung des Personalentwicklungsbedarfs bei der Ambulante Dienste Gelsenkirchen gGmbH

(Pflegehelfer, examinierte Pflegepersonen, Hauswirtschaftskräfte, neue Mitarbeiter etc.). Mit einem besonderen Aushang (Anhang 8.6) wird jeweils unmittelbar vor einer Schulung die Aufmerksamkeit der Mitarbeiter darauf gelenkt.

## 7.11
# Organisation und Durchführung von Schulungen

Auch für die Organisation und Durchführung von Schulungen wurden Regelungen gefunden, die eine zukünftig einheitliche Vorgehensweise gewährleisten sollen. **Abbildung 7-3** gibt einen guten Überblick über die einzelnen Aktivitäten.

In einer Verfahrensanweisung zur Vorbereitung, Durchführung und Nachbereitung eines Seminars (Anhang 8.7) wurden alle notwendigen Regelungen skizziert. Es wurde vereinbart, dass die Pflegedienstleitungen der jeweiligen Diakoniestation für die Vorbereitung des Seminars verantwortlich sind. Hierzu zählen alle Maßnahmen, beginnend mit der Ankündigung der Veranstaltung über die Meldung der teilnehmenden Personen und Einrichtung des Seminarraums bis hin zur Begrüßung des Dozenten. Eine speziell entwickelte Checkliste zur Vorbereitung eines Seminars (Anhang 8.8) gibt einen Überblick über alle Aspekte, die zu berücksichtigen sind. Für die Ankündigung eines Seminars wurde ein Aushang für das schwarze Brett entwickelt (Anhang 8.6). Die Pflegedienstleiter tragen alle teilnehmenden Personen nach der Ankündigung und entsprechend ihrer Anwesenheit und einer etwaigen Verpflichtung in eine Meldeliste ein (Anhang 8.9). Diese wird der Personalentwicklungsbeauftragten zurückgesendet, um die Teilnahmebescheinigungen (Anhang 8.10) rechtzeitig ausfüllen und in die jeweilige Diakoniestation senden zu können.

Die Durchführung des Seminars liegt in der Verantwortung des jeweiligen Dozenten. Ein Informationsblatt für Dozenten (Anhang 8.11) klärt typische Fragen eines externen Dozenten und stellt damit eine weitere Arbeitserleichterung für die Pflegedienstleitungen der Diakoniestationen dar. Weitere wichtige Dokumente für die Durchführung eines Seminars wurden entwickelt. Hierzu zählen eine Anwesenheitsliste (Anhang 8.12), ein Evaluationsbogen (Anhang 8.13) sowie eine Liste zur Dokumentation der unterrichteten Inhalte sowie des Grades der Erreichung der Lernziele (Anhang 8.14).

Weiterhin wurde vereinbart, dass die Pflegedienstleitungen der Diakoniestationen neben der Vorbereitung auch für die Nachbereitung des Seminars verantwortlich sind. Hierzu zählen alle Maßnahmen, beginnend mit der Nachbesprechung des Seminars bis hin zur Übersendung aller Unterlagen an die Personalentwicklungsbeauftragte. Eine weitere Checkliste zur Nachbereitung eines Seminars (Anhang 8.15) gibt einen Überblick über alle Aspekte, die zu berücksichtigen sind. Ein Protokollvordruck für die Nachbesprechung einer Schulung zusammen mit den Mitarbeitern vereinheitlicht die Dokumentation (Anhang 8.16).

| Übersicht Ermittlung des Bildungsbedarfs | 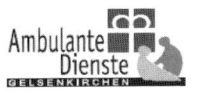 |
|---|---|
| Personalentwicklungskonzept | Reg.-Nr. AD-F-02-04 |

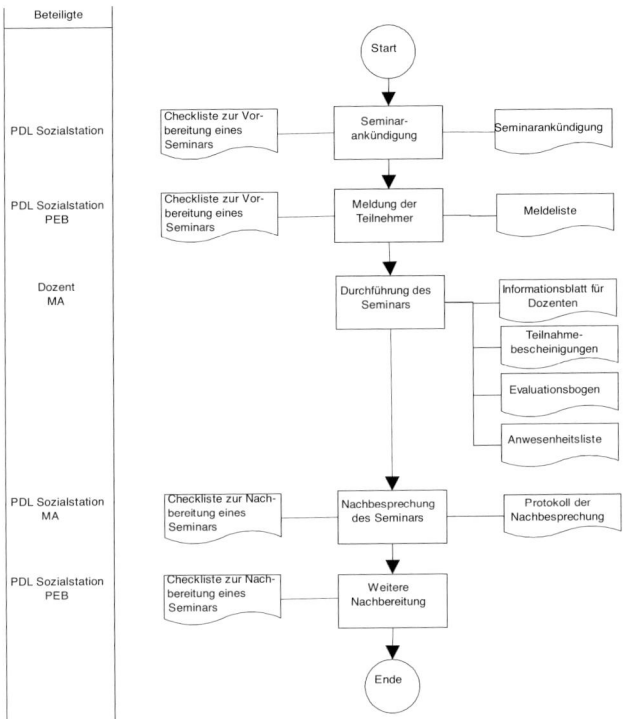

### Formulare

| Reg.-Nr. AD-F-05-03 | Checkliste zur Vorbereitung eines Seminars |
|---|---|
| Reg.-Nr. AD-F-06-03 | Seminarankündigung |
| Reg.-Nr. AD-F-07-03 | Meldeliste |
| Reg.-Nr. AD-F-08-03 | Informationsblatt für Dozenten |
| Reg.-Nr. AD-F-09-03 | Anwesenheitsliste |
| Reg.-Nr. AD-F-10-03 | Seminarinhalte |
| Reg.-Nr. AD-F-11-03 | Evaluationsbogen |
| Reg.-Nr. AD-F-12-03 | Teilnahmebescheinigung |
| Reg.-Nr. AD-F-13-03 | Checkliste zur Nachbereitung eines Seminars |
| Reg.-Nr. AD-F-14-03 | Protokoll der Nachbesprechung eines Seminars |

### Verfahrensanweisung

| Reg.-Nr. AD-VA-02-03 | Verfahrensanweisung zur Vorbereitung, Durchführung und Nachbereitung eines Seminars |
|---|---|

| Verteiler | PDL, PEB PDL Sozialstation | | | |
|---|---|---|---|---|
| **Bearbeitung** | **Freigabe** | **Datum** | **Änderungsstand** | |
| Loffing | ./. | 18.01.04 | 1. Entwurf | Seite 1/1 |

**Abbildung 7-3:** Organisation und Durchführung von Schulungen bei der Ambulante Dienste Gelsenkirchen gGmbH

Die Auswertung der Evaluationsbögen (Anhang 8.13) erfolgt durch die Personalentwicklungsbeauftragte. Auch hier wird der Ablauf durch eine Verfahrensanweisung geregelt (Anhang 8.17). Der Dozent erhält auf Nachfrage das Ergebnis der Evaluation, die Pflegedienstleiter der Diakoniestationen werden unmittelbar nach der Auswertung informiert, um in der Nachbesprechung etwaige inhaltliche Defizite aufzuarbeiten.

### Phase 4 – Abschlussphase

Auf die Phase der Entwicklung des Personalentwicklungssystems folgte die Abschlussphase. Hier wurde die erste Version des strategieorientierten Personalentwicklungssystems den Hauptverantwortlichen der Ambulante Dienste Gelsenkirchen gGmbH präsentiert. In dieser insgesamt drei Wochen umfassenden Phase sollten Korrekturen und Nachbesserungen vorgenommen werden können, die schließlich zur Endfassung des Systems führten. Nach der ersten Präsentation wurden notwendige Änderungen eingebunden. Für eine letzte Kontrolle des Systems wurden die entwickelten Formulare nur noch per E-Mail versandt.

Insbesondere in dieser Phase bewährte sich der zweiwöchige Puffer am Ende des Projekts. Die letzten Abstimmungen und Korrekturen nahmen deutlich mehr Zeit in Anspruch als eigentlich geplant.

### Phase 5 – Schulungsphase

Im Rahmen einer abschließenden Schulung wurden die Pflegedienstleiter der fünf Diakoniestationen in den Umgang mit dem neuen Personalentwicklungssystem eingeweiht. Hierzu erhielt jeder Teilnehmer eine Mappe mit dem vollständigen System. Vorab sind die Wünsche und Befürchtungen der Pflegedienstleiter bereits in der Phase der Informationssammlung abgefragt und integriert worden. In der Schulung wurde das gesamte vom Projektteam bereits überarbeitete System begutachtet, Unklarheiten zum Umgang mit dem System konnten geklärt werden.

### 7.12
# Projektabschluss

Das Projekt konnte im Januar 2004 erfolgreich abgeschlossen werden. Inwiefern sich das strategieorientierte Personalentwicklungssystem bewähren wird und welche Vorteile sich langfristig daraus ergeben, wird sich jedoch erst noch zeigen. Die Feedbacks der Beteiligten und die Gespräche mit allen Pflegedienstleitern und einzelnen Mitarbeitern waren insgesamt sehr positiv.

Während der Schulung für die Pflegedienstleiter erhielten alle Beteiligten eine Mappe mit dem gesamten Personalentwicklungssystem. Herrn Jahndorf als Hauptverantwortlichem und Frau Reiter als Personalentwicklungsbeauftragte wurde zusätzlich jeweils eine CD-ROM mit allen Dokumenten überreicht. Damit sind die von der Organisationsberatung entwickelten Formulare, Verfahrensanweisungen und Fragebögen vollständig an die Ambulante Dienste Gelsenkirchen gGmbH übergegangen. In der Einrichtung selbst wird das System zukünftig modifiziert und weiterentwickelt.

Herr Jahndorf beendete die Veranstaltung und bedankte sich für die gute Zusammenarbeit und das ausgesprochen gute Ergebnis. Herr Loffing und Frau Budnik wünschten für die Umsetzung und langfristige Arbeit mit dem neuen Personalentwicklungssystem viel Erfolg. Für die Pflegedienstleiter und die Personalentwicklungsbeauftragte sicherte Herr Loffing noch einmal zu, dass er auch nach diesem Tag für etwaige Rückfragen fernmündlich und persönlich zur Verfügung steht. Auf diese Weise konnte der Prozess der Umsetzung effizient unterstützt werden.

## 7.13
# Projektevaluation

Die Evaluation des Projekts umfasst mehrere Stufen. Stufe 1 konnte bereits abgeschlossen werden, die Evaluationsstufe 2 ist für Februar 2005 geplant, die Evaluationsstufe 3 soll im Februar 2006 durchgeführt werden

### Stufe 1 – Evaluation unmittelbar vor Einführung
Im Rahmen der Schulung der Pflegedienstleiter (siehe Schulungsphase, Kap. 7.11) wurde das entwickelte System noch einmal kritisch geprüft. Wie bereits dargestellt, wurde im Rahmen der Schulung der Umgang mit den einzelnen Dokumenten erläutert. Hier bestand noch einmal die Möglichkeit, Vorgehensweisen kritisch zu hinterfragen und Verbesserungsvorschläge einzubringen.

Da bereits im Vorfeld auf die Einbindung und Information der Pflegedienstleiter der Diakoniestationen gebaut wurde, kam es zu keinen weiteren Verbesserungsvorschlägen. Lediglich Unklarheiten galt es noch zu beseitigen. Das Feedback der Anwesenden war ausgesprochen positiv. Alle Beteiligten gingen davon aus, dass mit Hilfe des strategieorientierten Personalentwicklungssystems ein weiterer Schritt in Sachen Standardisierung, Objektivierung und Qualitätssicherung gemacht werden konnte.

### Stufe 2 – Evaluation nach einem Jahr
Für Februar 2005 ist eine Befragung der obersten Leitung, der Personalentwicklungsbeauftragten und der Pflegedienstleiter der Diakoniestationen geplant. Hier soll das gesamte System noch einmal evaluiert werden.

Der späte Evaluationstermin, ein Jahr nach der Einführung, wurde gewählt, da erst im Februar 2005 alle Dokumente mindestens einmal zum Einsatz gekommen sind. Erst zu diesem Zeitpunkt kann ein umfassendes Urteil über die getroffenen Regelungen sowie die Handhabbarkeit der Formulare und Checklisten sowie eventuell nicht berücksichtigte Aspekte gegeben werden.

## Stufe 3 – Evaluation nach zwei Jahren

Ein weiteres Jahr später (Februar 2006) soll noch einmal eine Evaluation durchgeführt werden. Spätestens zu diesem Zeitpunkt sollte sich der Aufwand des Projekts bezahlt gemacht haben. Alle Beteiligten dürften bis dahin eine gewisse Routine im Umgang mit den Dokumenten erlangt haben. Etwaige Verbesserungsvorschläge sollen auch nach dieser Evaluation ermittelt, geprüft und anschließend integriert werden.

## Projektergebnisse

Im Rahmen dieses Projekts konnte die ursprüngliche punktuelle Personalarbeit bei der Ambulante Dienste Gelsenkirchen gGmbH erfolgreich in ein strategieorientiertes Personalentwicklungssystem umgewandelt werden. Standardisierung, Objektivität und Arbeitserleichterung sind die wesentlichen Stichworte, die die Ergebnisse des Projekts skizzieren.

Im Rahmen eines Interviews mit Herrn Jahndorf, dem Projektinitiator, werden die positiven Ergebnisse und entscheidenden Rahmenbedingungen noch einmal verdeutlicht.

**Interview mit Herrn Jahndorf (Pflegedienstleiter der Ambulante Dienste Gelsenkirchen gGmbH und der Evangelische Kliniken Gelsenkirchen GmbH)**

Herr Jahndorf war hauptverantwortlicher Leiter des Projekts und derjenige, der das Projekt initiierte.

*C. L.: Herr Jahndorf, sind Sie auch nach kritischer Durchsicht des neuen Systems zufrieden mit dem Ergebnis?*

K. J.: Selbstverständlich, wobei eine wirkliche Bewährung sicherlich erst im Anschluss an die Evaluation der Stufen 2 und 3 abgeleitet werden kann. Ich bin jedoch überzeugt, dass das, was zunächst nach einem größeren Aufwand im Rahmen der Ermittlung des Bildungsbedarfs aussieht, sich zeitnah positiv auswirken wird. Die Personalentwicklung soll langfristig eine herausragende Stellung in unserer Einrichtung einnehmen. Dies wird die Qualifikationen der Mitarbeiter verbessern und die Zufriedenheit erhöhen. Gewinner ist langfristig der Patient und damit auch die Einrichtung.

# Kapitel 8
# Anhang

## Formulare für die Personalentwicklungsarbeit

Der Reingewinn, das ist die Differenz zwischen den neuen Ideen und den alten, zwischen den modernen Methoden und den veralteten, zwischen einer zeitgemäßen Ausstattung und dem Werkzeug von gestern.

(Unbekannter Verfasser)

| Fragebogen zur Ermittlung der Bildungsstrategie | Ambulante Dienste 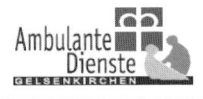 |
|---|---|
| **Personalentwicklungskonzept** | Reg.-Nr. AD-F-03-03 |

Sehr geehrter Herr Jahndorf,

im Rahmen der Personalentwicklung sind wir stets bemüht, geeignete Schulungen anzubieten, um zukünftigen Herausforderungen und der Entwicklung des Unternehmens gerecht zu werden.

Bitte beantworten Sie bis zum **15. Oktober** die Fragen auf der zweiten Seite. Die Beantwortung nimmt maximal fünf Minuten Zeit in Anspruch.

Wichtig sind v.a. Hinweise auf die Bildungsnotwendigkeit aus der Perspektive der strategischen Unternehmensplanung (Welche Qualifizierungen sind zum Erreichen der zukünftigen Unternehmensziele notwendig?).

Bitte leiten Sie den ausgefüllten Fragebogen an die Personalentwicklungsbeauftragte weiter. Hier erfolgt eine Auswertung. Die Ergebnisse werden für den Personalentwicklungsplan des nächsten Jahres berücksichtigt.

Wir bedanken uns bereits an dieser Stelle für Ihre Bemühungen!

| Verteiler | zentrale PDL | | | |
|---|---|---|---|---|
| **Bearbeitung** | **Freigabe** | **Datum** | **Änderungsstand** | |
| Loffing | Jahndorf | 01.12.03 | 1. Entwurf | Seite 1/2 |

Anhang 8-1

| Fragebogen zur Ermittlung der Bildungsstrategie | Ambulante Dienste 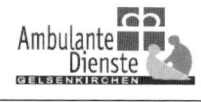 |
|---|---|
| Personalentwicklungskonzept | Reg.-Nr. AD-F-03-03 |

Datum: _____

1. Erfordert die erfolgreiche Umsetzung der zukünftigen Unternehmensstrategie besondere, zusätzliche *pflegefachliche Qualifikationen*? Wenn ja, machen Sie hierzu bitte einige kurze Angaben:

_____

_____

_____

_____

2. Erfordert die erfolgreiche Umsetzung der zukünftigen Unternehmensstrategie besondere, zusätzliche *nichtpflegefachliche Qualifikationen*? Wenn ja, machen Sie hierzu bitte einige kurze Angaben:

_____

_____

_____

_____

3. In welchen Bereichen sehen Sie Defizite bei Ihren Mitarbeitern?

_____

_____

_____

_____

4. Sonstige Wünsche:

_____

_____

_____

_____

| Verteiler | zentrale PDL | | | | |
|---|---|---|---|---|---|
| **Bearbeitung** | | **Freigabe** | **Datum** | **Änderungsstand** | |
| Loffing | | Jahndorf | 01.12.03 | 1. Entwurf | Seite 2/2 |

Anhang 8-1

| Fragebogen zur Ermittlung der Bildungsnotwendigkeit | Ambulante Dienste 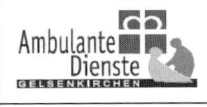 |
|---|---|
| Personalentwicklungskonzept | Reg.-Nr. AD-F-03-03 |

Sehr geehrte Pflegedienstleiterin, sehr geehrter Pflegedienstleiter,

im Rahmen der Personalentwicklung sind wir stets bemüht, geeignete Schulungen anzubieten.

Entsprechend den hohen Anforderungen an eine Tätigkeit in der Pflege sind wir kontinuierlich gefordert, unser Wissen dem aktuellen Stand der Forschung anzupassen. Der regelmäßige Besuch von Seminaren ist zu einem wichtigen Bestandteil der Qualitätssicherung in der Pflege geworden.

Damit wir auch zukünftig die Qualität unserer Dienstleistung mit geeigneten Seminaren sichern können, benötigen wir von Ihnen eine Rückmeldung zur Bildungsnotwendigkeit in Ihrem Team.

Bitte beantworten Sie bis zum **15. Oktober** die Fragen auf der zweiten Seite. Die Beantwortung nimmt maximal fünf Minuten Zeit in Anspruch. Bitte leiten Sie den ausgefüllten Fragebogen an die Personalentwicklungsbeauftragte weiter. Hier erfolgt eine Auswertung. Die Ergebnisse werden für den Personalentwicklungsplan des nächsten Jahres berücksichtigt.

Wir bedanken uns bereits an dieser Stelle für Ihre Bemühungen!

| Verteiler | PDL Sozialstation | | | | |
|---|---|---|---|---|---|
| **Bearbeitung** | **Freigabe** | **Datum** | **Änderungsstand** | |
| Loffing | Jahndorf | 01.12.03 | 1. Entwurf | Seite 1/2 |

Anhang 8-2

| Fragebogen zur Ermittlung der Bildungsnotwendigkeit | Ambulante Dienste GELSENKIRCHEN 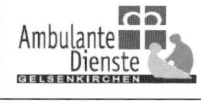 |
|---|---|
| Personalentwicklungskonzept | Reg.-Nr. AD-F-03-03 |

Datum: _____

Sozialstation: _____

1. Bitte beurteilen Sie, wie notwendig eine Schulung zu folgenden pflegefachlichen Schulungsthemen ist (in den leeren Feldern können Sie weitere Themen nennen):

|  | dringend notwendig | notwendig | nicht notwendig |
|---|---|---|---|
| Pflegedokumentation |  |  |  |
| Pflegeplanung |  |  |  |
|  |  |  |  |
|  |  |  |  |

2. Bitte beurteilen Sie, wie notwendig eine Schulung zu folgenden nichtpflegefachlichen Schulungsthemen ist (in den leeren Feldern können Sie weitere Themen nennen):

|  | dringend notwendig | notwendig | nicht notwendig |
|---|---|---|---|
| Umgang mit Konflikten |  |  |  |
| Mitarbeitermotivation |  |  |  |
|  |  |  |  |
|  |  |  |  |

3. In welchen weiteren Bereichen sehen Sie Defizite bei Ihren Mitarbeitern?

_____

_____

_____

4. Sonstige Wünsche:

_____

_____

_____

_____
Unterschrift

| Verteiler | PDL Sozialstation | | | | |
|---|---|---|---|---|---|
| **Bearbeitung** | **Freigabe** | **Datum** | **Änderungsstand** | |
| Loffing | Jahndorf | 01.12.03 | 1. Entwurf | Seite 2/2 |

Anhang 8-2

| Fragebogen zur Ermittlung des Bildungsinteresses | 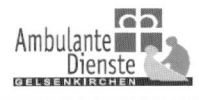 |
|---|---|
| Personalentwicklungskonzept | Reg.-Nr. AD-F-03-03 |

Sehr geehrte Mitarbeiterin, sehr geehrter Mitarbeiter,

im Rahmen der Personalentwicklung sind wir stets bemüht, Ihnen geeignete Schulungen anzubieten. Damit wir Sie auch zukünftig mit geeigneten Seminaren zufrieden stellen können, benötigen wir von Ihnen eine Rückmeldung.

Entsprechend den hohen Anforderungen an eine Tätigkeit in der Pflege sind wir kontinuierlich gefordert, unser Wissen dem aktuellen Stand der Forschung anzupassen. Der regelmäßige Besuch von Seminaren ist zu einem wichtigen Bestandteil der Qualitätssicherung in der Pflege geworden.

Bitte beantworten Sie bis zum **15. Oktober** die Fragen auf der zweiten Seite. Die Beantwortung nimmt maximal fünf Minuten Zeit in Anspruch. Bitte beachten Sie bei Ihren Seminarwünschen, dass diese mit Ihrer Tätigkeit zu tun haben müssen.

Bitte bedenken Sie auch, dass wir sicherlich nicht alle Wünsche gleichermaßen berücksichtigen können, sondern Schwerpunkte setzen müssen. Aus diesem Grund ist es wichtig, dass sich möglichst viele Mitarbeiter/-innen an der Befragung beteiligen.

Die Befragung erfolgt anonym.

Sammeln Sie die Fragebögen unter Ihren Kollegen und übergeben diese bis spätestens zum angegebenen Termin zusammen an die Pflegedienstleitung. Die Pflegedienstleitung wird die Fragebögen an die Personalentwicklungsbeauftragte weiterleiten. Hier werden die Bögen ausgewertet. Die Ergebnisse fließen direkt in den Personalentwicklungsplan des nächsten Jahres mit ein.

Wir bedanken uns bereits an dieser Stelle für Ihre Bemühungen!

| Verteiler | PDL Sozialstation, Mitarbeiter | | | |
|---|---|---|---|---|
| **Bearbeitung** | **Freigabe** | **Datum** | **Änderungsstand** | |
| Loffing | Jahndorf | 01.12.03 | 1. Entwurf | Seite 1/2 |

Anhang 8-3

| Fragebogen zur Ermittlung des Bildungsinteresses | Ambulante Dienste GELSENKIRCHEN 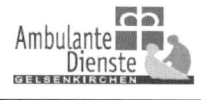 |
|---|---|
| Personalentwicklungskonzept | Reg.-Nr. AD-F-03-03 |

Datum: _____

Sozialstation: _____

1. Bitte beurteilen Sie, wie wichtig Ihnen folgende pflegefachliche Schulungsthemen erscheinen (in den leeren Feldern können Sie eigene Wünsche äußern):

|  | völlig wichtig | sehr wichtig | wichtig | weniger wichtig | nicht wichtig | völlig unwichtig |
|---|---|---|---|---|---|---|
| Pflegedokumentation |  |  |  |  |  |  |
| Pflegeplanung |  |  |  |  |  |  |
|  |  |  |  |  |  |  |
|  |  |  |  |  |  |  |
|  |  |  |  |  |  |  |

2. Bitte beurteilen Sie, wie wichtig Ihnen folgende nichtpflegefachlichen Schulungsthemen erscheinen (in den leeren Feldern dürfen Sie eigene Wünsche äußern):

|  | völlig wichtig | sehr wichtig | wichtig | weniger wichtig | nicht wichtig | völlig unwichtig |
|---|---|---|---|---|---|---|
| Umgang mit Konflikten |  |  |  |  |  |  |
|  |  |  |  |  |  |  |
|  |  |  |  |  |  |  |
|  |  |  |  |  |  |  |
|  |  |  |  |  |  |  |

3. In welchen Bereichen sehen Sie Defizite bei sich selbst?

_____

_____

_____

_____

4. Sonstige Wünsche:

_____

_____

_____

_____

| Verteiler | PDL Sozialstation, Mitarbeiter | | | |
|---|---|---|---|---|
| **Bearbeitung** | **Freigabe** | **Datum** | **Änderungsstand** | |
| Loffing | Jahndorf | 01.12.03 | 1. Entwurf | Seite 2/2 |

| Verfahrensanweisung zur Ermittlung des Bildungsbedarfs | 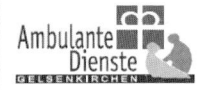 |
|---|---|
| Personalentwicklungskonzept | Reg.-Nr. AD-F-03-03 |

### 1. Ziele/Zweck
Durch den Einsatz mehrerer Fragebögen (vgl. Punkt 4.) soll der zukünftige Bildungsbedarf ermittelt und ein strategieorientiertes Angebot zur Deckung des Bildungsbedarfs entwickelt werden.

### 2. Begriffe
   – nicht relevant

### 3. Durchführung und Verantwortung

### 3.1 Zusendung
- Die Zusendung der Fragebögen liegt in den Händen der Personalentwicklungsbeauftragten.
  – Der *Fragebogen zur Ermittlung des Bildungsinteresses* (Reg.-Nr. AD-F-01-03) wird an die Mitarbeiter in den Sozialstationen versandt.
  – Der *Fragebogen zur Ermittlung der Bildungsnotwendigkeit* (Reg.-Nr. AD-F-02-03) wird an die Pflegedienstleitungen der einzelnen Sozialstationen versandt.
  – Der *Fragebogen zur Ermittlung der Bildungsstrategie* (Reg.-Nr. AD-F-03-03) wird an die zentrale Pflegedienstleitung versandt.
- Die Versendung erfolgt jeweils Anfang Oktober.

### 3.2 Ausfüllen
- Das Ausfüllen des Fragebogens zum Bildungsinteresse erfolgt anonym durch die Mitarbeiter in den einzelnen Sozialstationen.
- Das Ausfüllen des Fragebogens zur Ermittlung der Bildungsnotwendigkeit erfolgt durch die Pflegedienstleitungen der Sozialstationen.
- Der Fragebogen zur Ermittlung der Bildungsstrategie wird durch die zentrale Pflegedienstleitung ausgefüllt.

### 3.3 Rücksendung
- Die Fragebögen werden bis zum 15. Oktober an die Personalentwicklungsbeauftragte zurückgeschickt.
- Die Rücksendung liegt in den Händen der Pflegedienstleitungen der Sozialstationen (Fragebogen zur Ermittlung des Bildungsinteresses, Fragebogen zur Ermittlung der Bildungsnotwendigkeit) respektive der zentralen Pflegedienstleitung (Fragebogen zur Ermittlung der Bildungsstrategie).

### 3.4 Auswertung
- Die Auswertung erfolgt durch die Personalentwicklungsbeauftragte.
- Ergänzt werden turnusmäßig von Seiten des Gesetzgebers geforderte Bildungsangebote.
- Die Ergebnisse werden zu einem Personalentwicklungsplan (Reg.-Nr. AD-F-04-03) zusammengefasst.

### 3.5 Genehmigung
- Der Personalentwicklungsplan wird der zentralen Pflegedienstleitung zur Genehmigung vorgelegt.

### 3.6 Feedback
- Nach Genehmigung erhalten die Pflegedienstleitungen der Sozialstationen eine Rückmeldung über die geplanten Personalentwicklungsmaßnahmen.
- Den Mitarbeitern wird der Personalentwicklungsplan von den Pflegedienstleitungen der Sozialstationen vorgestellt.

### 4. Mitgeltende Unterlagen
   – Fragebogen zur Ermittlung des Bildungsinteresses (Reg.-Nr. AD-F-01-03)
   – Fragebogen zur Ermittlung der Bildungsnotwendigkeit (Reg.-Nr. AD-F-02-03)
   – Fragebogen zur Ermittlung der Bildungsstrategie (Reg.-Nr. AD-F-03-03)
   – Personalentwicklungsplan (Reg.-Nr. AD-F-04-03)

| Verteiler | PEB | | | | |
|---|---|---|---|---|---|
| **Bearbeitung** | **Freigabe** | **Datum** | **Änderungsstand** | |
| Loffing | Jahndorf | 01.12.03 | 1. Entwurf | Seite 1/2 |

Anhang 8-4

| Verfahrensanweisung zur Ermittlung des Bildungsbedarfs | 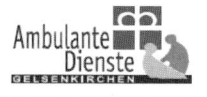 |
|---|---|
| Personalentwicklungskonzept | Reg.-Nr. AD-F-03-03 |

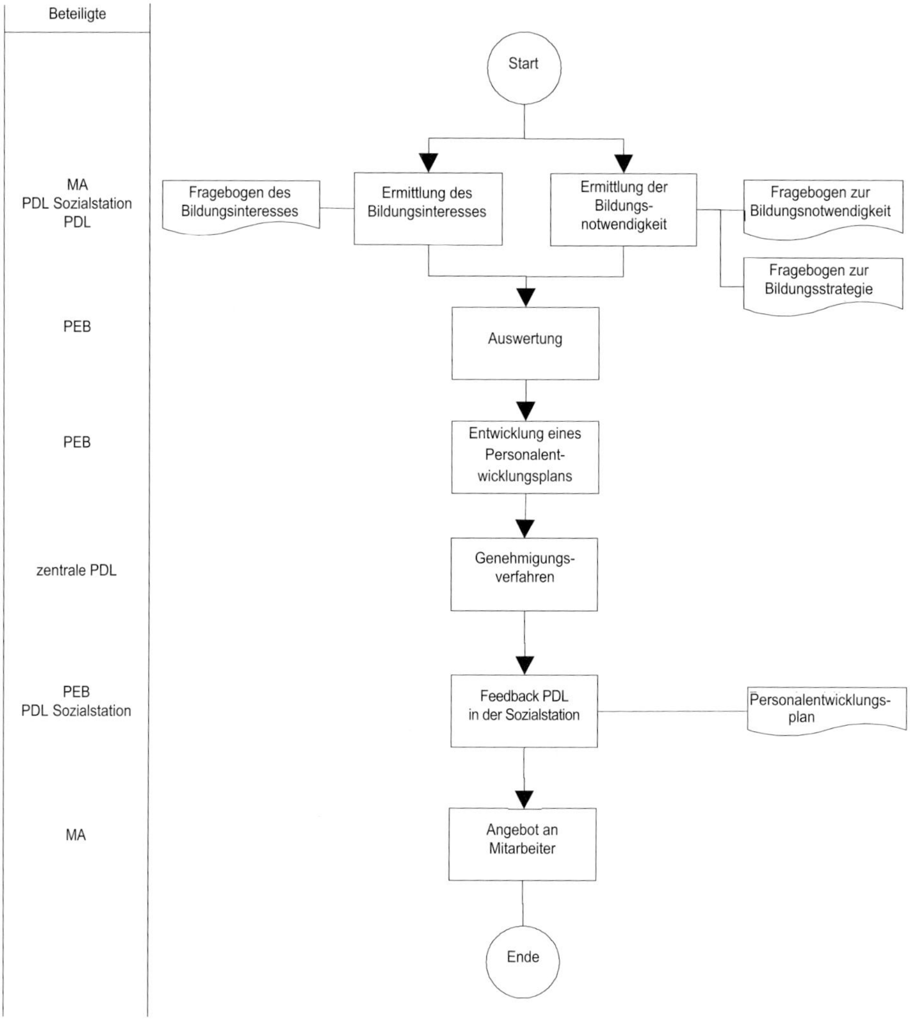

Beteiligte

```
                              ( Start )
                                  │
              ┌───────────────────┴───────────────────┐
              ▼                                        ▼
```

**MA**
**PDL Sozialstation**
**PDL**

Fragebogen des Bildungsinteresses → Ermittlung des Bildungsinteresses    Ermittlung der Bildungsnotwendigkeit → Fragebogen zur Bildungsnotwendigkeit

Fragebogen zur Bildungsstrategie

**PEB**

Auswertung

**PEB**

Entwicklung eines Personalentwicklungsplans

**zentrale PDL**

Genehmigungsverfahren

**PEB**
**PDL Sozialstation**

Feedback PDL in der Sozialstation → Personalentwicklungsplan

**MA**

Angebot an Mitarbeiter

( Ende )

| Verteiler | PEB | | | | |
|---|---|---|---|---|---|
| **Bearbeitung** | **Freigabe** | **Datum** | **Änderungsstand** | | |
| Loffing | Jahndorf | 01.12.03 | 1. Entwurf | | Seite 2/2 |

Anhang 8-4

Anhang 8-5

## Geplante / durchgeführte Personalentwicklungsmaßnahmen

Ambulante Dienste
GELSENKIRCHEN

Reg.-Nr. AD-F-03-03

**Personalentwicklungskonzept**

Datum:

Planung für (Kalenderjahr):

| Nr. | Titel der Maßnahme | Zielgruppe | Ort | Umfang | Geplant im Monat | Durchgeführt am |
|-----|--------------------|-----------|-----|--------|------------------|-----------------|
| 1. | Titel eingeben | Zielgruppe nennen | Schulungsort nennen | Umfang in Std. nennen | Monat nennen | Datum nennen |
| 2. | Titel eingeben | Zielgruppe nennen | Schulungsort nennen | Umfang in Std. nennen | Monat nennen | Datum nennen |
| 3. | Titel eingeben | Zielgruppe nennen | Schulungsort nennen | Umfang in Std. nennen | Monat nennen | Datum nennen |
| 4. | Titel eingeben | Zielgruppe nennen | Schulungsort nennen | Umfang in Std. nennen | Monat nennen | Datum nennen |
| 5. | Titel eingeben | Zielgruppe nennen | Schulungsort nennen | Umfang in Std. nennen | Monat nennen | Datum nennen |
| 6. | Titel eingeben | Zielgruppe nennen | Schulungsort nennen | Umfang in Std. nennen | Monat nennen | Datum nennen |
| 7. | Titel eingeben | Zielgruppe nennen | Schulungsort nennen | Umfang in Std. nennen | Monat nennen | Datum nennen |
| 8. | Titel eingeben | Zielgruppe nennen | Schulungsort nennen | Umfang in Std. nennen | Monat nennen | Datum nennen |
| 9. | Titel eingeben | Zielgruppe nennen | Schulungsort nennen | Umfang in Std. nennen | Monat nennen | Datum nennen |
| 10. | Titel eingeben | Zielgruppe nennen | Schulungsort nennen | Umfang in Std. nennen | Monat nennen | Datum nennen |

Unterschrift PEB

Genehmigt: _____   Unterschrift zentrale PDL

| Verteiler | zentrale PDL, PDL Sozialstation, PEB | | |
|-----------|------------------|---------|-------------------|
| **Bearbeitung** | **Freigabe** | **Datum** | **Änderungsstand** |
| Loffing | Jahndorf | 01.12.03 | 1. Entwurf |
| | | | Seite 1/1 |

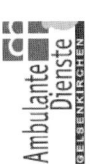

Ambulante Dienste
GELSENKIRCHEN

Reg.-Nr. AD-F-06-03

# Seminarankündigung

Liebe Mitarbeiterinnen und Mitarbeiter,

am *Datum der Veranstaltung* findet im *Ort der Veranstaltung* ein Seminar mit dem Titel

## «Titel des Seminars»

mit einem Umfang von *Anzahl der Stunden* Unterrichtsstunden statt. Das Seminar wird von *Frau /Herrn Name* geleitet.

Die Teilnahme an der Veranstaltung ist *freiwillig/Pflicht.*

Unterschrift zentrale PDL

Anhang 8-6

| Verfahrensanweisung zur Vorbereitung, Durchführung und Nachbereitung eines Seminars | 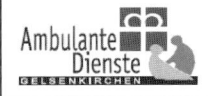 |
|---|---|
| Personalentwicklungskonzept | Reg.-Nr. AD-F-03-03 |

## 1. Ziele/Zweck

Durch den Einsatz mehrerer Formulare (vgl. Punkt 4.) sollen ein geordneter Ablauf sowie eine höhere Effizienz der Seminare gewährleistet werden.

## 2. Begriffe

– nicht relevant

## 3. Durchführung und Verantwortung

### 3.1 Vorbereitung des Seminars

- Die PDL der Sozialstation ist für die Vorbereitung des Seminars verantwortlich.
  - Hierzu zählen alle Maßnahmen, beginnend mit der Ankündigung der Veranstaltung über die Meldung der teilnehmenden Personen und die Einrichtung des Seminarraums bis hin zur Begrüßung des Dozenten.
  - Die Checkliste zur Vorbereitung eines Seminars (Reg.-Nr. AD-F-05-03) gibt einen Überblick über alle Aspekte, die zu berücksichtigen sind.

### 3.2 Durchführung des Seminars

- Die Durchführung des Seminars liegt in der Verantwortung des Dozenten.
- Das Informationsblatt für Dozenten (Reg.-Nr. AD-F-08-03) klärt etwaige Fragen des Dozenten.
- Für weiterführende Fragen sollte dem Dozenten ein Ansprechpartner zur Verfügung stehen.

### 3.3 Nachbereitung des Seminars

- Die PDL der Sozialstation ist für die Nachbereitung des Seminars verantwortlich.
  - Hierzu zählen alle Maßnahmen, beginnend mit der Nachbesprechung des Seminars bis hin zur Übersendung aller Unterlagen an die PEB.
  - Die Checkliste zur Nachbereitung eines Seminars (Reg.-Nr. AD-F-13-03) gibt einen Überblick über alle Aspekte, die zu berücksichtigen sind.

### 3.4 Auswertung

- Die Auswertung der Evaluationsbögen (Reg.-Nr. AD-F-11-03) erfolgt durch die Personalentwicklungsbeauftragte.
- Eine Rückmeldung erfolgt schriftlich.

## 4. Mitgeltende Unterlagen

- Checkliste zur Vorbereitung eines Seminars (Reg.-Nr. AD-F-05-03)
- Checkliste zur Nachbereitung eines Seminars (Reg.-Nr. AD-F-13-03)
- Meldeliste (Reg.-Nr. AD-F-07-03)
- Informationsblatt für Dozenten (Reg.-Nr. AD-F-08-03)
- Evaluationsbögen (Reg.-Nr. AD-F-11-03)
- Protokoll der Nachbesprechung (Reg.-Nr. AD-F-14-03)
- Anwesenheitsliste (Reg.-Nr. AD-F-09-03)
- Teilnahmebescheinigung (Reg.-Nr. AD-F-12-03)

| Verteiler | PDL Sozialstation | | | | |
|---|---|---|---|---|---|
| **Bearbeitung** | **Freigabe** | **Datum** | **Änderungsstand** | |
| Loffing | Jahndorf | 01.12.03 | 1. Entwurf | Seite 1/2 |

Anhang 8-7

| Verfahrensanweisung zur Vorbereitung, Durchführung und Nachbereitung eines Seminars | 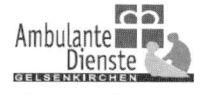 |
|---|---|
| Personalentwicklungskonzept | Reg.-Nr. AD-F-03-03 |

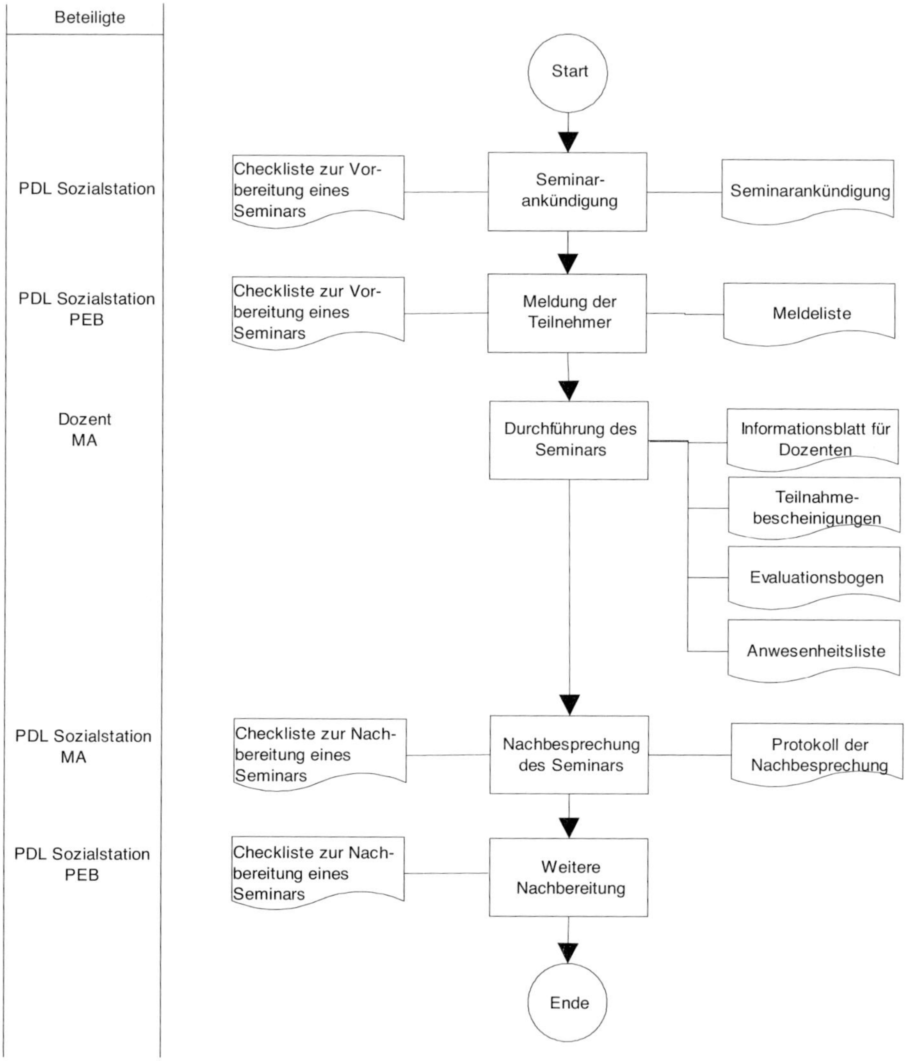

Beteiligte

**Start**

PDL Sozialstation — Checkliste zur Vorbereitung eines Seminars — Seminarankündigung — Seminarankündigung

PDL Sozialstation PEB — Checkliste zur Vorbereitung eines Seminars — Meldung der Teilnehmer — Meldeliste

Dozent MA — Durchführung des Seminars — Informationsblatt für Dozenten — Teilnahmebescheinigungen — Evaluationsbogen — Anwesenheitsliste

PDL Sozialstation MA — Checkliste zur Nachbereitung eines Seminars — Nachbesprechung des Seminars — Protokoll der Nachbesprechung

PDL Sozialstation PEB — Checkliste zur Nachbereitung eines Seminars — Weitere Nachbereitung

**Ende**

| Verteiler | PDL Sozialstation | | | | |
|---|---|---|---|---|---|
| **Bearbeitung** | **Freigabe** | **Datum** | **Änderungsstand** | |
| Loffing | Jahndorf | 01.12.03 | 1. Entwurf | Seite 2/2 |

Anhang 8-7

| Checkliste zur Vorbereitung eines Seminars | Ambulante Dienste 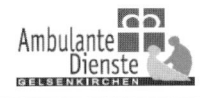 |
|---|---|
| Personalentwicklungskonzept | Reg.-Nr. AD-F-03-03 |

Sehr geehrte Pflegedienstleiterin, sehr geehrter Pflegedienstleiter,

um einen geordneten Ablauf eines Inhouse-Seminars zu gewährleisten, sind im Vorfeld einige Maßnahmen zu ergreifen. Diese Checkliste soll Ihnen dabei helfen.

### Maßnahmen bis zwei Wochen vor dem Seminar:

| | | Erledigt |
|---|---|---|
| 1. | Seminarankündigung aushängen (Reg.-Nr. AD-F-06-03) | |
| 2. | Mündliche Einladung der Mitarbeiter | |
| 3. | Teilnehmer ermitteln und Namensliste an PEB weiterleiten (Reg.-Nr. AD-F-07-03) | |

### Maßnahmen am Vortag des Seminars/am Seminartag:

| | | Erledigt |
|---|---|---|
| 1. | Flip-Chart aufstellen | |
| 2. | Moderationsmaterialien bereitstellen | |
| 3. | Overheadprojektor anschließen und Leinwand aufstellen (Test durchführen) | |
| 4. | Tische und Stühle entsprechend den Dozentenwünschen stellen | |
| 5. | Ausreichend Evaluationsbögen bereitlegen (Reg.-Nr. AD-F-11-03) | |
| 6. | Bescheinigungen für die Teilnehmer bereitlegen (Reg.-Nr. AD-F-12-03); der Dozent erhält diese in einem Umschlag | |
| 7. | Informationsblatt für den Dozenten bereitlegen (Reg.-Nr. AD-F-08-03) | |
| 8. | Leeren Umschlag für den Dozenten bereitlegen | |
| 9. | Getränke für den Dozenten bereitstellen | |

### Maßnahmen unmittelbar vor Beginn des Seminars:

| | | Erledigt |
|---|---|---|
| 1. | Begrüßung und Einweisung des Dozenten | |
| 2. | Begrüßung der Teilnehmer und Vorstellung des Dozenten | |

### Sonstiges:

| | | Erledigt |
|---|---|---|
| | | |
| | | |
| | | |

| Verteiler | PDL Sozialstation | | | | |
|---|---|---|---|---|---|
| **Bearbeitung** | **Freigabe** | **Datum** | **Änderungsstand** | |
| Loffing | Jahndorf | 01.12.03 | 1. Entwurf | Seite 1/1 |

Anhang 8-8

| Meldeliste | Ambulante Dienste GELSENKIRCHEN |
|---|---|
| **Personalentwicklungskonzept** | Reg.-Nr. AD-F-03-03 |

**Folgende Mitarbeiter nehmen an dem o.g. Seminar teil:**

| | Name, Vorname |
|---|---|
| 1. | |
| 2. | |
| 3. | |
| 4. | |
| 5. | |
| 6. | |
| 7. | |
| 8. | |
| 9. | |
| 10. | |
| 11. | |
| 12. | |
| 13. | |
| 14. | |
| 15. | |
| 16. | |
| 17. | |
| 18. | |
| 19. | |
| 20. | |
| 21. | |
| 22. | |
| 23. | |
| 24. | |
| 25. | |
| 26. | |
| 27. | |
| 28. | |
| 29. | |
| 30. | |

Unterschrift PDL Sozialstation

| Verteiler | PDL Sozialstation, PEB | | | | |
|---|---|---|---|---|---|
| **Bearbeitung** | **Freigabe** | **Datum** | **Änderungsstand** | |
| Loffing | Jahndorf | 01.12.03 | 1. Entwurf | Seite 1/1 |

Anhang 8-9

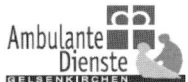

# Teilnahmebescheinigung

Hiermit bestätigen wir, dass

*Frau/Herr*

*Name, Vorname*

am

*Datum der Veranstaltung*

an dem Seminar mit dem Titel

## «Titel des Seminars»

und einem Umfang von *Anzahl der Std.* Unterrichtsstunden

teilgenommen hat.

**Inhalte des Seminars:**

- Inhalte

- Inhalte

- Inhalte

- Inhalte

_____      _____
Unterschrift zentrale PDL          Unterschrift Dozent

Reg.-Nr. AD-F-12-03

Anhang 8-10

| Informationsblatt<br>für Dozenten | Ambulante Dienste 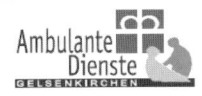 |
|---|---|
| Personalentwicklungskonzept | Reg.-Nr. AD-F-03-03 |

Sehr geehrte Dozentin, sehr geehrter Dozent,

herzlich willkommen in unseren Räumlichkeiten. Wir wünschen Ihnen ein angenehmes Seminar mit unseren Mitarbeitern. Um einen geordneten Ablauf zu gewährleisten, bitten wir Sie, folgende Punkte zu berücksichtigen:

1. Bestimmen Sie zusammen mit den Teilnehmer/-innen die einzelnen Pausen.
2. Dokumentieren Sie die Lernziele und Inhalte Ihrer Veranstaltung auf dem beigefügten Formular.
3. Die Teilnehmer/-innen dokumentieren Ihre Anwesenheit auf der beigefügten Teilnehmerliste.
4. Verteilen Sie am Ende der Veranstaltung die von Ihnen unterzeichneten und vorab kopierten Teilnahmebescheinigungen an die Teilnehmer.
5. Verteilen Sie bitte auch den Evaluationsbogen, den die Teilnehmer/-innen ausfüllen sollen. Die Ergebnisse erfahren Sie bei der Personalentwicklungsbeauftragten.
6. Erinnern Sie die Teilnehmer am Ende der Veranstaltung daran, dass sie den Raum wie gewohnt herrichten.
7. Packen Sie die Teilnehmerliste, übrig gebliebene Teilnahmebescheinigungen sowie die Evaluationsbögen und die Kopien der Zertifikate in den beigefügten Umschlag. Lassen Sie den Umschlag in das Fach der Pflegedienstleitung legen.

Für Rückfragen erreichen Sie Frau/Herrn _____

unter folgender Rufnummer: _____

Für Ihre Bemühungen bedanken wir uns bereits im Voraus!

Für Anmerkungen nutzen Sie bitte den nachfolgenden Raum:

_____

_____

_____

_____

Abschließend wünschen wir Ihnen eine gute Heimfahrt und noch einen schönen Tag!

_____
Unterschrift PDL Sozialstation

| Verteiler | PDL Sozialstation, Dozent | | | |
|---|---|---|---|---|
| **Bearbeitung** | **Freigabe** | **Datum** | **Änderungsstand** | |
| Loffing | Jahndorf | 01.12.03 | 1. Entwurf | Seite 1/1 |

Anhang 8-11

| **Anwesenheitsliste** | Ambulante Dienste GELSENKIRCHEN |
|---|---|
| Personalentwicklungskonzept | Reg.-Nr. AD-F-03-03 |

Datum: _____  Ort: _____

Titel des Seminars: _____

Name des Referenten: _____

**Anwesenheit**

| | Name, Vorname | Funktion | Bereich | Unterschrift |
|---|---|---|---|---|
| 1. | | | | |
| 2. | | | | |
| 3. | | | | |
| 4. | | | | |
| 5. | | | | |
| 6. | | | | |
| 7. | | | | |
| 8. | | | | |
| 9. | | | | |
| 10. | | | | |
| 11. | | | | |
| 12. | | | | |
| 13. | | | | |
| 14. | | | | |
| 15. | | | | |
| 16. | | | | |
| 17. | | | | |
| 18. | | | | |

| **Verteiler** | PDL Sozialstation, Dozent, Mitarbeiter | | | |
|---|---|---|---|---|
| **Bearbeitung** | **Freigabe** | **Datum** | **Änderungsstand** | |
| Loffing | Jahndorf | 01.12.03 | 1. Entwurf | Seite 1/2 |

Anhang 8-12

| | | Anwesenheitsliste | | | Ambulante Dienste GELSENKIRCHEN |
|---|---|---|---|---|---|
| **Personalentwicklungskonzept** | | | | | Reg.-Nr. AD-F-03-03 |

| | Name, Vorname | Funktion | Bereich | Unterschrift |
|---|---|---|---|---|
| 19. | | | | |
| 20. | | | | |
| 21. | | | | |
| 22. | | | | |
| 23. | | | | |
| 24. | | | | |
| 25. | | | | |
| 26. | | | | |
| 27. | | | | |
| 28. | | | | |
| 29. | | | | |
| 30. | | | | |

Unterschrift Dozent

| **Verteiler** | PDL Sozialstation, Dozent, Mitarbeiter | | | | |
|---|---|---|---|---|---|
| **Bearbeitung** | **Freigabe** | **Datum** | **Änderungsstand** | |
| Loffing | Jahndorf | 01.12.03 | 1. Entwurf | Seite 2/2 |

| **Evaluationsbogen** | Ambulante Dienste GELSENKIRCHEN |
|---|---|
| Personalentwicklungskonzept | Reg.-Nr. AD-F-03-03 |

Sehr geehrte Schulungsteilnehmerin, sehr geehrter Schulungsteilnehmer,

im Rahmen der Personalentwicklung sind wir stets bemüht, Ihnen geeignete Schulungen anzubieten. Damit wir Sie auch zukünftig mit der Gestaltung der Seminare zufrieden stellen können, benötigen wir von Ihnen eine Rückmeldung.

Bitte beantworten Sie im Anschluss an das Seminar die Fragen auf der zweiten Seite. Die Beantwortung nimmt maximal fünf Minuten Zeit in Anspruch.

Die Befragung erfolgt anonym.

Sammeln Sie die Bewertungsbögen nach dem Ausfüllen ein und übergeben diese zusammen an den Dozenten. Die Pflegedienstleitung wird die Fragebögen an die Personalentwicklungsbeauftragte weiterleiten. Hier werden die Bögen ausgewertet. Etwaige Konsequenzen für die nächste Schulung können auf diese Weise abgeleitet werden.

Wir bedanken uns bereits an dieser Stelle für Ihre Bemühungen!

| Verteiler | PDL Sozialstation, Mitarbeiter | | | |
|---|---|---|---|---|
| **Bearbeitung** | **Freigabe** | **Datum** | **Änderungsstand** | |
| Loffing | Jahndorf | 01.12.03 | 1. Entwurf | Seite 1/2 |

Anhang 8-13

| **Evaluationsbogen** | Ambulante Dienste GELSENKIRCHEN |
|---|---|
| Personalentwicklungskonzept | Reg.-Nr. AD-F-03-03 |

Datum: _____ Ort: _____

Titel des Seminars: _____

Name des Referenten: _____

### 1. Bitte beurteilen Sie, wie zufrieden Sie mit folgenden Aspekten waren:

| | völlig zufrieden | sehr zufrieden | zufrieden | weniger zufrieden | nicht zufrieden | völlig unzufrieden |
|---|---|---|---|---|---|---|
| Kompetenz des Referenten | | | | | | |
| Verständlichkeit des Referenten | | | | | | |
| Informationsgehalt des Seminars | | | | | | |
| Art der Präsentation | | | | | | |
| Praxisbezug | | | | | | |
| Arbeitsatmosphäre während des Seminars | | | | | | |
| Organisation des Seminars/rechtzeitige Ankündigung | | | | | | |

### 2. Bitte beurteilen Sie die Gruppengröße:

| | eher zu groß | eher zu klein | gerade richtig |
|---|---|---|---|
| Gruppengröße | | | |

### 3. Bitte beurteilen Sie die Dauer des Seminars:

| | eher zu lang | eher zu kurz | gerade richtig |
|---|---|---|---|
| Dauer | | | |

4. Ist eine Fortsetzung des Seminars gewünscht? ☐ Ja ☐ Nein

5. Würden Sie das Seminar weiterempfehlen? ☐ Ja ☐ Nein

6. Sonstige Anmerkungen:

_____

_____

_____

_____

_____

| Verteiler | PDL Sozialstation, Mitarbeiter | | | |
|---|---|---|---|---|
| **Bearbeitung** | **Freigabe** | **Datum** | **Änderungsstand** | |
| Loffing | Jahndorf | 01.12.03 | 1. Entwurf | Seite 2/2 |

Anhang 8-13

| Seminarinhalte | Ambulante Dienste GELSENKIRCHEN |
|---|---|
| **Personalentwicklungskonzept** | Reg.-Nr. AD-F-03-03 |

Datum: _____ Ort: _____

Titel des Seminars: _____

Name des Referenten: _____

### Lernziele

|  | Erreicht | Nicht erreicht |
|---|---|---|
|  |  |  |
|  |  |  |
|  |  |  |
|  |  |  |
|  |  |  |

### Seminarinhalte

- ▪
- ▪
- ▪
- ▪
- ▪
- ▪
- ▪
- ▪
- ▪
- ▪
- ▪
- ▪
- ▪

_____
Unterschrift Dozent

| Verteiler | PDL Sozialstation, Dozent | | | |
|---|---|---|---|---|
| **Bearbeitung** | **Freigabe** | **Datum** | **Änderungsstand** | |
| Loffing | Jahndorf | 01.12.03 | 1. Entwurf | Seite 1/1 |

Anhang 8-14

| Checkliste zur Nachbereitung eines Seminars | Ambulante Dienste 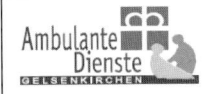 |
|---|---|
| Personalentwicklungskonzept | Reg.-Nr. AD-F-03-03 |

Sehr geehrte Pflegedienstleiterin, sehr geehrter Pflegedienstleiter,

um die Effektivität unserer Bildungsmaßnahmen weiter zu erhöhen, sind im Anschluss eines Seminars einige Punkte zu berücksichtigen. In diesem Zusammenhang sind wir auf Ihre Mithilfe angewiesen. Hierfür bedanken wir uns bereits im Voraus.

### Nachbesprechung des Seminars

- Bitte sprechen Sie das Seminarthema in der nächsten Teambesprechung an, und reflektieren Sie mit Ihren Mitarbeitern sowohl die Inhalte als auch den Ablauf der Veranstaltung; auf diese Weise können Sie etwaige Fragen klären und einen höheren Lernerfolg gewährleisten.
- Das Protokoll der Nachbesprechung (Reg.-Nr. AD-F-14-03) heften Sie bitte in den Personalentwicklungsordner; eine Kopie bekommt die PEB.

### Formalitäten im Pflegedienst

- Bitte heften Sie jeweils eine Kopie der Teilnahmebescheinigungen (Reg.-Nr. AD-F-12-03) und der Anwesenheitsliste (Reg.-Nr. AD-F-09-03) in den Personalentwicklungsordner.
- Auch das Protokoll der Nachbesprechung (Reg.-Nr. AD-F-14-03) heften Sie bitte im Personalentwicklungsordner ab.
- Tragen Sie die Schulung bitte in den Fortbildungsausweis der Teilnehmer ein.

### Rückmeldung an die Personalentwicklungsbeauftragte

Bitte lassen Sie der Personalentwicklungsbeauftragten folgende Unterlagen zukommen:

| | |
|---|---|
| - Kopie der Anwesenheitsliste (Reg.-Nr. AD-F-09-03) | |
| - Evaluationsbögen (Reg.-Nr. AD-F-11-03) | |
| - übrig gebliebene Teilnahmebescheinigungen (Reg.-Nr. AD-F-12-03) | |
| - etwaige Rückmeldungen des Dozenten auf dem Formular Informationsblatt (Reg.-Nr. AD-F-08-03) | |
| - Kopie des Protokolls der Nachbesprechung (Reg.-Nr. AD-F-14-03) | |
| - diese Checkliste zur Nachbereitung des Seminars, vorausgesetzt, besondere Vorkommnisse liegen vor (Reg.-Nr. AD-F-13-03) | |

Sollte es besondere Vorkommnisse gegeben haben, so notieren Sie diese bitte hier:

_____

_____

_____

_____

Unterschrift PDL Sozialstation

| Verteiler | PDL Sozialstation | | | |
|---|---|---|---|---|
| **Bearbeitung** | **Freigabe** | **Datum** | **Änderungsstand** | |
| Loffing | Jahndorf | 01.12.03 | 1. Entwurf | Seite 1/2 |

Anhang 8-15

| **Protokoll<br>der Nachbesprechung des Seminars** | 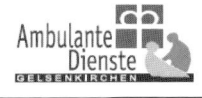 Ambulante<br>Dienste<br>GELSENKIRCHEN |
|---|---|
| Personalentwicklungskonzept | Reg.-Nr. AD-F-03-03 |

Datum: _____ Ort: _____

Titel des Seminars: _____

Name des Referenten: _____

Diskutieren Sie bitte die Inhalte des Seminars, und überprüfen Sie, was die Teilnehmer behalten haben. Gibt es noch Wissenslücken? Wenn ja, versuchen Sie diese bitte nachzuschulen.

Wo liegen etwaige Wissenslücken:

_____

_____

_____

_____

_____


Ist eine Fortsetzung des Seminars gewünscht?  Ja ☐  Nein ☐

Ist eine Wiederholung/Auffrischung der Inhalte gewünscht?  Ja ☐  Nein ☐

Wenn ja, wann: _____


Sonstige Anmerkungen:

_____

_____

_____

_____

_____

_____


_____
Unterschrift PDL Sozialstation


| **Verteiler** | PDL Sozialstation, Dozent | | | | |
|---|---|---|---|---|---|
| **Bearbeitung** | **Freigabe** | | **Datum** | **Änderungsstand** | |
| Loffing | Jahndorf | | 01.12.03 | 1. Entwurf | Seite 1/1 |

Anhang 8-16

| Verfahrensanweisung zur Evaluation eines Seminars | Ambulante Dienste 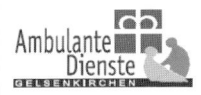 |
|---|---|
| Personalentwicklungskonzept | Reg.-Nr. AD-F-03-03 |

## 1. Ziele/Zweck

Durch den Einsatz eines Evaluationsbogens (vgl. Punkt 4.) soll eine Seminarbewertung vorgenommen werden. Aus den positiven und negativen Feedbacks sollen Konsequenzen für die nächsten Schulungen gezogen werden.

## 2. Begriffe
- Evaluation (lat.): Bewertung, Beurteilung

## 3. Durchführung und Verantwortung

### 3.1 Zusendung
- Die Zusendung des Evaluationsbogens (Reg.-Nr. AD-F-11-03) an die Sozialstationen liegt in den Händen der Personalentwicklungsbeauftragten.
- Die Zusendung erfolgt bis spätestens eine Woche vor Durchführung des Seminars.

### 3.2 Ausfüllen
- Das Ausfüllen des Evaluationsbogens liegt in den Händen der Mitarbeiter.
- Der Fragebogen wird anonym bearbeitet.
- Das Ausfüllen nimmt nicht mehr als fünf Minuten Zeit in Anspruch.

### 3.3 Rücksendung
- Die Seminarteilnehmer sammeln die Bögen ein und übergeben diese an den Dozenten.
- Die Rücksendung erfolgt unmittelbar nach Abschluss des Seminars an die Personalentwicklungsbeauftragte.
- Die Rücksendung liegt in den Händen der Pflegedienstleitungen in den Sozialstationen.

### 3.4 Auswertung
- Die Auswertung von Frage 1 (Zufriedenheit) erfolgt durch die Summierung und anschließende Ermittlung des arithmetischen Mittels. Dies ergibt einen Wert für die Gesamtzufriedenheit.
- Eine weitere Auswertung erfolgt für die einzelnen Kategorien unter 1 durch Summierung und jeweilige Ermittlung des arithmetischen Mittels. Dies ergibt jeweils einen Wert für die Zufriedenheit hinsichtlich der einzelnen Bewertungskategorien.
- Die Auswertung von Frage 2 und 3 erfolgt durch die Ermittlung von Prozentwerten.
- Die Auswertung von Frage 4 und 5 erfolgt durch die Ermittlung von Prozentwerten.
- Die Auswertung von Frage 6 erfolgt durch Auflistung der einzelnen Angaben.

### 3.5 Speicherung
- Die Ergebnisse werden in der EDV gespeichert.
- Die Evaluationsbögen werden vernichtet.

### 3.6 Feedback
- Die Ergebnisse werden an die PDL der Sozialstation, in der die Schulung durchgeführt wurde, zurückgemeldet.
- Der Dozent bekommt eine Rückmeldung auf telefonische Nachfrage.

## 4. Mitgeltende Unterlagen
- Evaluationsbogen (Reg.-Nr. AD-F-11-03)

| Verteiler | PEB, PDL Sozialstation | | | |
|---|---|---|---|---|
| **Bearbeitung** | **Freigabe** | **Datum** | **Änderungsstand** | |
| Loffing | Jahndorf | 01.12.03 | 1. Entwurf | Seite 1/2 |

Anhang 8-17

| Verfahrensanweisung zur Evaluation eines Seminars | 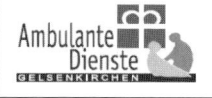 |
|---|---|
| Personalentwicklungskonzept | Reg.-Nr. AD-F-03-03 |

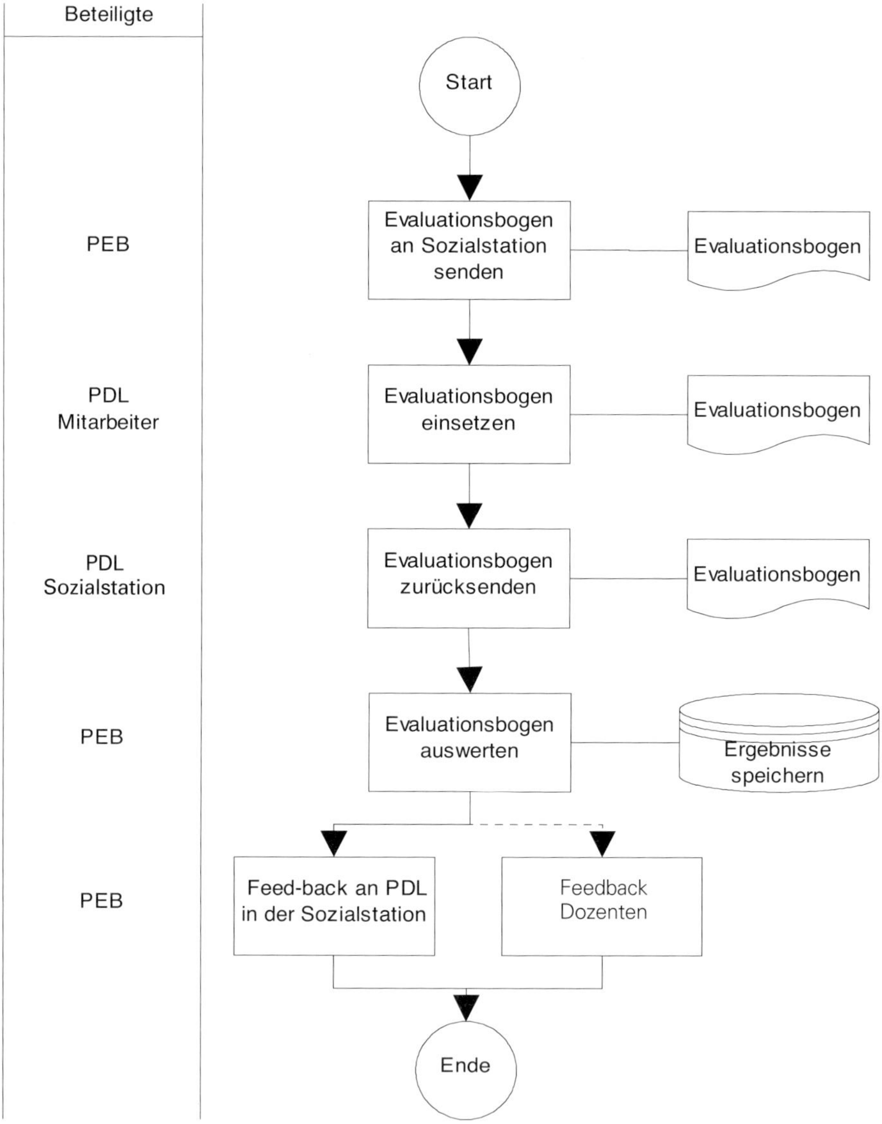

Beteiligte

Start

PEB
Evaluationsbogen an Sozialstation senden → Evaluationsbogen

PDL
Mitarbeiter
Evaluationsbogen einsetzen → Evaluationsbogen

PDL
Sozialstation
Evaluationsbogen zurücksenden → Evaluationsbogen

PEB
Evaluationsbogen auswerten → Ergebnisse speichern

PEB
Feed-back an PDL in der Sozialstation | Feedback Dozenten

Ende

| Verteiler | PEB, PDL Sozialstation | | | | |
|---|---|---|---|---|---|
| **Bearbeitung** | **Freigabe** | **Datum** | **Änderungsstand** | |
| Loffing | Jahndorf | 01.12.03 | 1. Entwurf | Seite 2/2 |

Anhang 8-17

# Literaturverzeichnis

Angleitner, A.: Einführung in die Persönlichkeitspsychologie II. Verlag Hans Huber, Göttingen, 1998

Bandura, A.: Lernen am Modell. Klett-Cotta, Stuttgart, 1976

Becker, M.: Personalentwicklung: Bildung, Förderung und Organisationsentwicklung in Theorie und Praxis. Schäffer-Poeschel, Stuttgart, 1999

Berthel, J.: Personalmanagement. Grundzüge für Konzeption betrieblicher Personalarbeit (5. Aufl.). Schäffer-Poeschel, Stuttgart, 1997

Breisig, T.: Personalbetreuung – Mitarbeitergespräch – Zielvereinbarungen. Bund, Frankfurt am Main, 2001

Breisig, Th.: Handbücher für die Unternehmenspraxis – Personalbeurteilung, Mitarbeitergespräch, Zielvereinbarungen. Bund-Verlag, Frankfurt am Main, 2002

Bremm, K.-J.: Beurteilung von Mitarbeitern als Führungsinstrument. In: Zwierlein, E.: Klinikmanagement: Erfolgsstrategien für die Zukunft. Urban & Schwarzenberg, München, 1997

Bröckermann, R.: Personalwirtschaft: Arbeitsbuch für das praxisorientierte Studium. Bachem, Köln, 1997

Bröckermann, R.: Personalwirtschaft. Lehr- und Übungsbuch für Human Resource Management. Schäffer-Poeschel, Stuttgart, 2003

Bronner, R.; Schröder, W.: Handbuch der Weiterbildung für die Praxis in Wirtschaft und Verwaltung. Band 6: Weiterbildungserfolg. Hanser Fachbuch, München, 1983

Bruhn, M.; Strauss, B.: Vorwort. In: Bruhn, M.; Strauss, B.: Dienstleistungsqualität: Konzepte – Methoden – Erfahrungen. Gabler, Wiesbaden, 2000

Bungard, W.; Antoni, C. H.: Gruppenorientierte Interventionstechniken. In: Schuler, H. (Hrsg.): Lehrbuch Organisationspsychologie. Verlag Hans Huber, Göttingen, 1993: 377–404

Dühring, A.; Loch, S.; Lißewski, K.: Qualitätszirkel. Schattauer F.K. Verlag, Stuttgart, 1998

Flarup, J.: Personalentwicklung und Recht. In: Franke, D.; Boden, M.: Personal Jahrbuch 2004. Wolters Kluwer, Neuwied, 2003

French, J. R. P., Jr.; Raven, B. H.: The bases of social power. In: D. Cartwright (Ed.): Studies in Social power (150–167). Institute for Social Research, Ann Arbor, MI, 1959

Friedag, H. R.; Schmidt, W.: Balanced Scorecard. Mehr als ein Kennzahlensystem. Rudolf Haufe Verlag, Freiburg i.Br., 2000

Gaugler, E.; Ripke, M.; Beyss, B.; Foerst, R.; Kunow, J.; Roepke-Apel, H.: Erprobung neuer Beurteilungsverfahren. Evaluierungsbericht im Auftrag des Bundesministers des Inneren, APF Arbeitsgemeinschaft Planungsforschung. Nomos Verlagsgesellschaft, Baden Baden, 1981

Goleman, D.: Durch flexibles Führen mehr erreichen. Harvard Business Manager, 5 (2000): 9–22

Gremmel-Thomas, E.; Petrachi, T.: Der Vergleich mit anderen Mitarbeitern ist für alle von Nutzen. Die Pflegezeitschrift, 03 (1998): 205–208

Grieger, J.; Bartölke, K.: Beurteilungen als Systembestandteil wirtschaftlicher Organisationen. In: Selbach, R., Pullig, K.-K.: Handbuch Mitarbeiterbeurteilung. Gabler, Wiesbaden, 1992: 67–105

Gutenberg, E.: Grundlagen der Betriebswirtschaftslehre, Band 1: Die Produktion. Springer Verlag, Berlin, Heidelberg, New York, 1976

Haubrock, M.; Schär, W.: Betriebswirtschaft und Management im Krankenhaus (3. Aufl.). Verlag Hans Huber, Bern, 2002

Heckmair, B.; Michl, W.: Erleben und Lernen. Einstieg in die Erlebnispädagogik (2. Aufl.). Herman Luchterhand Verlag, Neuwied, 1994

Henning, K. W.: Betriebswirtschaftliche Organisationslehre. Gabler, Wiesbaden, 1975

Hoffmann, B.: Medienpädagogik – Eine Einführung in Theorie und Praxis. Schöningh, Paderborn, 2003

Hofmann, L. M.; Regnet, E.: Innovative Weiterbildungskonzepte (3. Aufl.). Hogrefe, Göttingen, 2003

Holling, H.; Liepmann, D.: Personalentwicklung. In: Schuler, H.: Lehrbuch Organisationspsychologie. Verlag Hans Huber, Bern, 1993

Innerhofer, Ch.; Innerhofer, P.; Lang, E.: Leadership Coaching: Führen durch Analyse, Zielvereinbarung und Feedback. Herman Luchterhand Verlag, Neuwied/Kriftel, 1999

Kirchner, H.: Gespräche im Pflegeteam: mit Beispielen aus der Führungspraxis (2. Aufl.). Thieme, Stuttgart, New York, 1998

Knebel, H.: Taschenbuch für Personalbeurteilung (9. Aufl.). I. H. Sauer-Verlag, Heidelberg, 1995

Krapp, A.; Weidemann, B.: Entwicklungsförderliche Gestaltung von Lernprozessen. In: Sonntag, K. (Hrsg.): Personalentwicklung in Organisationen (2. Aufl.). Hogrefe, Göttingen, 1999

Kraus, G.; Westermann, R.: Projektmanagement mit System. Organisation, Methoden, Steuerung (3. Aufl.). Gabler, Wiesbaden, 2002

Krause, H. P.: Vom Sozial- zum Budgettarifvertrag – Hat der Bundes-Angestelltentarifvertrag im Krankenhausbereich ausgedient? In: Ditzel, H.: Arbeitgeber Krankenhaus. Probleme und Zukunftslösungen der Personalgewinnung. GIT, Darmstadt, 1994

Kreuschel, E.: Die Weisheit des Erfolgs. Kösel, München, 1996

Krüger, G.: Grundwissen praktische Betriebswirtschaft. Wilhelm Heyne Verlag, München, 1989

Lehmann, D.: Zwang zur Steigerung von Effektivität und Effizienz im Krankenhauswesen fordert neue Entgeltpolitik. In: Ditzel, H.: Arbeitgeber Krankenhaus. Probleme und Zukunftslösungen der Personalgewinnung. GIT, Darmstadt, 1994

Loffing, C.: Karriereplanung in der Pflege. Verlag Hans Huber, Bern, 2003a

Loffing, C.: Coaching in der Pflege. Verlag Hans Huber, Bern, 2003b

Loffing, C.: Pflegenotstand – nein danke! Neue Mitarbeiter gewinnen und halten. In: Eisenreich, Th.; BALK: Handbuch Pflegemanagement. Erfolgreich führen und wirtschaften in der Pflege. Herman Luchterhand Verlag, Neuwied, 2001

Loffing, C.: Der Patient ist der Leidtragende – Eine Studie über die aktuellen Probleme deutscher Krankenhäuser sowie deren Konsequenzen. Die Pflegezeitschrift 05 (2000): 327–329

Loffing, C.: Teamentwicklung im «Kranken Haus» – Ein Beispiel psychologischer Gestaltungsarbeit. Der Andere Verlag, Bad Iburg, 1999

Lotmar, P.; Tondeur, E.: Führen in sozialen Organisationen – Ein Buch zum Nachdenken und Handeln. Verlag Paul Haupt, Stuttgart, 1989

Maaß, E.; Ritschl, K.: Coaching mit NLP: Erfolgreich coachen in Beruf und Alltag. Ein Übungsbuch. Junfermann, Paderborn, 1994

Mentzel, W.: Unternehmenssicherung durch Personalentwicklung. Rudolf Haufe Verlag, Freiburg i.Br., 1992

Neuberger, O.: Personalentwicklung. Ferdinand Enke Verlag, Stuttgart, 1991

Neuberger, O.: Personalentwicklung (2. Aufl.). Ferdinand Enke Verlag, Stuttgart, 1994

Neuberger, O.: Führen und geführt werden (5. Aufl.). Ferdinand Enke Verlag, Stuttgart, 1995

Olesch, G.: Praxis der Personalentwicklung: Weiterbildung im Betrieb. I. H. Sauer-Verlag, Heidelberg, 1992

Olfert, K.; Steinbuch, P. A.: Personalwirtschaft. Friedrich Kiehl Verlag, Ludwigshafen, 1999

Olfert, K.; Steinbuch, P. A.: Kompakt-Training Projektmanagement (3. Aufl.). Friedrich Kiehl Verlag, Ludwigshafen, 2002

Opaschowski, H. W.: Von der Geldkultur zur Zeitkultur. Neue Formen der Arbeitsmotivation für zukunftsorientiertes Management. In: Schanz, G.: Handbuch Anreizsysteme. Schaeffer-Poeschel, Stuttgart, 1991

Ossola-Haring, C.: Das große Handbuch Kennzahlen zur Unternehmensführung. Kennzahlen richtig verstehen, verknüpfen und interpretieren. Redline Wirtschaft, Verlag moderne Industrie, Landsberg, 2003

Picado, M.; Unkelbach, O.: Innerbetriebliche Fortbildung in der Pflege. Verlag Hans Huber, Bern, 2001

Quernheim, G.: Spielend anleiten: Hilfen für die praktische Pflegeausbildung. Urban & Schwarzenberg, München, 1997

Rahn, H. J.: Unternehmensführung (4. Aufl.). Friedrich Kiehl Verlag, Ludwigshafen, 2000

Rahn, H. J.: Unternehmensführung (5. Aufl.). Friedrich Kiehl Verlag, Ludwigshafen, 2002

Rosenstiel, L.: Entwicklung von Werthaltungen und interpersonaler Kompetenz – Beiträge der Sozialpsychologie. In: Sonntag, K. (Hrsg.): Personalentwicklung in Organisationen (2. Aufl.). Hogrefe, Göttingen, 1999

Rosenstiel, L.: Motivation durch Mitwirkung: Wege und Ziele des Lernens. In: Hofmann, L. M.; Regnet, E.: Innovative Weiterbildungskonzepte (3. Aufl.). Hogrefe, Göttingen, 2003: 133–143

Rosenstiel, L. v.: Organisationspsychologie. Kohlhammer, Stuttgart, 1992

Schanz, G.: Motivationale Grundlagen der Gestaltung von Anreizsystemen. In: Schanz, G.: Handbuch Anreizsysteme. Schaeffer-Poeschel, Stuttgart, 1991

Schreyögg, G.: Organisation – Grundlagen moderner Organisationsgestaltung (3. Aufl.). Gabler, Wiesbaden, 1999

Schwarz, R.: Der mühsame Weg eines kommunalen Krankenhauses zu einem leistungsorientierten Personalmanagement. In: Ditzel, H.: Arbeitgeber Krankenhaus. Probleme und Zukunftslösungen der Personalgewinnung. GIT, Darmstadt, 1994

Schwerdtfeger, A.: Neue Perspektiven durch Kunst. In: Hofmann, L. M.; Regnet, E. (Hrsg.): Innovative Weiterbildungskonzepte (3. Aufl.). Hogrefe, Göttingen, 2003: 313–323

Semmer, N.: Mitarbeiterbindung: Strategien gegen Stress und Fluktuation. In: Schuler, H.; Pabst, J.: Personalentwicklung im Call Center der Zukunft – Fluktuation verhindern, Mitarbeiter langfristig binden. Herman Luchterhand Verlag, Neuwied, 2000

Sonntag, K. H.: Personalentwicklung in Organisationen. Hogrefe, Göttingen, 1999

Spieß, E.; Winterstein, H.: Verhalten in Organisationen. W. Kohlhammer, Stuttgart, 1999

Sprenger, R. K.: Mythos Motivation. Campus, Frankfurt, 1996

Stehle, W.: Mitarbeiterbeurteilung. In: Rosenstiel, L.; Regnet, E.; Domsch, M. E.: Führung von Mitarbeitern – Handbuch für erfolgreiches Personalmanagement (4. Aufl.), Schäffer-Poeschel, Stuttgart, 1999: 205–217

Steinmann, H.; Schreyögg, G.: Management. Grundlagen der Unternehmensführung. Gabler, Wiesbaden, 1997

Strauss, B.: Internes Marketing als personalorientierte Qualitätspolitik. In: Bruhn, M.; Strauss, B.: Dienstleistungsqualität: Konzepte – Methoden – Erfahrungen. Gabler, Wiesbaden, 2000

Ulich, E.: Lern- und Entwicklungspotentiale in der Arbeit – Beiträge der Arbeits- und Organisationspsychologie. In: Sonntag, K.: Personalentwicklung in Organisationen: Psychologische Grundlagen, Methoden und Strategien. Hogrefe, Göttingen, 1999: 123–153

Vahs, D.: Organisation – Einführung in die Organisationstheorie und -praxis. Schäffer-Poeschel, Stuttgart, 1999

Vollmuth, H. J.: Kennzahlen. Haufe-Verlag, Planegg, 2002

Weidemann, A.; Paschen, M.: Personalentwicklung – Potenziale ausbauen, Erfolge steigern, Ergebnisse messen. Rudolf Haufe Verlag, Freiburg i.Br., 2001

Weidlich, U.: Mitarbeiterbeurteilung in der Pflege: systematisch bewerten – Zeugnisse schreiben. Urban & Schwarzenberg, München, 1998

Weidner, W.; Freitag, G.; Gernet, E.; Ulbrich, K.: Organisation der Unternehmensführung (4. Aufl.). Hanser Fachbuch, München, 1992

Wunderer, R.; Dick, P.: Personalmanagement – Quo vadis? Herman Luchterhand Verlag, Neuwied, Kriftel, 2000

Wunderer, R.; Kuhn, T.: Innovatives Personalmanagement – Theorie und Praxis unternehmerischer Personalarbeit. Herman Luchterhand Verlag, Neuwied, Kriftel, Berlin, 1995

Zwierlein, E.: Klinikmanagement: Erfolgsstrategien für die Zukunft. Urban & Schwarzenberg, München, 1997

# Sachwortverzeichnis

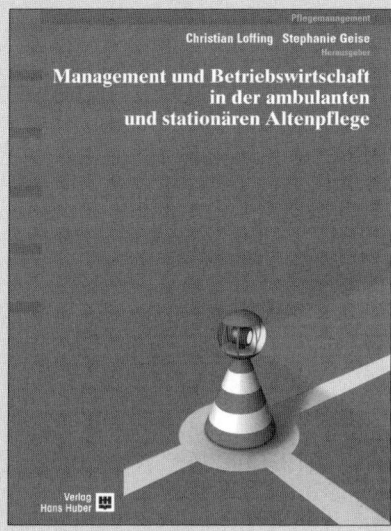

**Christian Loffing /
Stephanie Geise (Hrsg.)**

# Management und Betriebswirtschaft in der ambulanten und stationären Altenpflege

Unter Mitarbeit von Dr. Andreas Becher,
Christa Büker, Andrea Kapp, Petra Keitel
und Gerd Maria Strauch.
2005. 439 S., zweifarb., 100 Abb., 86 Tab., Gb
€ 49.95 / CHF 86.00
(ISBN 3-456-84189-2)

«Ambulant vor stationär» und «DRGs» wirken. Durch die Reformen im Gesundheitswesen sind die Führungskräfte und Mitarbeiter der ambulanten und stationären Alten- und Langzeitpflege gefordert. Stärker als bisher sind Pflegeunternehmen einem Wettbewerb um Kunden, Qualitäts- und Preisvorteile ausgesetzt. Ein Unternehmen in diesen Zeiten kompetent zu führen und zu positionieren ist Herausforderung und Pflicht zugleich, um der veränderten Marktsituation gerecht zu werden. Kompetente Führungskräfte sind gefordert, die - neben aktuellen pflegefachlichen Kenntnissen - umfassende betriebswirtschaftliche und Managementkenntnisse benötigen.

**Praxisorientiertes Pflegemanagement-Lehrbuch für Führungspersonen in der ambulanten und stationären Alten- und Langzeitpflege.**

http://verlag.hanshuber.com

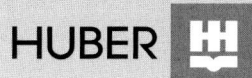

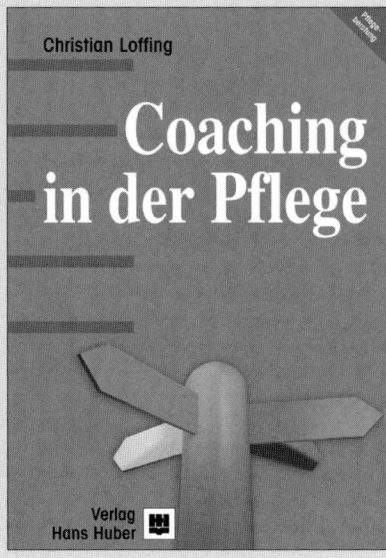

### Christian Loffing

# Coaching
# in der Pflege

2003. 240 S., 27 Abb., 7 Tab., Kt
€ 29.95 / CHF 49.80
(ISBN 3-456-83841-7)

Der praktische Coaching-Leitfaden für die Pflege klärt Anforderungen an einen Coach, erläutert Abläufe von Coaching-Projekten, stellt Instrumente, Techniken und Praxisprojekte vor und bietet eine ausführliche Coaching-Informationsbörse.

«Der Klappentext verspricht nicht zuviel, wenn es über Loffings Buch heißt: 'Selten wurde der Coaching-Prozess offener dargestellt als in diesem praxisorientierten Leitfaden.' Loffings Buch ist inhaltlich und didaktisch gut strukturiert. Zum Verständnis trägt auch sein klarer Schreibstil bei. Besonders bei den Übungen trifft Loffing in Dialog mit dem Leser.»

*Jörg Hallensleben, Pflege & Gesellschaft*

http://verlag.hanshuber.com

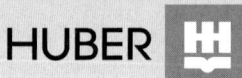